冠心病PCI
术后风险评估新进展

◉ 主编　张金盈

郑州大学出版社

图书在版编目(CIP)数据

冠心病 PCI 术后风险评估新进展 / 张金盈主编. — 郑州：郑州大学出版社，2022. 3(2024. 6 重印)

ISBN 978-7-5645-8567-9

Ⅰ. ①冠… Ⅱ. ①张… Ⅲ. ①冠心病 – 介入性治疗 – 风险评价 Ⅳ. ①R541. 405

中国版本图书馆 CIP 数据核字(2022)第 041606 号

冠心病 PCI 术后风险评估新进展

GUANXINBING PCI SHUHOU FENGXIAN PINGGU XINJINZHAN

策划编辑	骆玉安　申从芳	封面设计	苏永生
责任编辑	刘　莉	版式设计	苏永生
责任校对	申从芳	责任监制	李瑞卿

出版发行	郑州大学出版社	地　址	郑州市大学路 40 号(450052)
出 版 人	孙保营	网　址	http://www.zzup.cn
经　销	全国新华书店	发行电话	0371-66966070
印　刷	廊坊市印艺阁数字科技有限公司		
开　本	710 mm×1 010 mm　1 / 16		
印　张	15.75	字　数	269 千字
版　次	2022 年 3 月第 1 版	印　次	2024 年 6 月第 2 次印刷

书　号	ISBN 978-7-5645-8567-9	定　价	88.00 元

作者名单

主　编　张金盈

副主编　（按姓氏笔画排序）

王小芳　　刘刚琼　　沈德良　　张　力

张　辉　　郑颖颖　　姚海木

编　委　（按姓氏笔画排序）

上官佳红　王　凯　　王　勃　　王　越

王泽禹　　王韫哲　　代新亚　　邢　田

朱晓丹　　刘天定　　刘志煜　　祁金月

苏　畅　　李　静　　李德民　　宋风华

张文静　　张建朝　　张增磊　　范　磊

岳晓婷　　郑汝杰　　柏　岩　　郭倩倩

郭嘉诚　　唐俊楠　　曹　昶　　崔新月

蒋丽珠　　程梦蝶

前　言

　　冠心病具有发病率高、致残率高、复发率高、病死率高、并发症多等特点,是一种复杂的多因素疾病,正确识别冠心病相关的危险因素是预防和控制心血管病的必要前提。经皮冠状动脉介入治疗(percutaneous coronary intervention,PCI)由于创伤小、疗效可靠、死亡率低、术后康复快等原因,已广泛用于冠心病的病因学治疗。尤其是新一代药物支架、药物球囊、生物可降解支架、血流储备分数指导下 PCI、腔内影像学(如血管内超声、光学相干断层成像)指导下 PCI 等的应用,冠心病患者 PCI 术后获得了非常好的近、远期预后。

　　冠心病患者 PCI 术后的远期预后与多种因素有关,其中患者的术前情况、血管条件、合并症情况,以及术中的操作、术后的服药、术后的管理均对患者的临床结局有着重要的影响。目前研究表明,冠心病患者 PCI 术后的预后评估预测因子有数种,包括传统的危险因素和新型的危险因素。大量的临床证据证实,部分生物标志物对冠心病患者 PCI 术后不良临床结局有较高的预测价值,并逐渐成为预测冠心病 PCI 术后临床结局的有效工具。本书分为 12 章,主要聚焦近年大型临床研究的证据,对一批临床应用价值高、循证医学证据充分的评价指标如传统风险评分、EuroSCORE、SYNTAX 评分、GRACE 评分、ACEF 和 ACEF Ⅱ 评分、$CHADS_2$ 和 CHA_2DS_2-VASc 评分、血常规相关指标、营养指数、TyG 指数、全身免疫炎症指数等,从其如何被发现,到其临床检测方法学、临床应用证据及临床应用前景进行系统阐述，以期为临床一线医护人员预测冠心病患者 PCI 术后的临床结局提供参考依据。

由于本书编写时间仓促，书中可能有不妥或疏漏之处，恳请广大读者不吝赐教、批评指正。

编　者

目 录

第一章

总　论

　　冠状动脉粥样硬化性心脏病（coronary artery disease，CAD）简称冠心病，正威胁着人类健康，其发病率和死亡率不断上升。其发病机制包括炎症反应、脂代谢紊乱和凝血纤溶系统的激活[1-4]。识别冠心病风险的生物标志物对于提高诊断准确性和防止血栓形成事件的发生很重要。经皮冠状动脉介入治疗（percutaneous coronary intervention，PCI）是冠心病患者尤其是急性冠脉综合征（acute coronary syndrome，ACS）患者的重要治疗方法，大大改善了患者的临床预后，尤其是新一代药物支架、药物球囊、生物可降解支架、血流储备分数（fractional flow reserve，FFR）指导下的 PCI、腔内影像学指导下的PCI 等的应用。同样，新的技术手段和器械的使用提高了患者的预后。冠心病 PCI 术后的远期预后与多种因素有关，其中患者的术前情况、合并症情况、术中的操作、术后的服药及管理对患者的临床结局有着重要的影响。尤其是新一代药物支架的广泛应用，使得冠心病患者 PCI 的适应证逐渐扩大。目前决定患者临床预后的新型危险因素也逐渐被认识，如患者的临床特征、冠状动脉影像学特点、PCI 手术操作，以及很多传统和新型的标志物，但研究者对这类标志物的报道多不一致。

　　目前研究表明，冠心病 PCI 术后的预后评估预测因子有数种，包括传统的危险因素和新型的危险因素。如血常规指标在近年的研究中被证实对冠心病的不良预后具有重要的预测价值[5-6]。γ-谷氨酰转肽酶是谷胱甘肽代谢的重要酶，是肝或胆道疾病和饮酒的指标。然而，最近 γ-谷氨酰转肽酶被发现与冠心病的发病机制有关[7]。此外，几项研究表明，在接受或未接受PCI 的冠心病患者中，γ-谷氨酰转肽酶水平升高与其不良预后相关[8-9]。近年来，有大量新的血液学生物标志物被用于预测 PCI 术后临床结局，如血小板计数[10-11]、平均血小板体积(mean platelet volume,MPV)[12-14]和红细胞分布宽度(red blood cell distribution width,RDW)[15-17]。Iijima 等[18]对包括5256 例患者的 4 项试验进行了综合分析,发现在接受 PCI 的冠心病患者中,基线血小板计数可以预测其 30 d 死亡率。最近,有报道称 γ-谷氨酰转肽酶/血小板比率(gamma-glutamyl transpeptidase/platelet ratio,GPR)是一种新的预测肝病(包括肝纤维化和肝细胞癌)预后的指标[19-22]。由于 γ-谷氨酰转肽酶同时涉及肝病和冠心病,因此评估 GPR 在冠心病患者中的预测性能是合理的。然而,到目前为止,冠心病患者 PCI 术后 GPR 与预后的关系还没有被研究。

ACS 是冠心病中预后不良的类型,除了急性 ST 段抬高心肌梗死以外,急性非 ST 段抬高心肌梗死和不稳定型心绞痛是非 ST 段抬高 ACS(non-ST segment elevation-ACS,NSTE-ACS)的两种形式。风险分层在 NSTE-ACS治疗的临床决策中也起着重要作用。尽管可以使用多种工具来评估 NSTE-ACS 患者的预后,如临床指南中推荐的全球急性冠状动脉事件注册(Global Registry of Acute Coronary Events,GRACE)评分,但建立更为简单的评分系统仍然是目前必要的。GRACE 评分的预测价值已在数项研究中得到验证,但是该评分没有包括某些重要的生物标志物。因此,使用重要的生物标志物建立的新的、更简单、有效的工具可以为 ACS 患者提供更准确的风险估计。

文献已经报道了一种使用年龄、肌酐和左室射血分数建立的简单工具,名为年龄-肌酐-左室射血分数评分(ACEF 评分),这种新的模型可对接受 PCI 的 ACS 患者的死亡风险进行分层[23]。尽管 ACEF 评分非常简单,但其预测能力并不逊于传统模型[24]。此外,据报道,在心肌细胞中合成并释放到循环系统中的 N 端脑钠肽前体(N-terminal pro-B type natriuretic peptide,NT-proBNP)是 ACS 患者[25-26]和三支血管病变者潜在的危险分层的生物标志物[27]。另外,NT-proBNP 可以改善 ACS 患者的 C-ACS 风险评分[28]和 SYNTAX Ⅱ 评分对三支血管病变患者的死亡率预测的区分和重分类[27]。

Damen 等[28]做了一项 Framingham 风险模型和合并队列方程(pooled cohort equation,PCE)模型预测心血管病 10 年风险的性能的系统评价和荟萃分析,结果发现,这两个模型都高估了冠心病和心血管病的 10 年风险,尤其在高风险人群中。这两个模型中,女性的辨别性能更好。由于校准误差的程度在不同环境下存在很大差异,因此强烈建议研究人员进一步探讨过度预测的原因,并针对特定人群更新模型。Pylypchuk 等[29]的 PREDICT 研究在新西兰招募了一个具有全国代表性的研究小组,开发与当代初级保健患者相关的模型,并将新的模型性能与美国推荐的 PCE 模型进行比较。研究人群包括初级保健中既往没有心血管病、肾病或充血性心力衰竭的男性和女性参与者。使用 Cox 回归模型开发预测总心血管病发病风险的新模型,其中包括临床预测因素及基于地区的贫困指数和民族相关的危险因素;并将新模型与 2013 年美国心脏病学会/美国心脏协会 PCE 模型进行比较。结果显示,PREDICT 研究所构建的模型预测心血管病的 5 年风险在女性中为 2.3%,在男性中为 3.2%;毛利人、太平洋人和印度人患心血管病的风险比欧洲人高 13% ~48%,而中国人或其他亚洲人患心血管病的风险比欧洲人低 25% ~ 33%。PCE 模型高估了男性的动脉粥样硬化性心血管病约 40%,高估女性 60%,新模型中的其他预测因子也是 PCE 模型中的独立预测因子。在所有性能指标上,PREDICT 研究构建的模型均明显优于 PCE 模型。

最早的 QRISK 模型于 2007 年发布,被用于评估 10 年的心血管病发病风险[30]。随后,更新的 QRISK 模型即 QRISK2 模型于 2008 年发布,纳入了包括种族、2 型糖尿病、类风湿关节炎、心房颤动(简称房颤)和慢性肾脏病在内的其他危险因素[31]。从那时起,QRISK2 模型每年更新一次,并重新校准为 QResearch 数据库的最新版本。该模型适用的年龄范围从 35 ~ 74 岁扩大到 25 ~ 84 岁,将 1 型糖尿病作为一个单独变量包括在内,吸烟被评为 5 级而非 2 级,这种算法有助于反映人口特征的变化(如吸烟率、体重指数或心血管病发病率下降的变化)和数据质量的改善(如风险因素记录的改善及与医院事件统计的数据关联,这增加了对心血管事件的确定)。QRISK2 模型现在已在英国国民医疗服务体系(National Health Service,NHS)中使用[32],并在 NHS 质量和结果框架、美国国家卫生与护理卓越研究所的指南及 NHS 健康检查中得到推荐[33]。英国国家卫生与临床优化研究所(National Institute for Health and Care Excellence,NICE)于 2014 年发布了有关脂质修饰和心血管风险评估的新指南[14],该指南重点介绍了 QRISK2 模型可能无法完全捕获与心血管风险增加相关的许多疾病,包括艾滋病、3 期肾病、系统性红斑狼疮、严重的精神病及使用非典型的抗精神病药或皮质类固醇[33]。QRISK2 模型未明确识别这些情况,这可能会低估相关患者的心血管病发病风险。此外,最近发表的研究强调了心血管病发病风险的增加与勃起功能障碍[34-36]、偏头痛[37]、血压变异性[38]的相关性。因此在 2017 年研究者进行了 QRISK3

模型的前瞻性队列研究,以评估心血管病发病风险[39],相关风险因素除了 QRISK2 模型中的相关风险因素外,新增了男性勃起功能障碍的诊断或治疗。在验证队列中,分别针对性别、年龄、种族、基线疾病状况的各个亚组确定了校准的标准。QRISK3 模型应用于单独的验证队列时,已经得到了很好的校准,并且具有很高的区分度。相比 2008 年的原始版本,QRISK3 模型预测心血管病发病风险的效果明显提高。

国外风险评估模型应用于其当地人群的效果尚且如此,何况应用于中国人群,其效果更难以令人满意。Framingham 预测模型的中国数据验证了中国 11 个省的 3 万人,人群年龄在 35 ~ 64 岁,随访时间为 10 年,模型结局包括冠心病死亡和心肌梗死的发生。分析结果显示,Framingham 预测模型趋向于高估中国人冠心病的发病风险[40]。为解决我国心血管病发病风险预测难题,顾东风教授的动脉粥样硬化性心血管病(atherosclerotic cardiovascular disease,ASCVD)10 年风险预测模型应运而生[41]。该模型的建模组和验证组分别纳入 2.7 万人[中国心血管健康多中心合作研究 (InterAsia and ChinaMUCA)1998 年队列人群]和 10 万人[包括中国心血管病流行病学多中心协作研究(ChinaMUCA)1992—1994 队列人群 1.4 万人、中国代谢综合征社区干预研究暨中国家庭健康研究(CIMIC)社区队列 8.6 万人],建模组随访时间为 12.3 年,验证组随访时间为 17.1 年和 5.9 年。创建模型涵盖了年龄、总胆固醇、高密度脂蛋白胆固醇、吸烟、糖尿病、腰围、南北方、城乡、ASCVD 家族史等因素。用 C 统计量评价 Logistic 模型的预测能力,结果显示,男性 $C=0.79$,女性 $C=0.81$。使用随机抽样、交叉验证、Calibration 卡方检验,内部验证显示结果良好,预测的发病率与观察的 ASCVD 有较好的一致性。

综上所述,虽然心血管病的发病风险预测模型已经在过去的 10 年中在不同人群中得到开发,但这些模型的有效性仍是值得关注的[42]。大多数用于模型形成和验证的数据是从一小部分人群中提取的,并且大多数来自发达国家[43]。因此,对来自其他人群的不同风险组的个人进行分类,可能会导致风险的高估,以及健康干预措施成本的增加。反过来这些模型也可能导致风险的低估,从而导致弱势人群的丢失。因此,构建适用于不同人群的有效的心血管病发病风险模型已经受到这一领域研究者的高度重视。为了系统地提供针对特定人群的发病风险预测模型,世界卫生组织和国际高血压联盟(World Health Organization International Society of Hypertension,WHO –

ISH)于 2007 年发布了所有世界卫生组织地区的心血管病发病风险预测图。但是进一步的验证研究表明,WHO-ISH 风险预测图在来自不同国家的人群中使用时,存在有效性问题[44]。在 *Lancet Glob Health* 杂志上,世界卫生组织心血管病发病风险图工作组提供了心血管病发病风险预测模型的推导、验证和说明[45]。该研究旨在通过使用新兴风险因素合作组织中的个人参与者数据评估来自全球 21 个地区的 WHO-ISH 预测模型,针对来自 85 个国家的376 177 名个体进行研究,并在 10 年的随访期间记录了 19~333 起心血管事件。该小组使用了特定年龄和特定性别的发病率及风险因子,对模型进行了重新校准。在该模型的修订计划中,使用了新兴风险因素协作组织中的个人参与者数据,得出了致命和非致命性心血管病(即心肌梗死和脑卒中)的 10 年风险预测模型,以及使用未用于模型推导的 19 个队列研究(1 096 061 个个体,25 950 个心血管病事件)估计了模型的外部有效性。该小组将模型用于 79 个国家(主要是低收入和中等收入国家)的世界卫生组织阶梯式监测方法调查中,针对全球不同区域之间的特定风险因素概况,探索了广泛的风险预测,发现全球不同区域之间存在重大差异。

世界卫生组织心血管病发病风险图工作组的研究提供了 21 个全球区域的新图表,这些图表有助于各国诊所和公共卫生机构干预措施中的风险预测。但是正如该小组在文章中提到的那样,这些模型可能会高估风险,因为他们使用的是人群一级的发病率,其中可能包括复发病例。然而,在中等收入国家中,越来越多的观察性研究和大量后续行动显示了这些图表在开发和验证特定国家的预测模型或验证现有风险预测模型方面的可喜结果[46]。此外,10 年风险预测的内在规范对年龄变量具有相当大的权重,因此该模型无法特别考虑长期风险,特别是在较年轻的年龄组中。对于较小规模的女性,也存在相同的问题。可以使用针对年龄和性别的风险预测模型来解决,但由于需要大量的长期观察数据,这将是一个昂贵且漫长的过程。

总而言之,风险预测方法显然是最主要的,需要更多的努力和资源来收集更多的观测数据并进行长期跟踪,以便得出针对特定人群的模型,从而解决现有风险预测模型的所有问题。基于更多数据和方法的更高级的特定于人群的模型,将来可能最终成为个性化的风险评估。风险预测模型可以成为心血管病预防和控制工作的组成部分,因为它们可以帮助识别心血管病高风险人群,从而对其及时进行干预治疗。风险估计也被用于预测人口水平和特定亚组中未来心血管病的发病率和死亡率,以告知决策者和卫生当局这些风险。此外,风险预测会激发个人改变其不良生活方式和行为,并坚持用药。

参考文献

[1] FIORANELLI M, BOTTACCIOLI A G, BOTTACCIOLI F, et al. Stress and inflammation in coronary artery disease:a review psychoneuroendocrineimmunology-based[J]. Front Immunol,2018,9:2031.

[2] SHAO C L, WANG J J, TIAN J, et al. Coronary artery disease:from mechanism to clinical practice[J]. Adv Exp Med Biol,2020,1177:1-36.

[3] MIROWSKY J E, CARRAWAY M S, DHINGRA R, et al. Ozone exposure is associated with acute changes in inflammation, fibrinolysis, and endothelial cell function in coronary artery disease patients[J]. Environ Health, 2017,16(1):126.

[4] SINCER I, MANSIROGLU A K, AKTAS G, et al. Association between hemogram parameters and coronary collateral development in subjects with non-ST-elevation myocardial infarction[J]. Rev Assoc Med Bras(1992), 2020,66(2):160-165.

[5] CHEN Z X, LI N, WAGNG J, et al. Association between mean platelet volume and major adverse cardiac events in percutaneous coronary interventions:a systematic review and meta-analysis[J]. Coron Artery Dis,2020,31(8): 722-732.

[6] YANG P, WU P, LIU X J, et al. Association between γ-glutamyltransferase level and cardiovascular or all-cause mortality in patients with coronary artery disease:a systematic review and meta-analysis[J]. Angiology, 2019,70(9):844-852.

[7] WANG J, LI X, PU J, et al. Association between gamma-glutamyl transferase and coronary atherosclerotic plaque vulnerability:an optical coherence tomography study[J]. Biomed Res Int,2019,2019:1-11.

[8] HUANG Y L, LUO J J, LIU X Y, et al. Gamma-glutamyltransferase and risk of acute coronary syndrome in young chinese patients:a case-control study[J]. Disease Markers,2018,2018:2429160.

[9] DEMIRTAS K, YAYLA Ç, SADE L E, et al. Platelet membrane γ-glutamyl transferase-specific activity and the clinical course of acute coronary syndrome[J]. Angiology,2019,70(2):166-173.

[10] WURTZ M, HVAS A M, KRISTENSEN S D, et al. Platelet aggregation is dependent on platelet count in patients with coronary artery disease[J]. Thromb Res,2012,129(1):56-61.

[11] NEGRO F, VERDOIA M, TONON F, et al. Impact of gender on immature platelet count and its relationship with coronary artery disease[J]. J Thromb Thrombolysis,2020,49(4):511-521.

[12] TUYSUZ M E, DEDEMOGLU M. High mean platelet volume to platelet count ratio as a predictor on poor outcomes after CABG[J]. Gen Thorac Cardiovasc Surg,2020,68(5):459-466.

[13] VOGIATZIS I, SAMARAS A, GRIGORIADIS S, et al. The mean platelet volume in the prognosis of coronary artery disease severity and risk stratification of acute coronary syndromes[J]. Med Arch,2019,73(2):76-80.

[14] NOZARI Y, PARSA M, JALALI A, et al. Mean platelet volume and major adverse cardiac events following percutaneous coronary intervention[J]. Arch Iran Med,2019,22(4):198-203.

[15] FAVA C, CATTAZZO F, HU Z D, et al. The role of red blood cell distribution width(RDW) in cardiovascular risk assessment:useful or hype? [J]. Ann Transl Med,2019,7(20):581.

[16] KHALIL A, SHEHATA M, ABDELTAWAB A, et al. Red blood cell distribution width and coronary artery disease severity in diabetic patients[J]. Future Cardiol,2019,15(5):355-366.

[17] WU T T, ZHENG Y Y, HOU X G, et al. Red blood cell distribution width as long-term prognostic markers in patients with coronary artery disease undergoing percutancous coronary intervention[J]. Lipids Health Dis,2019,18(1):140.

[18] IIJIMA R R, NDREPEPA G, MEHILLI J, et al. Relationship between platelet count and 30-day clinical outcomes after percutaneous coronary interventions. Pooled analysis of four ISAR trials[J]. Thromb Haemost,2007,98(4):852-857.

[19] LEMOINE M, SHIMAKAWA Y, NAYAGAM S, et al. The gamma-glutamyl transpeptidase to platelet ratio (GPR) predicts significant liver fibrosis and cirrhosis in patients with chronic HBV infection in West Africa[J]. Gut, 2016, 65(8): 1369-1376.

[20] KE M Y, ZHANG M, SU Q, et al. Gamma-glutamyl transpeptidase to platelet ratio predicts short-term outcomes in hepatocellular carcinoma patients undergoing minor liver resection[J]. J Surg Res, 2018, 231: 403-410.

[21] LIU L G, LAN Q, LIN L, et al. Gamma-glutamyl transpeptidase-to-platelet ratio predicts the prognosis in HBV-associated acute-on-chronic liver failure[J]. Clin Chim Acta, 2018, 476: 92-97.

[22] PARK Y E, KIM B K, PARK J Y, et al. Gamma-glutamyl transpeptidase-to-platelet ratio is an independent predictor of hepatitis B virus-related liver cancer[J]. J Gastroenterol Hepatol, 2017, 32(6): 1221-1229.

[23] CHICHAREON P, MODOLO R, VAN KLAVEREN D, et al. Predictive ability of ACEF and ACEF II score in patients undergoing percutaneous coronary intervention in the GLOBAL LEADERS study[J]. Int J Cardiol, 2019, 286: 43-50.

[24] REINDL M, REINSTADLER S J, TILLER C, et al. ACEF score adapted to ST-elevation myocardial infarction patients: the ACEF-STEMI score[J]. Int J Cardiol, 2018, 264: 18-24.

[25] SCHELLINGS D A, ADIYAMAN A, DAMBRINK J E, et al. Predictive value of NT-proBNP for 30-day mortality in patients with non-ST-elevation acute coronary syndromes: a comparison with the GRACE and TIMI risk scores[J]. Vasc Health Risk Manag, 2016, 12: 471-476.

[26] KLINGENBERG R, AGHLMNDI S, RABER L, et al. Improved risk stratification of patients with acute coronary syndromes using a combination of hsTnT, NT-proBNP and hsCRP with the GRACE score[J]. Eur Heart J Acute Cardiovasc Care, 2018, 7(2): 129-138.

[27] ZHANG C, JIANG L, XU L J, et al. Implications of N-terminal pro-B-type natriuretic peptide in patients with three-vessel disease[J]. Eur Heart J, 2019, 40(41): 3397-3405.

[28] DAMEN J A, PAJOUHESHNIA R, HEUS P, et al. Performance of the

Framingham risk models and pooled cohort equations for predicting 10-year risk of cardiovascular disease:a systematic review and meta-analysis[J]. BMC Med,2019,17(1):109.

[29]PYLYPCHUK R,WELLS S,KERR A,et al. Cardiovascular disease risk prediction equations in 400 000 primary care patients in New Zealand:a derivation and validation study[J]. Lancet,2018,391(10133):1897-1907.

[30]HIPPISLEY-COX J,COUPLAND C,VINOGRADOVA Y,et al. Derivation and validation of QRISK,a new cardiovascular disease risk score for the United Kingdom:prospective open cohort study [J]. BMJ, 2007, 335 (7611):136.

[31]HIPPISLEY-COX J,COUPLAND C,VINOGRADOVA Y,et al. Predicting cardiovascular risk in England and Wales:prospective derivation and validation of QRISK2[J]. BMJ,2008,336(7659):1475-1482.

[32]RAY K K,KASTELEIN J J P,BOEKHOLDT S M,et al. The ACC/AHA 2013 guideline on the treatment of blood cholesterol to reduce atherosclerotic cardiovascular disease risk in adults:the good the bad and the uncertain:a comparison with ESC/EAS guidelines for the management of dyslipidaemias 2011[J]. Eur Heart J,2014,35(15):960-968.

[33] NATIONAL CLINICAL GUIDELINE CENTRE(UK). Lipid modification:cardiovascular risk assessment and the modification of blood lipids for the primary and secondary prevention of cardiovascular disease[M]. London:National Institute for Health and Care Excellence(UK),2014:286.

[34]THOMPSON I M,TANGEN C M,GOODMAN P J,et al. Erectile dysfunction and subsequent cardiovascular disease[J]. JAMA,2005,294(23):2996-3002.

[35]VLACHOPOULOS C V,TERENTES-PRINTZIOS D G,IOAKEIMIDIS N K,et al. Prediction of cardiovascular events and all-cause mortality with erectile dysfunction:a systematic review and meta-analysis of cohort studies[J]. Circ Cardiovasc Qual Outcomes,2013,6(1):99-109.

[36]SHAMLOUL R,GHANEM H. Erectile dysfunction[J]. Lancet,2013,381 (9861):153-165.

[37]KURTH T,WINTER A C,ELIASSEN A H,et al. Migraine and risk of cardi-

ovascular disease in women：prospective cohort study［J］. BMJ,2016,353：i2610.

［38］ROTHWELL P M,HOWARD S C,DOLAN E,et al. Prognostic significance of visit−to−visit variability,maximum systolic blood pressure,and episodic hypertension［J］. Lancet,2010,375(9718)：895−905.

［39］HIPPISLEY−COX J,COUPLAND C,BRINDLE P. Development and validation of QRISK3 risk prediction algorithms to estimate future risk of cardiovascular disease：prospective cohort study［J］. BMJ,2017,357：j2099.

［40］LIU J,HONG Y L,D' AGOSTINO SR R B,et al. Predictive value for the Chinese population of the Framingham CHD risk assessment tool compared with the Chinese multi−provincial cohort study［J］. JAMA,2004,291(21)：2591−2599.

［41］YANG X L,LI J X,HU D S,et al. Predicting the 10−year risks of atherosclerotic cardiovascular disease in Chinese population：the china−par project (prediction for ASCVD risk in China)［J］. Circulation,2016,134(19)：1430−1440.

［42］HAJIFATHALIAN K,UEDA P,LU Y,et al. A novel risk score to predictcardiovascular disease risk in national populations(Globorisk)：a pooled analysis of prospective cohorts and health examination surveys［J］. Lancet Diabetes Endocrinol,2015,3(5)：339−355.

［43］LIOYD−JONES D M. Cardiovascular risk prediction：basic concepts,current status,and future directions［J］. Circulation,2010,121(15)：1768−1777.

［44］SELVARAJAH S,KAUR G,HANIFF J,et al. Comparison of the Framingham Risk Score,SCORE and WHO/ISH cardiovascular risk prediction models in an Asian population［J］. Int J Cardiol,2014,176(1)：211−218.

［45］WHO CVDRISK CHART WORKING GROUP. World Health Organization cardiovascular disease risk charts：revised models to estimate risk in 21 global regions［J］. Lancet Glob Health,2019,7(10)：e1332−e1345.

［46］POUSTCHI H,EGHTESAD S,KAMANGAR F,et al. Prospective epidemiological research studies in Iran (the PERSIAN cohort study)：rationale, objectives,and design［J］. Am J Epidemiol,2017,187(4)：647−655.

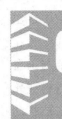

第二章
冠心病 PCI 术后临床结局的判定和意义

目前,经皮冠状动脉介入治疗(PCI)是治疗冠心病最重要的策略。PCI大大降低了冠心病患者病死率,目前在临床上已经广为开展,并且取得医患各方面的好评。然而,PCI 术后由于冠心病危险因素的持续存在,临床结局中仍有再发心脏不良事件的风险。患者术后主要不良心血管事件(major adverse cardiacevent,MACE)已成为人们关注的热点,但是 MACE 目前尚无标准定义,它通常包含了死亡、心肌梗死、支架内血栓形成、支架内再狭窄、脑卒中、出血等一系列临床终点事件。不同的研究中,研究者对 PCI 术后临床结局的判定往往伴随着构成 MACE 的复合终点事件的不同而有所差异。本章将围绕 MACE 所包含的常见临床终点进行介绍,并探讨其在临床应用中的价值及意义。

一、死亡

死亡主要包括全因死亡和心源性死亡。全因死亡即各种原因所致死亡。心源性死亡通常包括死于急性心肌梗死、心脏穿孔或心包压塞、心力衰竭、心律失常和所有不能明确归因于非心源性原因的死亡或猝死。

国内赖敏华等[1]分析了 145 例冠心病 PCI 术后患者,发现 PCI 术后 1 年的全因死亡率为 4.1%,其中心源性死亡率为 2.1%。全因死亡的单因素分析显示:低密度脂蛋白、总胆固醇、甘油三酯、肌钙蛋白 T 和左室射血分数(left ventricular ejection fraction,LVEF)与患者预后结局有关。进一步行二元 Logistic 回归分析,结果显示甘油三酯异常是冠心病患者 PCI 术后死亡的危险因素。国内刘少林[2]研究发现,冠心病患者 PCI 术后死亡的危险因素包括心肌梗死病史、肾功能不全、植入支架≥3 个、C 型病变、LVEF<50% 和左主干病变。国外一项研究发现冠心病患者 PCI 术后近期死亡率可能与出血性事件相关,约有 12.1% 的死亡与出血并发症有关[3]。而 PCI 术后远期死亡率与堵塞的血管种类和堵塞的程度相关[4],及时开通前降支和右冠状动脉是降低冠心病远期死亡率的独立预测因子。

二、心肌梗死

再发心肌梗死标准:既往有急性心肌梗死病史,术后再发胸痛(与原发部位可相同也可不同),心电图有典型或不典型急性心肌梗死图形,血清心肌酶谱明显增高并伴有动态演变。

再发急性心肌梗死是急性心肌梗死发生后常见的临床问题,是急性心肌梗死近期病情恶化或病死率增加的主要原因。中国北京地区防治冠心病协作组的调查表明,再发心肌梗死的发生率约 15%,且再发心肌梗死最易发生在初梗后 1 年内[5]。国外关于急性心肌梗死再发情况的系统性流行病学研究较多。大规模的临床研究证实,再梗的发生率为 10% ~ 20%[6]。2009 年瑞士 Steiger 等[7]报道 PCI 术后 1 年内患者的再梗发生率为 3.4%。影响再梗的因素有很多。国内刘奕婷等[8]研究发现,收缩压水平、Killip 心功能分级、高血压病史、梗死后心绞痛和术后服药情况是急性心肌梗死患者支架植入后是否再发心肌梗死的影响因素。

三、支架内血栓形成

自 1977 年起,冠心病的介入治疗分别经历了经皮冠状动脉成形术(percutaneous transluminal coronary angioplasty,PTCA)、金属裸支架(bare metal stent,BMS)和药物洗脱支架(drug eluting stent,DES)3 个革命性的发展阶段。DES 自 2003 年问世以来,支架内再狭窄率已由 BMS 时代的 25% 降至 5%[9],因此 DES 取代 BMS 被广泛应用于临床。虽然 DES 内再狭窄率有所下降,但支架内血栓形成(stent thrombosis,ST)的发生率却有所上升。作为 PCI 术后严重的并发症,支架内血栓形成虽然发生率较低但死亡率极高,所以如何预防及降低 DES 内血栓形成发生率一直以来都是心血管介入治疗领域的热点及难题。

(一)支架内血栓形成的定义

国际学术联盟(Academic Research Consortium,ARC)通过潜在风险性的高低将支架内血栓形成分为 3 种[10-11]。①确定的支架内血栓形成:指冠状动脉造影检查明确发现冠状动脉支架植入部位有血凝块,并且患者有急性冠脉综合征的症状或体征。②较大可能的支架内血栓形成:指植入支架的冠状动脉所支配的心肌发生急性心肌梗死或支架植入术后 30 d 内发生无法解释的死亡。③不能排除的支架内血栓形成:指支架植入后 30 d 发生无法解释的死亡。

根据支架内血栓形成的时间窗不同,将其分为 3 类[12]。①急性:发生于 PCI 术后 24 h 内。②亚急性:发生于 PCI 术后 24 h 至 30 d。③晚期:发生于 PCI 术后 30 d 至 1 年。④极晚期:发生于 PCI 术后 1 年以上。30 d 内的支架内血栓形成又称早期支架内血栓形成。晚期或极晚期支架内血栓形成是一种少见但严重的并发症,常伴心肌梗死或死亡。自 2004 年 McFadden 等对 DES 植入术后支架内血栓形成进行报道后,十多年来多项荟萃分析结果表明,DES 植入术后急性支架内血栓形成的发生率极低($<1\%$),亚急性支架内血栓形成的发生率在 $0.5\% \sim 1.9\%$[9,13]。但随着 DES 的广泛应用及随访时间的延长,支架内血栓形成的病例报道增多,尤其是晚期支架内血栓形成。晚期支架内血栓形成和极晚期支架内血栓形成的发生率为 $0.6\% \sim 4.0\%$[13-14]。

(二)关于药物洗脱支架内血栓形成的临床研究

不管是随机对照研究还是 Meta 分析,都没有学者证实 DES 植入冠状动脉 1 年内发生支架内血栓形成的风险高于 BMS[15-17]。Wenaweser 等[18]通过对植入 DES 的人群进行为期 4 年的随访研究,在 8146 例患者中有 192 例患者发生不同时期的支架内血栓形成,其中 1 年内支架内血栓形成的发生率为 1.0%,1～4 年期间支架内血栓形成的发生率为 3.3%。紫杉醇洗脱支架的应用成为晚期支架内血栓形成的独立预测因子[$HR = 1.67, 95\%\ CI$(1.08,2.56)]。Stettler 等[19]报道了一项关于 DES 植入术后结局的长期 Meta 分析,其中植入的支架也包括第二代 DES。结果显示,植入 BMS、西罗莫司洗脱支架(SES)或紫杉醇洗脱支架(PES)在患者死亡率方面没有区别。

SES 与 BMS 比较，$HR=1.00[95\% \ CI(0.82,1.25)]$；PES 与 BMS 比较，$HR=1.03[95\% \ CI(0.84,1.22)]$；SES 与 PES 比较，$HR=0.96[95\% \ CI(0.83,1.24)]$。SES 植入后发生心肌梗死的风险最低 $[HR=0.81,95\% \ CI(0.66,0.97),P=0.030 \ \text{vs.} \ BMS;HR=0.83,95\% \ CI(0.71,1.00),P=0.045 \ \text{vs.} \ PES]$。三者在发生明确的支架内血栓形成的危险性方面没有显著差异，但是晚期支架内血栓形成的发生率在植入 PES 的患者中明显增高 $[HR=2.11,95\% \ CI(1.19,4.23),P=0.017 \ \text{vs.} \ BMS;HR=1.85,95\% \ CI(1.02,3.85),P=0.041 \ \text{vs.} \ SES]$。与 BMS 比较，DES 明显降低靶病变血管血运重建发生率，这一结果在植入 SES 后表现得更明显。Kimura 等[20]在日本人群中收集 10 799 例植入 SES 的患者进行了为期 2 年的随访研究，结果发现，患者植入 SES 后 30 d 内支架内血栓形成发生率为 0.34%，30 d 至 1 年支架内血栓形成发生率为 0.54%，1~2 年支架内血栓形成发生率为 0.77%，这些患者均使用双联抗血小板药物治疗。DES 能明显抑制血管新生内膜的形成，而这些新生内膜可能是 BMS 植入术后发生支架内再狭窄的罪魁祸首。DES 已经广泛应用于冠心病的介入治疗，同时 DES 的使用也扩大了冠心病的介入治疗适应证，如左主干病变、分叉病变、复杂病变和多支血管病变。2004 年 Lancet 杂志首次报道了 4 例在植入 DES 后发生晚期支架内血栓形成的患者[21]，从此支架内血栓形成的问题逐渐成为 DES 时代广为人知且最为棘手的问题。有些学者通过对比 DES 植入术后发生早期或晚期支架内血栓形成的概率与 BMS 植入术后发生再狭窄的概率，从而来证实 DES 的可使用性[22]。以往的研究对于支架内血栓形成的定义并没有统一的标准，这导致在预测低频率事件的发生方面并没有显著的效果。此外，有研究发现植入 DES 的患者 1 年后发生支架内血栓形成的风险更高，说明晚期支架内血栓形成导致 PCI 患者术后晚期死亡率增加[23-25]。尽管 DES 明显降低了支架内再狭窄率，这是相较于 BMS 时期一个很大的进步，但支架内血栓形成及威胁生命的各种并发症仍然是目前亟待解决的重要问题[26-27]。

（三）支架内血栓形成相关机制

1. 患者自身因素　很多研究证实，DES 植入术后发生支架内血栓形成的危险因素与患者自身病变特点存在很大联系，这些危险因素主要包括左室射血分数下降、糖尿病、高龄及在急性冠脉综合征发生时植入支架[28]。冠心病合并糖尿病、肾衰竭、左心功能障碍、恶性肿瘤、静脉血管病变等疾病的患者 PCI 术后更易发生缺血性事件。特别是急性血栓症极易引发心肌梗死等疾病，这是因为人体内的斑块与该部位炎症进行了反应，或者是纤维蛋白造成的沉积引发了血栓形成[29-31]。尽管临床工作者想尽一切办法来降低这些危险因素所带来的后果，但是急性心肌梗死的早期支架植入、肾衰竭及左室射血分数低下仍然在很大程度上增加了 DES 植入术后发生支架内血栓形成的风险[32-34]。除上述因素外，近年 Sara 等[35]、Karim 等[36]研究发现，经济社会条件、人种的不同、时节的不同也与支架内血栓形成相关，黑色人种、社会经济差、夏季及早晨比较容易发生支架内血栓形成。晚期或极晚期支架内血栓形成的机制更为复杂，PCI 后持续夹层及 DES 长期抑制内膜修复，使晚期和极晚期支架内血栓形成发生率增高。

2. 病变特点　除了人体体质的因素之外，患病时间长的患者、发生过交叉病变的患者、具有慢性病的患者等也具有血栓风险，这类患者在经过支架介入手术后因为血管直径改变，造成了与介入术支架直径不一的现象，进而形成了血液集聚和凝血。如果介入手术规模大，使得人体胶原蛋白与血液过多接触引发凝血的强烈机制也会形成血栓。分叉病变的患者由于血液分流，造成了血流紊乱，在没有足够血管内皮细胞的作用下，紊乱的血液会发生凝血现象，这也是血栓形成的原因之一[37]。

3. 抗血小板治疗　介入手术往往会配合抗血小板药物进行治疗，防止凝血功能激活。如果术后没有进行抗血小板药物的配合或者过早停药就会引发血栓形成，危及生命。支架植入术毕竟是将不属于人体的支架植入人体之中，支架在血管中就被当作异物，容易造成血液的排斥。而且在植入手术过程中会造成血管球囊的扩张，甚至是血管损伤，暴露的血管内膜等就会引发凝血因子起作用，这个时候就必须有抗血小板药物对这种凝血因子进行中和和压制。以往人们用华法林联合阿司匹林来抑制 DES 植入术后支架内血栓形成，但这往往导致很严重的出血并发症，后来临床工作者通过研究发现使用抗血小板药物阿司匹林联合噻氯匹定可以明显减少出血风险，并且也会进一步降低支架内血栓形成的发生率，所以在 DES 植入术后联合应用阿司匹林和噻氯匹定的双联抗血小板治疗一度被大家认可。但是噻氯匹定后来被证实对肝有很强的毒害性而逐渐被淘汰，取而代之的是氯吡格雷。直到现在人们发现了新型抗血小板药物替格瑞洛，它与氯吡格雷有相似甚至更强的临床治疗效果。许多研究都证实双联抗血小板药物的中断是晚期及极晚期支架内血栓形成最强有力的预测因子。因此双联抗血小板治疗对于植入 DES 的患者来说至关重要,高危患者(急性冠脉综合征、左心功能不全、肾衰竭)和高危病变患者(左主干病变、多支病变、长病变、小血管分叉病变、夹层等)术后更要加强抗血小板药物的应用。目前认为,患者自身由于各种原因自行中断或未规律使用双联抗血小板药物(阿司匹林、替格瑞洛或氯吡格雷)是支架内血栓形成的重要危险因素[38]。

4. 介入手术相关的因素 支架植入术是一项很精密且需要操作医师有很高操作水平的手术,植入支架过程中的任何环节出现问题都可能带来无法预知的不良后果。如果选择的支架内径过小,将导致支架移位及扩张不完全,从而造成支架贴壁不良,进而容易诱发支架内血栓形成。另外,支架长度、植入支架的冠状动脉持续慢血流现象、多个支架植入、血管正性重塑、夹层、植入位置不精确和晚期支架内血栓形成造成支架移位都是发生支架内血栓形成的重要危险因素[39-44]。另外,长支架植入、支架扩张不完全和残余狭窄病变已经被证实是 DES 植入术后发生支架内血栓形成的重要危险因素[45-46]。这些手术相关因素有很大的价值,因为通过介入技术的进步及手术操作医师的水平提高,一些类似问题是可以完全避免的。

5. 支架本身的促凝血特性 金属支架的厚度及高分子聚合物的类型都与支架内血栓形成有着密不可分的关系。有研究报道,SES 的高分子聚合物可以引起嗜酸性粒细胞浸润血管壁,这充分说明这种高分子聚合物可以诱发机体发生超敏反应。但是高分子聚合物在机体内引起的炎症反应诱使支架内血栓形成的整个过程仅仅在少数患者中得到证实。通过对植入支架之后的血管组织形态学进行仔细研究发现,支架植入部位发生 $CD45^+T$ 淋巴细胞和嗜酸性粒细胞的局部炎症反应,这些都充分说明了植入支架部位的确发生了超敏反应,而这个超敏反应的高峰可能会在涂层药物释放到一定量的时候发生[47]。另外,DES 的涂层药物也有致血栓形成的特性。西罗莫司是大环内酯类免疫抑制剂,因为可以抑制血管平滑肌细胞的扩散及新生内膜的形成,从而降低支架内再狭窄的发生率[48-49]。在亚细胞水平对其进一步研究发现,西罗莫司可以抑制哺乳动物雷帕霉素靶蛋白(mammalian target of rapamycin,mTOR),而 mTOR 是磷脂酰激酶-3 通路的下游靶点,这条通路在内皮细胞和单核细胞组织因子的调节方面发挥至关重要的作用[50-52]。紫杉醇通过作用于细胞有丝分裂的 G0/G1 期和 G2/M 期达到抑制细胞周期作用,从而稳定地抑制内膜细胞有丝分裂,进而抑制新生内膜的形成。西罗莫司、佐他莫司和依维莫司有相似的作用机制,它们通过与他克莫司结合蛋白

12 结合,进而抑制 mTOR 达到抑制细胞循环的作用,尤其是在血管平滑肌细胞上作用最突出,这些抑制作用靶点在细胞有丝分裂的 G1 期～S 期。这些药物被做成高分子聚合物模型进而运送至冠状动脉血管内。众多临床试验研究结果已经证实,DES 能明显抑制 PCI 术后冠状动脉新生内膜增生,从而有效降低支架内再狭窄率。雷帕毒素为第一代 DES,之后相继出现紫杉醇洗脱支架、佐他莫司洗脱支架及依维莫司洗脱支架,人们也在不断探索新型药物支架的应用。SES 表面有一层防止药物扩散的屏障,一定浓度的西罗莫司与支架金属平台结合后可以以一定的速度逐渐释放药物,大约在 1 个月的时间内释放大约 80% 的药物,这不仅可以有效发挥药物抑制新生内膜形成的功效,也能明显减少药物引发的不良反应。另外,作为单核细胞和内皮细胞组织因子重要的活化介质,c-Jun NH2-末端激酶已被证实可以被紫杉醇活化,所以紫杉醇也可以增加组织因子在血管内皮细胞中的表达。此外,雷帕霉素和紫杉醇均能增加冠状动脉内皮细胞表达纤溶酶原激活物,所以其致血栓形成作用在停用抗血小板药物时表现得更为突出。因此,西罗莫司和紫杉醇均可诱使组织因子的表达,进而引起 DES 植入后致血栓环境的形成,尤其是在急性期或亚急性期,因此在 PCI 围手术期及术后加强抗凝及抗血小板药物治疗至关重要。不管是尸检研究发现还是临床影像证实,支架植入后支架内血栓形成最重要的原因都是新生内膜的缺失,进而不能完全覆盖支架[53-55]。虽然人们在尽一切努力使支架与人体适应性更强,但是支架作为异物仍不可避免地对血管内膜造成不同程度的损伤,导致内膜剥落及内膜下致栓物质暴露入血,因此,决定血管内皮是否修复的关键环节在于支架植入段的血管是否完全再内皮化。一项动物实验发现,金属裸支架植入猪冠状动脉 2 周后即可实现完全再内皮化,而 DES 实现完全再内皮化则需要更长的时间。但是支架内血栓形成是多个因素、多个过程共同作用的结果,形成机制也是错综复杂的,其他机制可能在引起支架内血栓形成方面也起着至关重要的作用。支架植入后之前的斑块并不能消失,潜在的斑块也是支架内血栓形成的重要因素。Oyabu 等[56]研究发现,与 BMS 比较,SES 植入后会造成明显的内皮覆盖不完全,并且通常伴随血栓形成,尤其是在支架周围有黄色斑块的时候更容易发生。因此,由于 DES 涂层药物抑制新生内皮的作用,DES 植入后在病变部位将持续存在支架内血栓形成的潜在风险[57]。

（四）支架内血栓形成的预防

支架内血栓形成一旦发生，就是一个很迅速的过程。一旦怀疑支架内血栓形成，在条件允许的情况下应该即刻进行冠状动脉造影检查，在造影检查过程中应仔细认真地进行多部位检查，明确是否原病变部位发生再狭窄[58]。如果发现有较大血栓应立刻进行血栓抽吸，必要时可直接在靶病变部位注入血小板膜糖蛋白Ⅱb/Ⅲa受体拮抗剂（如替罗非班），必要时也可行冠状动脉内溶栓治疗，条件允许情况下可行多次球囊扩张及再次植入支架。如果条件限制不能即刻行冠状动脉造影检查，应在明确病因的情况下即刻行静脉溶栓治疗，尽最大可能挽救心肌。

拟行冠状动脉支架植入术的患者，术前要调整临床情况（如控制血糖，纠正肾功能和心功能不全）；给予严格的抗血小板药物治疗。对于高危患者（如急性冠脉综合征）、复杂病变（尤其是左主干病变），术前、术中或术后在双联抗血小板药物应用的同时使用低分子肝素和血小板膜糖蛋白Ⅱb/Ⅲa受体拮抗剂（如替罗非班），以进一步预防支架内血栓形成。及时检测 $CYP12$ 基因可及早发现阿司匹林及氯吡格雷抵抗，应用新型口服抗血小板药物替格瑞洛代替氯吡格雷。另外，严谨的介入手术操作、个体化的介入治疗方案、新技术[如血管内超声（intravenous ultrasound，IVUS）、光学相干断层成像（optical coherence tomography，OCT）等]的应用及普及都是从介入治疗的各个方面入手，从而达到降低支架内血栓形成发生率的目的，而且行之有效。PCI 时，选择合适的支架覆盖全部病变节段，避免和处理好夹层撕裂。同时，支架必须充分扩张、贴壁良好；在避免夹层撕裂的情况下，减少残余狭窄；另外，患者术后至少 1 年内要规律服用双联抗血小板药物来预防支架内血栓形成。

四、支架内再狭窄

支架内再狭窄是指冠状动脉因动脉损伤而逐渐再狭窄并伴有新生内膜组织增生[59]。在随访的血管造影中，双侧血管造影再狭窄定义为>50%的管腔狭窄。临床上再狭窄的定义为狭窄直径>50%，且有下列情况之一：反复心绞痛病史，客观缺血征象（如心电图改变），血流储备分数（FFR）<0.80，IVUS 最小横断面积<4 mm^2（左主干<6 mm^2），或再狭窄（管腔直径减

少>70%），即使无临床症状或体征。根据 Mehran 分级[60]，支架内再狭窄可以分为 4 型：Ⅰ型为局灶性病变（支架内再狭窄长度≤10 mm），Ⅱ型为支架内再狭窄长度>10 mm，Ⅲ型为长度>10 mm 的延伸到支架外部的支架内再狭窄，Ⅳ为支架内管腔完全闭塞。

既往使用 BMS 患者，据报道，PCI 术后 6 个月出现支架内再狭窄；而使用 DES 的患者，PCI 术后发生支架内再狭窄的平均时间为 12 个月[61]。当患者出现支架内再狭窄后，25%～50% 的患者表现为复发性心绞痛，但也有 3.5%～20% 的患者表现为心肌梗死。早期出现的支架内血栓形成是一种突然的血栓引起支架管腔闭塞，主要表现为心肌梗死或者心源性猝死。支架内也可能有新内膜增生及局灶性血栓形成。这可能暗示影响支架内再狭窄的因素包含植入支架所花费时间、支架的长度等。支架内再狭窄与患者病变程度有关。目前临床上所使用的支架大多为一代或者二代 DES。据统计，使用 DES 的支架内再狭窄发生率为 3%～20%。在 12 812 例接受 SES 的患者的 j-Cypher 注册表中，靶病变血管血运重建发生率在 1 年时为 7.3，此后每年增加 2.2%，在 5 年时为 15.9%。30 d 时支架内血栓形成发生率为 0.3%，1 年时为 0.6%，5 年时为 1.6%（植入后 5 年内，晚期支架内血栓形成继续发生）[62]。在 Endeavor Ⅳ 试验中[63]，研究者将 1548 例患者随机分配到佐他莫司洗脱支架（ZES）组和紫杉醇洗脱支架（PES）组，随访 3 年时，两组患者缺血驱动的靶病变血管血运重建发生率相似。但是 ZES 组患者极晚期支架内血栓形成的发生率（1～3 年）明显低于 PES 组 [0.1% vs. 1.6%；$HR=0.09$，95% $CI(0.01,0.71)$，$P=0.004$]。SES 与 PES 用于冠状动脉血运重建（SIRTAX）的晚期研究中，有 1012 例患者被随机分配到 SES 组和 PES 组。在 444 例重复进行血管造影的患者中，5 年靶病变血管血运重建发生率分别为 13.1% 和 15.1%（$P=0.29$）；与 BMS 比较，DES 的使用大大降低了支架内再狭窄和靶病变血管血运重建的发生率[64]。对 38 项超过 18 000 例患者的随机对照试验的荟萃分析表明，两种方法的靶病变血管血运重建发生率均显著降低，与 BMS 比较，植入 SES 的患者心肌梗死发病风险最低 [$HR=0.81$，95% $CI(0.66,0.97)$，$P=0.030$]；与 BMS 比较，植入 DES 的患者靶病变血管血运重建发生率降低更为明显 [$HR=0.70$，95% $CI(0.56, 0.84)$，$P=0.021$]。

与支架内再狭窄相关的病变特征包括较小的参考动脉直径、口腔病变、初始斑块负担和植入后的残留斑块，且多发生在女性、糖尿病患者、慢性肾脏病患者及斑块负荷重的多支冠状动脉病变患者中。对于 DES,支架内再狭窄往往局限在支架边缘[65-66]。支架内外两层可能是引起支架内再狭窄高发生率的原因之一。与较高的支架内再狭窄发生率相关的程序特征包括更长的支架狭窄和支架长度。支架长度每增加 10 mm,直径狭窄百分比将独立增加 4%,并在 9 个月时增加血运重建率[$OR=1.12,95\% CI(1.02,1.24)$]。其他引起支架内再狭窄的重要因素包括支架/病变比值、使用线圈支架、支架对血管的过度矫直效果及术后狭窄的百分比和血管大小(较大的管腔区域允许再狭窄发生之前存在更大程度的内膜增生)。支架破裂可触发局灶性支架内再狭窄或血栓形成[67],这可能导致支架破损点的药物输送减少。右冠状动脉,在重叠的支架、更长的支架、SES(由于有棱纹的闭孔结构)或过度弯曲的成角度的血管中,这种结果更为常见。在贴壁不良中,支架撑杆未完全与血管壁并置,这会使支架和动脉壁之间出现血液,并可能导致支架内再狭窄和血栓形成[59]。不均匀的药物输送也会使患者容易发生支架内再狭窄,并可能受到局部血流变化的影响[68]。支架输送困难可能会导致支架组成发生变化,并妨碍药物的最佳分配。DES 由于其有独特的抗内膜增生药物(西罗莫司、紫杉醇等),可以有效抑制新血管内膜生长。当支架不能完全覆盖受伤或病变的动脉段(轴向缺失)或球囊与血管的比例失调时,就会发生支架内再狭窄。这与 1 年时靶病变血管血运重建和心肌梗死的发生风险增加相关[69]。除此之外,扩张不足仍是支架内再狭窄的主要危险因素,其原因可能是支架尺寸不足,导致扩张压力低或存在严重钙化病变。但是过大的支架也会导致血管壁的广泛创伤并增加增殖反应。

目前对于支架内再狭窄,临床一般采取的治疗方法为球囊扩张。球囊血管成形术通过将组织从内腔移至血管壁的外部,并进一步扩展支架,从而治疗支架内再狭窄。在球囊膨胀期间,球囊可能会打滑,从而导致边缘相关的并发症。切割球囊或可最大限度地减少这种情况,但也限制了通过支架区域或远端区域的递送。再狭窄切割球囊评估试验(RESCUT)[70]将 428 例支架内再狭窄患者随机分组,切割球囊组的球囊滑移较少(6.5% vs. 25.0%;$P<0.01$)。切割球囊组使用的球囊较少(82% 的切割球囊与 75% 的球囊血管成形术病例仅需 1 个球囊;$P=0.03$)。在 7 个月时,两组之间的支架内再狭窄和临床不良事件发生率无差异。进行性的球囊扩张和小、短的球囊也可以防止球囊打滑带来的不良反应。如果出现"狗骨头"效应,非顺应的球囊扩张不失为一种可行方法[71]。

五、脑卒中

脑卒中是指脑局部血液循环障碍所致的神经功能缺损综合征,症状持续至少 24 h,如脑缺血症状持续<24 h,且 CT 或 MRI 未显示结构性改变则称为短暂性脑缺血发作。根据脑病理改变,脑卒中可分为缺血性脑卒中和出血性脑卒中。脑卒中是 PCI 的严重并发症之一,虽然发生率较低,但后果严重,甚至危及生命。

冠心病合并缺血性脑卒中的发病原因如下:两者基本病因是动脉粥样硬化,均为动脉粥样硬化常见并发症,同时都具有相同高危因素,即性别、年龄、吸烟、高血压、高脂血症、糖尿病、肥胖等。

既往全球急性冠状动脉事件注册(GRACE)研究显示,急性冠脉综合征患者住院期间脑卒中的发生率为 0.88%,病死率高达 32.6%,远高于未发生脑卒中患者,且住院期间并发脑卒中是住院期间病死率的独立预测因子[72]。急性心肌梗死患者 1 年随访期间缺血性脑卒中的发生率可达4.1%,病死率高达 36.5%[73]。Mahaffey 等[74]研究发现,非 ST 段抬高急性冠脉综合征患者在中位随访时间时并发颅内出血的发生率是 0.4%,其中 33% 为致命性,相关危险因素分析显示,高龄、既往脑卒中史、高收缩压、三联抗血栓药物联用为其独立预测因子。国内唐晓芳等[75]研究发现,在真实世界中冠心病患者 PCI 术后 2 年随访期间,脑卒中总体发生率是 1.35%,总体病死率达9%,明显高于未发生脑卒中的 PCI 患者。2 年随访期间发生脑卒中是全因死亡的独立危险因素,但并未证实与心源性死亡及心肌梗死相关。针对 PCI 术后脑卒中发生的时间分析发现,85.5% 的患者脑卒中发生在 PCI 术后半年到 2 年的随访期间。

六、出血

术中、术后出血是 PCI 最常见的并发症之一,国内对于 PCI 术后出血的报道多仅限于外周血管并发症,但除穿刺部位相关出血外,消化道出血、颅内出血、无显性出血而血红蛋白显著下降等重要器官、脏器的出血同样不容忽视。

（一）严重出血的定义

REPLACE-2 研究定义颅内、眼内、腹膜后、显性出血导致血红蛋白下降>3 g/dL 或无明显出血而血红蛋白下降 4 g/dL、需要输≥2 个单位浓缩红细胞或全血的出血、血肿直径>5 cm 需要干预的为严重出血[76]。STEEPLE 研究则将颅内、眼内、腹膜后、显性出血导致血红蛋白下降≥3 g/dL，任何显性出血导致需要输>2 个单位浓缩红细胞或全血的出血，致命性出血，需要干预的出血（外科和内镜）或出血导致血流动力学不稳定需要用药治疗的定义为严重出血[77]。

（二）常见的出血并发症

1. 穿刺部位出血、血肿　穿刺部位出血、血肿是 PCI 术后最常见的出血并发症，形成原因如下。①在股动脉局部反复多次穿刺或刺入周围小动脉分支和毛细血管丛，引起局部渗血。②穿刺点部位选择不当，造成术后压迫止血困难。③穿透动脉后壁，血液沿后壁破口渗出，严重时形成血肿，血肿上延至腹膜后可引起腹膜后出血或血肿。④拔除动脉鞘管后压迫止血不当，或压迫止血时间过短。⑤肝素用量过大，血液易从动脉鞘周围渗出。出血和血肿预防的关键是严格、规范、准确的股动脉穿刺；避免反复、多次穿刺股动脉；严格肝素用量；减少操作时间；正确的压迫止血方法，切忌用力过大或在股动脉上方滚动，压力以穿刺侧肢体皮肤温度、颜色及足背动脉搏动与对侧比较无明显差异，皮肤穿刺点无活动性渗血为宜。

2. 假性动脉瘤　血肿在动脉穿刺处与动脉相通，易形成假性动脉瘤，由于瘤壁无动脉壁组织，故称为假性动脉瘤。常于冠状动脉造影后一至数天形成，在穿刺部位触及搏动性肿块，闻及明显血管杂音即可诊断，血管超声多普勒检查可确诊。形成的原因主要为穿刺不当、压迫止血不当及动脉鞘过大。预防的关键是采用准确的股动脉穿刺和正确的压迫止血方法。一经确诊应积极治疗。超声引导下压迫为临床首选治疗方法。

3. 腹膜后血肿　主要是穿刺点过高，超过腹股沟韧带，且穿透了股动脉的前后壁造成的，因此难以压迫止血，动脉血渗入腹膜后间隙。临床主要表现为术后出现腹痛、腰背痛、血压下降。治疗关键是及时发现。立即停用肝素，及时输血、扩容，可避免生命危险，一般无须外科处理。

4. 心包压塞　心包压塞是冠心病介入治疗的极为少见和凶险的并发症

之一,后果极为严重。原因是介入治疗时的冠状动脉穿孔,冠状动脉穿孔的处理取决于穿孔大小、出血量和速度及患者的血流动力学状况。一旦发现或怀疑冠状动脉穿孔,应严密观察,迅速做出判断并立即进行相应处理。

5. 消化道出血　肉眼见鲜红色或咖啡色呕吐物、鲜血便、果酱样或柏油样粪便及呕吐物或粪便隐血试验(++)均可视为消化道出血。在 PCI 患者中,药物、应激状态均可导致消化道黏膜屏障破坏,引起急性消化道黏膜病变,出现消化道出血,需要视情况停用抗凝、抗血小板药物,同时给予止血、保护消化道黏膜等治疗。

6. 颅内、眼内出血　颅内、眼内出血发生率均较低,临床后果取决于出血量大小和速度、患者的血流动力学状况及发现处理是否及时。若出血量多、快且未能及时发现,可很快导致患者死亡。

参考文献

[1] 赖敏华,李静芝,陈凌,等.冠心病患者 PCI 术后全因死亡率、再入院率及其影响因素分析[J].实用医学杂志,2020,36(6):801-807.

[2] 刘少林.冠心病患者 PCI 术后死亡相关危险因素分析[J].河南医学研究,2018,27(18):41-43.

[3] CHHATRIWALLA A K,AMIN A P,KENNEDY K F,et al. Association between bleeding events and in-hospital mortality after percutaneous coronary intervention[J].JAMA,2013,309(10):1022-1029.

[4] MITOMO S,NAGANUMA T,JABBOUR R J,et al. Impact of target vessel on long-term cardiac mortality after successful chronic total occlusion percutaneous coronary intervention:Insights from a Japanese multicenter registry[J]. Int J Cardiol,2017,245:77-82.

[5] 北京冠心病协作组.北京地区急性心肌梗死 1995—2003 年住院病例的临床概况及发病趋势监测[J].中华心血管病杂志,2005,13(3):162-165.

[6] MCCONNELLK J,OLSONK L,DELATE T,et al. Factors associated with recurrent coronary events among patients with cardiovascular disease[J]. Pharmacotherapy,2009,29(8):906-913.

[7] STEIGER V S,GOY J J,STAUFFER J C,et al. Significant decrease in

in-hospital mortality and major adverse cardiac events in Swiss STEMI patients between 2000 and December 2007[J]. Swiss Med Wkly, 2009, 139 (31/32):453-457.

[8]刘奕婷, 王巍, 时景璞. PCI 术后急性心肌梗死患者再发影响因素分析[J]. 中国公共卫生, 2016, 32(4):558-562.

[9]STONE G W, TEIRSTEIN P S, MEREDITH I T, et al. A prospective, randomized evaluation of a novel everolimus-eluting coronary stent: the PLATINUM (a prospective, randomized, multicenter trial to assess an everolimus-eluting coronary stent system[PROMUS element]for the treatment of up to two de novo coronary artery lesions) trial[J]. J Am Coll Cardiol, 2011, 57(16): 1700-1708.

[10]CUTLIP D E, WINDECKER S, MEHRAN R, et al. Clinical end points in coronary stent trials: a case for standardized definitions[J]. Circulation, 2007, 115: 2344-2351.

[11]王欣, 崔源源, 赵福海. 药物洗脱支架引起的去内皮化与支架内血栓形成机制的研究新进展[J]. 中国动脉硬化杂志, 2017, 25(4):418-420.

[12]CUTLIP D E, WINDECKER S, MEHRAN R, et al. Clinical and points in coronary stent trials: acase for standardized definitiongs[J]. Circulation, 2007, 115 (17):2344-2351.

[13]GRUBE E, CHEVALIER B, SMITS P, et al. The SPIRIT V study: a clinical evaluation of the XIENCE V everolimus-eluting coronary stent system in the treatment of patients with de novo coronary artery lesions[J]. JACC Cardiovasc Interv, 2011, 4(2):168-175.

[14]NAKAZAWA G, FINN A V, VORPAHL M, et al. Coronary responses and differential mechanisms of late stent thrombosis attributed to first-generation sirolimus-and paclitaxel-eluting stents[J]. J Am Coll Cardiol, 2011, 57 (4):390-398.

[15]STONE G W, ELLIS S G, COX D A, et al. One-year clinical results with the slow-release, polymer-based, paclitaxel-eluting TAXUS stent: the TAXUS-Ⅳ trial[J]. Circulation, 2004, 109(16):1942-1947.

[16]HOLMES JR D R, LEON M B, MOSES J W, et al. Analysis of 1-year clinical outcomes in the SIRIUS trial: a randomized trial of a sirolimus-eluting stent

versus a standard stent in patients at high risk for coronary restenosis[J]. Circulation,2004,109(5):634-640.

[17]MORENO R,FERNANDEZ C,HERNANDEZ R,et al. Drug-eluting stent thrombosis:results from a pooled analysis including 10 randomized studies[J]. J Am Coll Cardiol,2005,45(6):954-549.

[18]WENAWESER P,DAEMEN J,ZWAHLEN M,et al. Incidence and correlates of drug-eluting stent thrombosis in routine clinical practice. 4- Year results from a large 2-institutional cohort study[J]. J Am Coll Cardiol, 2008,52(14):1134-1140.

[19]STETTLER C,WANDEL S,ALLEMANN S,et al. Outcomes associated with drug-eluting and bare-metal stents:a collaborative network meta-analysis[J]. Lancet,2008,370(9591):937-948.

[20]KIMURA T,MORIMOTO T,NAKAGAWA Y,et al. Antiplatelet therapy and stent thrombosis after sirolimuseluting stent implantation [J]. Circulation, 2009,119(7):987-995.

[21]MCFADDEN E P,STABILE E,REGAR E,et al. Late thrombosis in drugeluting coronary stents after discontinuation of antiplatelet therapy [J]. Lancet,2004,364(9444):1519-1521.

[22]DAEMEN J,WENAWESER P,TSUCHIDA K,et al. Early and late coronary stent thrombosis of sirolimus-eluting and paclitaxel-eluting stents in routine clinical practice:data from a large two-institutional cohort study[J]. Lancet,2007,369(9562):667-678.

[23]DE LA TORRE-HERNANDEZ J M,ALFONSO F,HERANADZE F,et al. Drug-eluting stent thrombosis: results from the multi-center Spanish registry ESTROFA(Estudio ESpañol sobre TROmbosis de stents FArmacoactivos)[J]. J Am Coll Cardiol,2008,51(10):986-990.

[24]VAN WERKUM J W,HEESTERMANS A A,ZOMER A C,et al. Predictors of coronary stent thrombosis:the Dutch stent thrombosis registry[J]. J Am Coll Cardiol,2009,53(16):1399-1409.

[25]周松,刘惠亮,杨胜利. 冠状动脉支架内血栓的危险因素及防治[J]. 职业与健康,2015,31(10):1432-1435.

[26]IAKOVOU I,SCHMIDT T,BONIZZONI E,et al. Incidence,predictors,and out-

come of thrombosis after successful implantation of drug-eluting stents[J].
JAMA,2005,293(17):2126-2130.

[27]PFISTERER M,BRUNNER-LA ROCCA H P,BUSER P T,et al. Late clinical events after clopidogrel discontinuation may limit the benefit of drug-eluting stents:an observational study of drug-eluting versus bare-metal stents[J]. J Am Coll Cardiol,2006,48(12):2584-2591.

[28]郭军,陈韵岱.冠状动脉药物洗脱支架与支架内血栓[J].医学综述,2015,15(10):1511-1512.

[29]ONG A T L,MCFADDEN E P,REGAR E,et al. Late angiographic stent thrombosis(LAST)events with drug-eluting stents[J]. J Am Coll Cardiol,2005,45(12):2088-2092.

[30]EISENBERG M J,RICHARD P R,LIBERSAN D,et al. Safety of short-term discontinuation of antiplatelet therapy in patients with drug-eluting stents[J]. Circulation,2009,119(12):1634-1642.

[31]OTSUKA F,VORPAHL M,NAKANO M,et al. Pathology of second-generation everolimus-eluting stents versus first-generation sirolimus- and paclitaxel-eluting stents in humans[J]. Circulation,2014,129(2):211-223.

[32]SILVA J A,RAMEE S R,WHITE C J,et al. Primary stenting in acute myocardial infarction:influence of diabetes mellitus in angiographic results and clinical outcome[J]. Am Heart J,1999,138(3 Pt 1):446-455.

[33]ONG A T,HOYE A,AOKI J,et al. Thirty-day incidence and six-month clinical outcome of thrombotic stent occlusion after bare-metal,sirolimus,or paclitaxel stent implantation[J]. J Am Coll Cardiol,2005,45(6):947-953.

[34]KUCHULAKANTI P K,CHU W W,TORGUSON R,et al. Correlates and long-term outcomes of angiographically proven stent thrombosis with sirolimus- and paclitaxel-eluting stents[J]. Circulation,2006,113(8):1108-1113.

[35]SARA D C,REBECCA T,MICHAEL A G,et al. Does black ethnicity influence the development of stent thrombosis in the drug eluting stent era?[J]. Circulation,2010,122(11):1085-1090.

[36]KARIM D M,RYAN J L,HENRY H T,et al. Circadian variation in coronary

stent thrombosis[J]. J Am Coll Cardiol Intv,2011,39(2):183-190.

[37]SUH J,PARK D W,LEE J Y,et al. The relationship and threshold of stent length with regard to risk of stent thrombosis after drug-eluting stent implantation[J]. JACC Cardiovasc Interv,2010,3(4):383-389.

[38]WENAWESER P,DORFFLER M J,IMBODEN K,et al. Stent thrombosis is associated with an impaired response to antiplatele therapy[J]. J Am Coll Cardiol,2005,45(11):1748-1752.

[39]KEREIAKES D J,CHOO J K,YOUNG J J,et al. Thrombosis and drug-eluting stents:a critical appraisal[J]. Rev Cardiovasc Med,2004,5(1):9-15.

[40]OFORD J L,LENNON R,MELBY S,et al. Frequency and correlates of coronary stent thrombosis in the modern era:analysis of a single center registry[J]. J Am Coll Cardiol,2002,40(9):1567-1572.

[41]MOUSSA I,DI MARIO C,REIMERS B,et al. Subacute stent thrombosis in the era of intravascular ultrasound-guided coronary stenting without anticoagulation:frequency, predictors and clinical outcome [J]. J Am Coll Cardiol,1997,29(1):6-12.

[42]CHENEAU E,LEBORGNE L,MINTZ G S,et al. Predictors of subacute stent thrombosis:results of a systematic intravascular ultrasound study[J]. Circulation,2003,108(1):43-47.

[43]CUTLIP D E,BAIM D S,HO K K,et al. Stent thrombosis in the modern era:a pooled analysis of multicenter coronary stent clinical trials[J]. Circulation,2001,103(15):1967-1971.

[44]CHIEFFO A,BONIZZONI E,ORLIC D,et al. Intraprocedural stent thrombosis during implantation of sirolimus-eluting stents[J]. Circulation,2004,109(22):2732-2736.

[45]PARK D W,PARK S W,PARK K H,et al. Frequency of and risk factors for stent thrombosis after drug-eluting stent implantation during long-term follow-up[J]. Am J Cardiol,2006,98(3):352-356.

[46]FUJII K,CARLIER S G,MINTZ G S,et al. Stent underexpansion and residual reference segment stenosis are related to stent thrombosis after sirolimus-eluting stent implantation:an intravascular ultrasound study[J]. J Am Coll Cardiol,2005,45(7):995-998.

[47] LUSTHER T F, STEFFEL J, EERLI F R, et al. Drug-eluting stent and coronary thrombosis: biological mechanisms and clinical implications[J]. Circulation, 2007, 115(8): 1051-1058.

[48] MARX S O, JAYARAMAN T, GO L O, et al. Rapamycin-FKBP inhibits cell cycle regulators of proliferation in vascular smooth muscle cells [J]. Circ Res, 1995, 76(3): 412-417.

[49] POON M, MARX S O, GALLO R, et al. Rapamycin inhibits vascular smooth muscle cell migration[J]. J Clin Invest, 1996, 98(10): 2277-2283.

[50] STEFFEL J, LUSCHER T F, TANNER F C. Tissue factor in cardiovascular diseases: molecular mechanisms and clinical implications [J]. Circulation, 2006, 113(5): 722-731.

[51] STEFFEL J, LATINI R A, AKHMEDOV A, et al. Rapamycin, but not FK-506, increases endothelial tissue factor expression: implications for drug-eluting stent design[J]. Circulation, 2005, 112(13): 2002-2011.

[52] GUHA M, MACHMAN N. The phosphatidylinositol 3-kinase-Akt pathway limits lipopolysaccharide activation of signaling pathways and expression of inflammatory mediators in human monocytic cells [J]. J Biol Chem, 2002, 277(35): 32124-32132.

[53] CROWN J, O'LEARY M. The taxanes: an update[J]. Lancet, 2000, 355(9210): 1176-1178.

[54] SOLLOTT S J, CHENG L, PAULY R R, et al. Taxol inhibits neointimal smooth muscle cell accumulation after angioplasty in the rat[J]. J Clin Invest, 1995, 95(4): 1869-1876.

[55] TAKANO M, YAMAMOTO M, XIE Y, et al. Serial longterm evaluation of neointimal stent coverage and thrombus after sirolimus-eluting stent implantation by use of coronary angioscopy[J]. Heart, 2007, 93(12): 1353-1356.

[56] OYABU J, UEDA Y, OGASAWARA N, et al. Angioscopic evaluation of neointima coverage: sirolimus drug-eluting stent versus bare metal stent[J]. Am Heart J, 2006, 152(6): 1168-1174.

[57] TADATERU T, TAKAFUMI H, ATSUSHI H. Stent thrombosis and drug-eluting stents[J]. J Cardiol, 2011, 58(2): 92-98.

［58］周圣华.早期支架内血栓的危险因素分析及相关预防措施评价［D］.北京:中国人民解放军总医院军医进修学院,2010.

［59］DANGAS G D,CLAESSEN B E,CAIXETA A,et al. In-stent restenosis in the drug-eluting stent era［J］. J Am Coll Cardiol,2010,56(23):1897-1907.

［60］MEHRAN R,DANGAS G,ABIZAID A S,et al. Angiographic patterns of in-stent restenosis:classification and implications for long-term outcome［J］. Circulation,1999,100(18):1872-1878.

［61］LEE M S,PESSEGUEIRO A,ZIMMER R,et al. Clinical presentation of patients with in-stent restenosis in the drug-eluting stent era［J］. J Invasive Cardiol,2008,20(8):401-403.

［62］KIMURA T,MORIMOTO T,NAKAGAWA Y,et al. Very late stent thrombosis and late target lesion revascularization after sirolimus-eluting stent implantation:five-year outcome of the j-Cypher registry［J］. Circulation,2012,125(4):584-591.

［63］LEON M B,NIKOLSKY E,CUTLIP D E,et al. Improved late clinical safety with zotarolimus-eluting stents compared with paclitaxel-eluting stents in patients with de novo coronary lesions:3-year follow-up from the ENDEAVOR Ⅳ(randomized comparison of zotarolimus-and paclitaxel-eluting stents in patients with coronary artery disease) trial［J］. JACC Cardiovasc Interv,2010,3(10):1043-1050.

［64］RABER L,WOHLWEND L,WIGGER M,et al. Five-year clinical and angiographic outcomes of a randomized comparison of sirolimus-eluting and paclitaxel-eluting stents:results of the Sirolimus-Eluting Versus Paclitaxel-Eluting Stents for Coronary Revascularization LATE trial［J］. Circulation,2011,123(24):2819-2828.

［65］RATHORE S,KINOSHITA Y,TERASHIMA M,et al. A comparison of clinical presentations,angiographic patterns and outcomes of in-stent restenosis between bare metal stents and drug eluting stents［J］. EuroIntervention,2010,5(7):841-846.

［66］STONE G W,ELLIS S G,COX D A,et al. A polymerbased,paclitaxel-eluting stent in patients with coronary artery disease［J］. N Engl J Med,

2004,350(3):221-231.

[67]LEE M S,JUREWITZ D,ARAGON J,et al. Stent fracture associated with drug-eluting stents:clinical characteristics and implications[J]. Catheter Cardiovasc Interv,2007,69(3):387-394.

[68]AOKI J,NAKAZAWA G,TANABE K,et al. Incidence and clinical impact of coronary stent fracture after sirolimus-eluting stent implantation[J]. Catheter Cardiovasc Interv,2007,69(3):380-386.

[69]COSTA M A,CANGIOLILLO D J,TANNENBAUM M,et al. Impact of stent deployment procedural factors on long-term effectiveness and safety of sirolimus-eluting stents(final results of the multicenter prospective STLLR trial)[J]. Am J Cardiol,2008,101(12):1704-1711.

[70]ALBIERO R,SILBER S,DI MARIO C,et al. Cutting balloon versus conventional balloon angioplasty for the treatment of in-stent restenosis:results of the restenosis cutting balloon evaluation trial(RESCUT)[J]. J Am Coll Cardiol,2004,43(6):943-949.

[71]ALFONSO F,BYRNE R A,RIVERO F,et al. Current treatment of in-stent restenosis[J]. J Am Coll Cardiol,2014,63(24):2659-2673.

[72]BUDAJ A,FLASINSKA L,GORE J M,et al. GRACE Investigators. Magnitude of and risk factors for in-hospital and postdischarge stroke in patients with acute coronary syndromes:findings from a Global Registry of Acute Coronary Events[J]. Circulation,2005,111(24):3242-3247.

[73]BRAMMAS A,JAKOBSSON S,ULVENSTAM A,et al. Mortality after ischemic stroke in patients with acute myocardial infarction:predictors and trends over time in Sweden[J]. Stroke,2013,44(11):3050-3055.

[74]MAHAFFEY K W,HAGER R,WOJDYLA D,et al. Meta-analysis of intracranial hemorrhage in acute coronary syndromes:incidence, predictors,and clinical outcomes[J]. J Ame Heart Assoc,2015,4(6):1.

[75]唐晓芳,高展,许晶晶,等. 经皮冠状动脉介入治疗术后脑卒中患者的临床特征和预后分析[J]. 中华医学杂志,2017,97(39):3051-3056.

[76]LINCOFF A M,BITTL J A,HARRINGTON R A,et al. Bivalirudin and provisional glycoprotein Ⅱb/Ⅲa blockade compared with heparin and planned glycoprotein Ⅱb/Ⅲa blockade during percutaneous coronary inter-

vention：REPLACE – 2 randomized trial［J］. JAMA, 2003, 289 (7)：853–863.

［77］MONTALESCOT G,WHITE H D,GALLO R,et al. STEEPLE investigators. Enoxaparin versus unfractionated heparin in elective percutaneous coronary intervention［J］. N Engl J Med. ,2006,355(10):1006–1017.

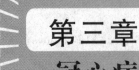

第三章
冠心病 PCI 术后传统风险评分介绍及临床应用

　　心血管病在全世界范围内具有较高的发病率和死亡率。《中国心血管报告 2019》显示,我国心血管病患者人数高达 3.30 亿,其中冠心病患者 1100 万,2017 年心血管病死亡率仍居首位[1]。2002—2015 年,急性心肌梗死死亡率总体呈上升趋势,农村地区急性心肌梗死的死亡率于 2012 年开始明显上升,大幅超过城市平均水平。PCI 是冠心病常规的临床治疗手段,但是 PCI 仍具有一定的临床风险。因此预测 PCI 术后的临床不良事件对患者的临床决策及权衡术后抗凝、抗血小板药物治疗都具有重要意义[2-4]。

　　PCI 术后风险评分来源于多项临床预测模型,因其具有客观的评分标准、可靠的临床证据、出色的危险分层功能,受到越来越多卫生决策者的支持[5-6]。目前,风险评分已成为临床冠心病患者 PCI 的重要组成部分,帮助临床医师决定是否对患者进行 PCI 及 PCI 术后药物治疗方案的制订。

一、冠心病 PCI 术后不良事件预测的风险评分

　　随着 PCI 手术策略与仪器设备的不断发展,PCI 在高危人群中的应用也成为可能。但是在没有足够的客观指标与数学模型的支持下,粗略地主观判断 PCI 术后的不良事件发生率是没有临床预测价值的。在此临床需求上,欧洲心脏手术风险评估系统(European system for cardiac operative risk evaluation,EuroSCORE)、SYNTAX 等心血管病预测评分被广泛应用于 PCI 术后临床预测,为临床医师从多个角度、不同侧重点预测冠心病 PCI 术后预后提供了可靠的临床依据。

（一）欧洲心脏手术风险评估系统

由于手术策略和手术技术不断改进，现在在高危人群中完成心脏手术成为可能。患者死亡率通常被用作评价医疗质量的指标，但在不了解患者风险的情况下，其价值有限。心脏手术患者风险的不断变化意味着，无论是患者的知情同意，还是医疗机构的病情评估，粗略地计算患者死亡率的指标都不再适用。一些欧洲国家可以获得心脏手术的死亡率，于是他们开始了这项研究，以期建立成人心脏病患者的风险预测，并确定这些患者的手术死亡率。该项目的大型多国数据库用于开发欧洲心脏手术风险评估系统（EuroSCORE）。EuroSCORE 由一个多国项目指导小组发起，其成员包括许多心脏手术风险研究领域的欧洲心脏外科医师和流行病学专家。这个大型数据库首次提供了一种独特手术风险评估方式，在没有任何可识别的风险因素的情况下评估心脏手术的真实风险。

EuroSCORE 数据库庞大，在完整性和准确性方面优势尤为突出。它也是从当代欧洲心脏外科手术的横截面中衍生出来的。它是建设欧洲使用的风险评估评分系统的适当数据库。但是这项研究由于研究设计在手术中心招聘和数据收集方面存在局限性，从而限制了其应用的局限性。

结合前期研究成果与北美的风险预测模型特点，EuroSCORE 项目根据可信度、客观性、可靠性、患病率等因素筛选出 68 个术前危险因素和 29 个手术危险因素。总计有来自 8 个欧洲国家的 132 个手术中心参与了该项目，共提供了 20 014 例患者资料，最终留下 19 030 例患者进行分析。通过多元回归分析，最终确定了 17 个高危因素，即①患者相关因素：年龄 ≥60 岁（1 分/5 年）、女性（1 分）、慢性肺病（1 分）、心外动脉病变（2 分）、神经功能障碍（2 分）、既往心脏手术史（3 分）、血清肌酐 >200 mmol/L（2 分）、活动性心内膜炎（3 分）、术前危急状态（3 分）。②心脏相关因素：需要药物干预的不稳定型心绞痛（3 分）、左室功能不全（LVEF 30% ~ 50% 为 1 分，LVEF < 30 mmHg 为 2 分）、90 d 内的既往心肌梗死史（2 分）、肺动脉收缩压 >60 mmHg（2 分）。③手术相关因素：急诊手术（2 分）、冠状动脉旁路移植术合并其他心脏手术（2 分）、胸主动脉手术（3 分）、心肌梗死后室间隔穿孔（4 分）[7-8]。EuroSCORE 因其相对简单的评分流程与较高的准确性，被广泛应用于临床实践，通过该系统对手术患者进行风险评估，可以预知患者的手术风险，帮助临床医师及患者家属制订相关治疗方案。该评分的应用可能会影响资源的分配,及时预知高危患者,告知患者家属相关风险,帮助临床医师改变对高危患者的偏见。EuroSCORE 在规划和推导方面很完善,易于使用,无论是纸质系统还是信息技术都是适用的。经过广泛的临床论证,EuroSCORE 评分对 PCI 依然有效,相关指南多推荐采用 EuroSCORE 对接受 PCI 的患者进行危险分级[9-10]。目前,EuroSCORE 已成功应用于预测 PCI 术后患者的住院死亡率和晚期死亡率,并发现其在预测 PCI 术后 30 d 和 1 年死亡率方面具有较高价值[11-12]。

(二)SYNTAX 评分

冠状动脉旁路移植术(coronary artery bypass grafting,CABG)于 1968 年问世,并迅速成为有症状的冠心病患者的治疗方法。冠状动脉外科的进步(如非体外循环 CABG、小切口、加强心肌保护、使用动脉管道和改善术后护理)降低了死亡率和移植物闭塞率。PCI 在 1977 年问世,这种方法的经验,加上改进的技术,使得治疗日益复杂的病变和有临床重大心脏病病史、冠状动脉疾病危险因素、合并严重疾病等因素的患者成为可能。在多支血管疾病患者中比较涉及裸金属支架的 PCI 和 CABG 的几项试验结果显示,在接受裸金属支架的患者中,PCI 和 CABG 5 年存活率相似,但 CABG 血运重建率更高。但是 CABG 仍然是严重冠状动脉疾病患者的首选治疗方法,包括左主干疾病和三支病变患者[13]。SYNTAX 试验是一项前瞻性临床试验,旨在比较三支或左主干冠状动脉病变(或两者兼有)患者目前的 CABG 和 PCI,在 85 个地点进行,并由每个参与中心的机构审查委员会批准。这项研究采用了"所有参与者"的设计,在欧洲和美国的 17 个国家和地区连续招募所有符合条件的三支或左主干冠状动脉疾病患者。主要临床终点事件是术后 12 个月期间主要不良心血管事件(MACE,即死于任何原因、脑卒中、心肌梗死或重复血运重建)的综合结果。

SYNTAX 研究是在心脏外科医师和介入医师全面评价患者的心绞痛程度、合并症、左心室功能等临床和造影特点的基础上,指导临床医师决定血运重建策略。SYNTAX 评分系统根据冠状动脉病变复杂程度进行风险分层,是一种精确量化的客观评价指标[14]。SYNTAX 评分根据冠状动脉病变特点进行详细的评分。该评分综合考虑了冠状动脉病变的数目、功能影响、部位和复杂性,包括分叉病变、慢性闭塞、迂曲血管、钙化、弥漫性病变等[15]。在 SYNTAX 评分高的接受 PCI 的患者中,不仅 MACE 的总体发生率显著增加,而且死亡、脑卒中和心肌梗死的综合组成部分的比例也略有上升。研究显示,随着 SYNTAX 评分的增加,病变越复杂,治疗难度可能更大,预后可能也就更差,PCI 相关死亡率和 MACE 发生率逐渐递增,而 CABG 的死亡率和 MACE 发生率并不受病变复杂程度的影响[16]。在 SYNTAX 研究中,在低分区(0~22分),PCI 与 CABG 的效果相当;在中分区(23~32分),对单纯左主干病变患者,CABG 与 PCI 效果仍然相当,但在三支病变人群和糖尿病患者群中,CABG 效果优于 PCI;在高分区(≥33分),CABG 的 MACE 发生率明显低于 PCI。

由于 SYNTAX 只关注患者冠状动脉病变情况而没有涉及患者全面的临床特点,如年龄、心功能、合并症等情况,单纯依赖 SYNTAX 评分选择血运重建策略是不可靠的[17-18]。此外,SYNTAX 评分计算较为烦琐和复杂,需要经过培训,通过一定的学习曲线才能熟练掌握,在临床实践中应用相对困难。因而 SYNTAX 评分系统有一定的适应范围。SYNTAX 评分对冠状动脉病变严重程度分层的精确度仅为 73% 左右,并未达到令人满意的程度。SYNTAX 评分并不像绝大部分预测模型一样来源于大规模注册研究或随机对照研究,而是由冠心病介入治疗专家和心脏外科医师组成的专家组共同研究制定。该评分系统是建立在借鉴以往的评分系统和专家个人经验基础上的。因此,目前 SYNTAX 评分多应用于冠状动脉严重病变(如三支病变或左主干病变)患者的血运重建决策中[19]。

(三)GRACE 评分

全球急性冠状动脉事件注册(GRACE)评分是基于 GRACE 研究发展而来。GRACE 研究是一项大型多中心前瞻性研究,纳入了 14 个国家 94 家医院的急性冠脉综合征患者信息,旨在提供冠心病患者,尤其是急性冠脉综合征患者无偏移、具代表性的诊疗数据。GRACE 评分意在提供简单有效的风险评估体系,该评分主要根据年龄、心率、收缩压、血肌酐、Killip 分级、入院时心脏骤停、心电图 ST 改变及心肌坏死标志物的升高,对患者住院期间和出院 6 个月之内的死亡风险做出危险分层[20-21]。研究显示,出院时 GRACE 评分对 PCI 术后患者的死亡率和主要不良心脑血管事件(major adverse cardiovascular and cerebrovascular events, MACCE)有风险分层价值,且对 PCI 术后冠状动脉狭窄患者的死亡率有预测价值,表明出院时 GRACE 评分对 PCI 术后患者的 2 年院外死亡率具有较强的预测价值[22-23]。

GRACE 评分已被常规用于急性冠脉综合征的风险分层,近年来,随着更有效的抗血小板药物、降脂药物应用于临床中,随着血管内超声(IVUS)、光学相干断层成像(OCT)、血流储备分数(FFR)、旋磨技术的发展与广泛应用于临床,复杂病变(分叉病变、多支多处病变、左主干病变、慢性闭塞性病变)介入治疗的比例日益升高,GRACE 评分是否适用于当代标准治疗的急性冠脉综合征患者的相关风险评估未知,为此,Mony Shuvy 等进行了一项大规模回顾性研究。他们证明,尽管在过去 20 年中急性冠脉综合征患者的治疗和结果有了显著的暂时改善,但 GRACE 评分仍然是预测这些患者 7 d 和 1 年全因死亡率的准确工具。急性冠脉综合征的最佳治疗必须包括每个患者的早期个体化风险分层。准确的风险评估可以发现高危患者,他们可能从早期冠状动脉介入和强化药物治疗中受益更多,同时将低风险患者发生可预防的治疗并发症的风险降至最低。

传统的 GRACE 评分是根据院内及出院后 6 个月内的死亡风险或者死亡与心肌梗死的风险组合评定的。近些年来,研究发现,无论 GRACE 评分的设计还是它的应用范围都存在一定的局限性。

（四）ACEF 评分

2009 年,为了对 CABG 患者进行危险分层,Ranucci 等首次提出了 ACEF 评分,ACEF 评分是采用年龄、肌酐和左室射血分数 3 个变量计算的评分。Stähli 等研究进一步证实了 ACEF 评分可独立预测接受 CABG 或 PCI 的急性冠脉综合征患者短期及长期不良事件发生率。近年来大量新型技术及药物广泛应用于临床,随着经济的发展,人类的生存环境也发生了较大的变化,人类心脏相关疾病的疾病谱也发生了相应的变化,为提高 ACEF 评分系统预测的准确性,将一些新发现的危险因素加入风险评估模型中进行进一步的验证,于是,Ranucci 等[24-25]将 ACEF 评分更新为 ACEF Ⅱ评分,加入了紧急手术和围手术期贫血两个指标。Ranucci 等首先通过单因素分析确定年龄、左室射血分数、年龄/左室射血分数、血清肌酐、术前红细胞比容和紧急手术均与 CABG 患者术后院内或 30 d 内的死亡率显著相关,而且红细胞比容为 36% 是其最佳临界值(敏感度为 54%,特异度为 78%,约登指数为0.322),故将计算公式定义为:年龄(岁)/左室射血分数(%)+血清肌酐得分+紧急手术得分+红细胞比容,其中血清肌酐得分按血清肌酐≥2 mg/dL 计1 分,血清肌酐<2 mg/dL 计 0 分;紧急手术计 3 分,否则为 0 分;当红细胞比

容<36%时,每降低1%计0.2分。

这两种评分模型对冠心病患者血运重建后不良事件有着良好的预测价值。ACEF 评分能够较好地预测冠心病患者 PCI 术后 1 年的心源性死亡和再发心肌梗死的风险,证实 ACEF 评分可预测冠心病 PCI 术后患者的不良预后,ACEF 评分增高与 PCI 后发生不良事件风险增加相关[26-27]。一项针对中国 PCI 术后患者的研究同样显示 ACEF 评分对于 2 年死亡率有较好的预测能力,且 ACEF 评分的预测能力优于 SYNTAX 评分、残余 SYNTAX 评分、SYNTAX Ⅱ评分、临床 SYNTAX 评分和逻辑临床 SYNTAX 评分[28]。

(五)TyG 指数

TyG 指数结合了甘油三酯水平和空腹血糖,近年来研究表明其与胰岛素抵抗显著相关,是胰岛素抵抗的可靠替代标记物。TyG 指数 = ln[甘油三酯(mg/dL)×空腹血糖(mg/dL)/2]。TyG 指数对单纯糖耐量受损糖尿病前期表型的预测能力优于单纯空腹血糖值,能很好地反映患者的内分泌系统状态[29-30]。TyG 指数与冠心病患者的预后存在相关联系,相关临床研究显示高 TyG 指数水平与急性心肌梗死患者发生 MACCE 的风险增加有关,TyG 指数最高的 1/4 ST 段抬高心肌梗死(ST segment elevation myocardial infarction,STEMI)患者 PCI 术后 30 d、6 个月和 1 年内 MACCE 发生率和全因死亡率均较高。TyG 指数与 PCI 术后 1 年内 STEMI 患者 MACCE 风险增加显著相关,与混杂因素无关。表明 STEMI 患者 TyG 指数升高与 MACCE 风险增加存在相关性,TyG 指数可能是 STEMI PCI 患者临床预后的有效预测因子[31]。

(六)营养指数

营养指数旨在通过客观参数来评价患者的营养状况,主要包括老年营养风险指数(geriatric nutritional risk index,GNRI)、预后营养指数(prognostic nutritional index,PNI),以及新提出的营养控制状态(controlling nutritional status,CONUT)评分、TCBI[TCBI = 血清甘油三酯(mg/dL)×总胆固醇(mg/dL)×体重(kg)/1000]等评价指标[32-33]。Doi 等纳入 3567 例首次接受 PCI 的冠心病患者,结果显示 TCBI 与最常用的传统营养指标 GNRI 呈中度相关,并且相比于高 TCBI 患者,低 TCBI 患者的全因死亡率、心血管死亡率和癌症死亡率较高。Maruyama 等纳入了 1501 例连续接受择期或急诊 PCI

的患者,根据 TCBI 四分位数将患者分为 4 组,探讨 TCBI 与 PCI 术后 5 年内 MACCE 的关系,结果显示在 TCBI 最低四分位数组中,61 例(40.9%)患者出现了 MACCE,提示低 TCBI 可显著预测 MACCE 的发生。患者营养不良与心血管病患者预后不良具有密切关系,基线营养不良是住院期间死亡率及长期累积死亡率的重要危险因素。同时患者营养状态极大程度地影响患者肾对 PCI 术中造影剂的反应及血液系统对 PCI 术后抗血小板药物治疗的反应[34-35]。较差的营养指数与 PCI 术后高死亡风险有关,营养不良的患者具有较高的住院和随访死亡率和较低的累积生存率[36]。

二、冠心病 PCI 术后出血性事件预测的风险评分

近年来冠心病的发病率均逐年升高,及时有效的抗血小板治疗、抗凝治疗及导管介入治疗是目前最有效的治疗方法,然而抗血小板治疗与抗凝治疗是以增加大出血风险为代价的,出血是 PCI 术后常见的复杂问题,能够直接影响患者的短期预后及长期预后。因此需要出血性事件预测风险评分来指导 PCI 术后的抗凝、抗血小板治疗。

(一)CHA_2DS_2-VASc 评分

$CHADS_2$ 评分最初由 Brian F. Gage 于 2001 年提出,其最初目的是评估房颤患者发生脑卒中的风险[37]。而后在此基础上衍生出 CHA_2DS_2-VASc 评分。$CHADS_2$ 评分和 CHA_2DS_2-VASc 评分不仅简单方便,而且评分中还包含了常见的心血管病的危险因素,如年龄、性别、高血压、糖尿病等[38]。目前大量研究将 $CHADS_2$ 评分和 CHA_2DS_2-VASc 评分扩展到了无房颤患者中。根据临床指南,冠心病患者接受 PCI 后均需服用阿司匹林联合 P2Y12 抑制剂的双联抗血小板药物治疗,以减少缺血性事件的发生[39-40]。但大量研究表明,接受氯吡格雷治疗的 PCI 术后患者体内血小板的反应性不同,有 16% ~ 50% 的患者被认为是无反应者。$CHADS_2$ 评分和 CHA_2DS_2-VASc 评分中的危险因素与血小板反应性增加有关,如充血性心力衰竭,可以增加全血聚集,提高血液中血小板源性分子(血小板/内皮细胞黏附分子-1、血小板源性骨结合蛋白)的含量。此外,糖尿病患者出现的急性和慢性高血糖均可激活蛋白激酶 C 活性,从而激活血小板。同时高血糖水平可增强血小板 GP-Ⅱb/Ⅲa 和 P 选择素的表达,从而导致血小板反应性增高。衰老与血小板之

间通过血管性血友病因子的不稳定连接有一定相关性,从而增加血小板的聚集与黏附。因此 CHADS$_2$ 评分与 CHA$_2$DS$_2$-VASc 评分可以用于预测血小板活性,指导 PCI 术后双联抗血小板药物治疗方案[41]。

(二)CRUSADE 出血风险评分

CRUSADE 出血风险评分来自于 CRUSADE 注册研究,它是在接受不同治疗的社区人群中发展起来的,其中包括接受血运重建的患者,以及接受保守治疗的患者。CRUSADE 项目最初通过对 89 000 例接受社区治疗的急性非 ST 段抬高心肌梗死患者构建 CRUSADE 出血风险评分,用以预测住院期间大出血的基线风险[42]。

CRUSADE 出血风险评分的优点在于它只考虑入院变量,包括基线特征、临床表现和关键实验室数据。最终模型中的 8 个变量是女性、糖尿病病史、既往血管疾病、心率、收缩压、充血性心力衰竭体征、基线红细胞压积 36% 和内生肌酐清除率。CRUSAED 出血风险评分确定了与出血倾向增加相关的基线因素,及时识别出血倾向较高的患者可以帮助临床医师做出明智的治疗选择,优化选择抗栓药物的使用[43]。对于日益增高的冠心病患者数量,冠心病 PCI 术后患者的出凝血问题尤为重要,PCI 术后的抗血栓治疗减少了缺血性事件,但由于冠心病 PCI 术后患者常规长期接受双联抗血小板治疗,不可避免地增加了出血风险,这反过来可能对短期和长期结果产生不利影响[44]。目前已形成相关共识,必须通过评估实际的个体出血风险来选择 PCI 术后有效的抗血栓治疗的强度和(或)持续时间。

(三)双联抗血小板治疗评分

随着冠心病患者数量的逐年提升,需要双联抗血小板治疗(dual antiplatelet therapy,DAPT)的患者数量也逐年升高。双联抗血小板药物包括阿司匹林和口服血小板 P2Y12 受体的腺苷 5-二磷酸抑制剂,是心血管医学领域研究最深入的治疗方案之一[45]。随着 P2Y12 受体抑制策略的逐步完善,人们对 DAPT 的研究也逐渐深入,尤其是对其安全性和有效性的研究更加深入,DAPT 仍然是一种有效的全面预防支架内血栓形成的方法。目前的证据表明,DAPT 可以降低从急性事件到非常晚期的支架内血栓形成的风险。

11 篇随机对照试验(RCT)和 12 篇荟萃分析结果显示。最初在第一代药物洗脱支架(DES),DES 植入术后开具 3~6 个月的处方,随后将推荐的 DAPT 持续时间延长至少 1 年,这是对 DAPT 停用后晚期支架内血栓形成报告的回应。随后的 7 项随机对照试验表明,DES 植入后可能不需要 1 年的 DAPT,而 6 个月甚至 3 个月的 DAPT 疗程可能同样有效且更安全。相比之下,4 项研究 DAPT 超过 1 年的益处的 RCT 得出了相互矛盾的结论。在 DAPT 试验中,与 DES 后 12 个月的 DAPT 相比,30 个月的 DAPT 导致支架内血栓形成和主要不良心血管事件的发生率降低,但主要出血发生率更高,非心脏死亡率增加。随后进行的几项荟萃分析共同表明,与 DES 后更短的 DAPT 相比,延长 DAPT 的全因死亡率增加,因为延长 DAPT 的非心血管死亡率更高,但不会被伴随的心脏死亡率降低所抵消。心肌梗死(myocardial infarction,MI)患者延长 DAPT 的获益-风险比似乎优于没有既往心肌梗死的患者。基于这些发现,在决定 DES 后 DAPT 的最佳持续时间时,建议采用个性化方法,其中仔细考虑每位患者的缺血性与出血性事件的个体化风险。另一项临床研究结果显示,与 ≤1 年的 DAPT 相比,>1 年的 DAPT 可降低心肌梗死的风险,但会增加大出血和非心脏死亡的风险。延长 DAPT 的净临床益处对急性冠脉综合征患者很明显,但对稳定缺血性心脏病患者则不然[46-47]。Palmerini 等[47]进行了一项荟萃分析,研究 DAPT 疗程 <6 个月与 DES 植入后持续 1 年疗程的结果对比。在存活率、支架内血栓形成或心肌梗死方面,1 年疗程并不比较短疗程的 DAPT 有任何优势,但它显著增加了大出血的风险,其他研究分析也得到了类似的结果[48]。

DAPT 评分是从参加 DAPT 试验的 11 648 例患者中开发出来的,并在 8136 例参加 Endeavor VS Cypher 支架(PROTECT)试验的患者中进行了初步验证。这项预测规则确定了 9 个因素,包括年龄、充血性心力衰竭/低 LVEF、静脉移植物支架植入、出现心肌梗死、既往心肌梗死或 PCI、糖尿病、支架直径 <3 mm、吸烟和紫杉醇洗脱支架,从而得出了不同的评分范围。高危评分(评分 >2 分)的患者在延长的 30 个月 DAPT 后显示心肌梗死/支架内血栓形成和心脑血管事件风险降低。低风险评分(评分 ≤2 分)患者选择了 DAPT,他们没有因为延长 DAPT 而得到任何缺血性事件的减少,但是中度/重度出血显著增加。

目前可以用以预测 PCI 术后风险的评分系统多种多样,研究人员试图从患者一般情况、患者环境因素、心血管病严重程度、并发症、术者情况等多种角度综合判断患者进行 PCI 的风险,帮助患者进行血运重建的决策。但目前仍没有一种完全客观的、全面而准确的评分预测模型,未来仍需要更多的资源与努力来纳入更多的因素指标,针对中国人群筛选出更多的风险因素,通过更高级的数学模型,构建更好的 PCI 术后风险预测评分。

参考文献

[1]《心肺血管病杂志》编辑部. 中国心血管健康与疾病报告 2019[J]. 心肺血管病杂志,2020,39(10):1157-1162.

[2] SINGH M,RIHAL C S,LENNON R J,et al. Bedside estimation of risk from percutaneous coronary intervention:the New Mayo Clinic Risk Scores[J]. Mayo Clin Proc,2007,82(6):701-708.

[3] INOHARA T,KOHSAKA S,YAMAJI K,et al. Risk stratification model for in-hospital death in patients undergoing percutaneous coronary intervention:a nationwide retrospective cohort study in Japan[J]. BMJ Open,2019,9(5):e026683.

[4] SERRUYS P W,MORICE M,KAPPETEIN A P,et al. Percutaneous coronary intervention versus coronary-artery bypass grafting for severe coronary artery disease[J]. N Engl J Med,2009,360(10):967-972.

[5] RODÉS-CABAU J,DEBLOIS J,BERTRAND O F,et al. Nonrandomized comparison of coronary artery bypass surgery and percutaneous coronary intervention for the treatment of unprotected left main coronary artery disease in octogenarians[J]. Circulation,2008,118(23):2374-2381.

[6] BUSZMAN P P,BOCHENEK A,KONKOLEWSKA M,et al. Early and long-term outcomes after surgical and percutaneous myocardial revascularization in patients with non-ST-elevation acute coronary syndromes and unprotected left main disease[J]. J Invasive Cardiol,2009,21(11):564-569.

[7] NASHEF S A M,ROQUES F,HAMMILL B G,et al. Validation of european system for cardiac operative risk evaluation(EuroSCORE)in North American cardiac surgery[J]. Eur J Cardiothorac Surg,2002,22(1):101-105.

[8] NASHEF S A,ROQUES F,MICHEL P,et al. European system for cardiac operative risk evaluation(EuroSCORE)[J]. Eur J Cardiothorac Surg,1999,16(1):9-13.

[9] NEUMANN F, SOUSA-UVA M, AHLSSON A, et al. 2018 ESC/EACTS guidelines on myocardial revascularization[J]. Eur Heart, 2019, 40(2): 165-187.

[10] WINDECKER S, KOLH P, ALFONSO F, et al. 2014 ESC/EACTS guidelines on myocardial revascularization[J]. Euro Intervention, 2015, 10(9): 1024-1094.

[11] GAGNOR A, TOMASSINI F, ROMAGNOLI E, et al. Percutaneous left main coronary disease treatment without on-site surgery back-up in patients with acute coronary syndromes: immediate and 2-year outcomes[J]. Catheter Cardiovasc Interv, 2011, 79(6): 979-987.

[12] PAVEI A, OREGLIA J A, MARTIN G, et al. Long-term follow-up of percutaneous coronary intervention of unprotected left main lesions with drug eluting stents: predictors of clinical outcome[J]. EuroIntervention, 2009, 4(4): 457-463.

[13] GUEDENEY P, BARTHÉLÉMY O, ZEITOUNI M, et al. Prognostic value of Syntax Score in patients with infarct-related cardiogenic shock: insights from the Culprit-shock Trial[J]. JACC Cardiovasc Interv, 2020, 13(10): 1198-1206.

[14] CAIXETA A, GÉNÉREUX P, PALMERINI T, et al. Prognostic utility of the Syntax Score in patients with single versus multivessel disease undergoing percutaneous coronary intervention (from the Acute Catheterization and Urgent Intervention Triage Strategy [acuity] Trial)[J]. Am J Cardiol, 2014, 113(2): 203-210.

[15] SIANOS G, MOREL M, KAPPETEIN A P, et al. The Syntax Score: an angiographic tool grading the complexity of coronary artery disease[J]. EuroIntervention, 2005, 1(2): 219-227.

[16] KANG J, PARK K W, HAN J, et al. Usefulness of the Baseline Syntax Score to predict 3-year outcome after complete revascularization by percutaneous coronary intervention[J]. Am J Cardiol, 2016, 118(5): 641-646.

[17] GYÖNGYÖSI M, CHRIST G, LANG I, et al. 2-year results of the Autax (austrian Multivessel Taxus-stent) registry beyond the SYNTAX (synergy between percutaneous coronary intervention with taxus and cardiac surgery) study[J]. JACC Cardiovasc Interv, 2009, 2(8): 718-727.

[18]XU B,GÉNÉREUX P,YANG Y,et al. Validation and comparison of the long-term prognostic capability of the Syntax Score-ii among 1,528 consecutive patients who underwent left main percutaneous coronary intervention[J]. JACC Cardiovasc Interv,2014,7(10):1128-1137.

[19]YOON Y,AHN J,KANG D,et al. Impact of SYNTAX score on 10-year outcomes after revascularization for left main coronary artery disease[J]. JACC Cardiovasc Interv,2020,13(3):361-371.

[20]FOX K A A,DABBOUS O H,GOLDBERG R J,et al. Prediction of risk of death and myocardial infarction in the six months after presentation with acute coronary syndrome:prospective multinational observational study (grace)[J]. BMJ,2006,333(7578):1091.

[21]GRANGER C B,GOLDBERG R J,DABBOUS O,et al. Predictors of hospital mortality in the global registry of acute coronary events[J]. Arch Intern Med,2003,163(19):2345-2353.

[22]KRUK M,PRZYLUSKI J,KALIŃCZUK Ł,et al. Cumulative incidence of coronary lesions with vulnerable characteristics in patients with stable angina pectoris:an intravascular ultrasound and angiographic study[J]. Int J Cardiol,2005,102(2):201-206.

[23]ZHAO X Y,LI J X,XIAN Y,et al. Prognostic value of the Grace Discharge Score for predicting the mortality of patients with stable coronary artery disease who underwent percutaneous coronary intervention[J]. Catheter Cardiovasc Interv,2020,95(Suppl 1):550-557.

[24]RANUCCI M,CASTELVECCHIO S,MENICANTI L,et al. Risk of assessing mortality risk in elective cardiac operations:age,creatinine,ejection fraction,and the law of parsimony[J]. Circulation,2009,119(24):3053-3061.

[25]RANUCCI M,PISTUDDI V,SCOLLETTA S,et al. The Acef Ii Risk Score for cardiac surgery:updated but still parsimonious[J]. Eur Heart J,2018,39(23):2183-2189.

[26]HADADI L,ȘERBAN R C,SCRIDON A,et al. Clinical risk scores predict procedural complications of primary percutaneous coronary intervention[J]. Anatol J Cardiol,2017,17(4):276-284.

[27] CAPODANNO D, CAGGEGI A, MIANO M, et al. Global risk classification and clinical SYNTAX (synergy between percutaneous coronary intervention with TAXUS and cardiac surgery) score in patients undergoing percutaneous or surgical left main revascularization[J]. JACC Cardiovasc Interv, 2011, 4 (3):287-297.

[28] 高国峰, 周林丽, 张冬, 等. ACEF 评分在中国经皮冠状动脉介入治疗患者中的预测价值研究[J]. 中国循环杂志, 2019, 34(11):1047-1054.

[29] SIMENTAL-MENDÍA L E, RODRÍGUEZ-MORÁN M, GUERRERO-RO-MERO F. The product of fasting glucose and triglycerides as surrogate for identifying insulin resistance in apparently healthy subjects[J]. Metab Syndr Relat Disord, 2008, 6(4):299-304.

[30] GUERRERO-ROMERO F, SIMENTAL-MENDÍA L E, GONZÁLEZ-ORTIZ M, et al. The product of triglycerides and glucose, a simple measure of insulin sensitivity. comparison with the euglycemic-hyperinsulinemic clamp[J]. J Clin Endocrinol Metab, 2010, 95(7):3347-3351.

[31] LUO E, WANG D, YAN G, et al. High triglyceride-glucose index is associated with poor prognosis in patients with acute ST-elevation myocardial infarction after percutaneous coronary intervention [J]. Cardiovasc Diabetol, 2019(1):150.

[32] BOUILLANNE O, MORINEAU G, DUPONT C, et al. Geriatric nutritional risk index: a new index for evaluating at-risk elderly medical patients[J]. Am J Clin Nutr, 2005, 82(4):777-783.

[33] MINAMI-TAKANO A, IWATA H, MIYOSAWA K, et al. A novel nutritional index serves as a useful prognostic indicator in cardiac critical patients requiring mechanical circulatory support[J]. Nutrients, 2019, 11(6):1420.

[34] ISHII H, TAKAHASHI H, ITO Y, et al. The association of ankle brachial index, protein - energy wasting, and inflammation status with cardiovascular mortality in patients on chronic hemodialysis[J]. Nutrients, 2017, 9(4):416.

[35] YOSHIDA R, ISHII H, MORISHIMA I, et al. Impact of nutritional and inflammation status on long-term bleeding in patients undergoing percutaneous coronary intervention with an oral anticoagulant [J]. J Atheroscler

Thromb,2019,26(8):728-737.

[36]ZHAO Q,ZHANG T,CHENG Y,et al. Impacts of Geriatric Nutritional Risk Index on prognosis of patients with non-ST-segment elevation acute coronary syndrome:results from an observational cohort study in China[J]. Nutr Metab Cardiovasc Dis,2020,30(10):1685-1696.

[37]GAGE B F,WATERMAN A D,SHANNON W,et al. Validation of clinical classification schemes for predicting stroke:results from the national registry of atrial fibrillation[J]. Jama,2001,285(22):2864-2870.

[38]NEEFS J,KLAMER T A,KRUL S P J,et al. Should every patient with atrial fibrillation and a CHA_2DS_2-VASc Score of 1 be anticoagulated? A systematic review of 37 030 patients[J]. Cardiol Rev,2019,27(5):249-255.

[39]ORVIN K,BENTAL T,ASSALI A,et al. Usefulness of the CHA_2DS_2-VASc score to predict adverse outcomes in patients having percutaneous coronary intervention[J]. Am J Cardiol,2016,117(9):1433-1438.

[40]CAPODANNO D,ROSSINI R,MUSUMECI G,et al. Predictive accuracy of CHA_2DS_2-VASc and has-bled scores in patients without atrial fibrillation undergoing percutaneous coronary intervention and discharged on dual antiplatelet therapy[J]. Int J Cardiol,2015,199:319-325.

[41]ASHER E,ABU-MUCH A,BRAGAZZI N L,et al. Chads2 and CHA_2DS_2-VASc Scores as predictors of platelet reactivity in acute coronary syndrome[J]. J Cardiol,2021,77(4):375-379.

[42]SUBHERWAL S,BACH R G,CHEN A Y,et al. Baseline risk of major bleeding in non-ST-segment-elevation myocardial infarction:the Crusade (can rapid risk stratification of unstable angina patients suppress adverse outcomes with early implementation of the ACC/AHA guidelines) bleeding score[J]. Circulation,2009,119(14):1873-1882.

[43]STEG P G,HUBER K,ANDREOTTI F,ct al. Bleeding in acute coronary syndromes and percutaneous coronary interventions:position paper by the working group on thrombosis of the European society of cardiology[J]. Eur Heart J,2011,32(15):1854-1864.

[44]NDREPEPA G,SCHUSTER T,HADAMITZKY M,et al. Validation of the bleeding academic research consortium definition of bleeding in patients with coro-

nary artery disease undergoing percutaneous coronary intervention[J]. Circulation,2012,125(11):1424-1431.

[45] CHEN H, POWER D, GIUSTINO G. Optimal duration of dual antiplatelet therapy after PCI: integrating procedural complexity, bleeding risk and the acuteness of clinical presentation[J]. Expert Rev Cardiovasc Ther, 2018 (10):735-748.

[46] PALMERINI T, STONE G W. Optimal duration of dual antiplatelet therapy after drug-eluting stent implantation: conceptual evolution based on emerging evidence[J]. Eur Heart J,2016,37(4):353-364.

[47] PALMERINI T, BRUNO A G, GILARD M, et al. Risk-benefit Profile of longer-than-1-year dual-antiplatelet therapy duration after drug-eluting stent implantation in relation to clinical presentation [J]. Circ Cardiovasc Interv,2019,12(3):e007541.

[48] ELMARIAH S, MAURI L, DOROS G, et al. Extended duration dual antiplatelet therapy and mortality: a systematic review and meta-analysis[J]. Lancet,2014,385(9970):792-798.

第四章

EuroSCORE 介绍及临床应用

外科手术是一种有效的治疗方式,在心血管领域,2019 年我国 724 家医院共开展心血管外科手术总量为 253 867 例,心血管外科手术总量依然保持持续增长,较 2018 年增加了 5.5%,增幅显著[1]。从 1938 年成功闭合动脉导管未闭和 blalock - taussig 分流术开始,发现和创新就是心脏外科的标志[2]。心脏外科在过去的几十年里经历了快速而非凡的发展。许多曾经被认为是实验性的手术现在已经成为常规,每年要进行数千次心脏直视手术。但是外科手术是有创治疗,有时候会不可避免地造成身体功能的恶化,甚至会造成某些重要器官的损伤,带来与手术目的相反的结果,心脏外科手术更是如此。例如,冠状动脉旁路移植术(CABG),自 20 世纪 80 年代初以来,每年进行的 CABG 的数量稳步增加[3],并且 CABG 的患者逐渐呈现年龄大、基础疾病多、病情重等趋势,且术后并发症(如心肌梗死、心绞痛、感染等)发生率较高,手术难度大。

技术无疑为心血管外科的实践提供了一个强有力的保障,使越来越多的原来因年龄或者病情限制未能接受手术的人能够接受手术治疗,若是不进行术前评估,住院死亡与并发症必然会越来越普遍,若情况持续则必然对整个行业产生不利影响。术前风险评分是风险评估、成本效益分析和治疗趋势研究的重要工具。风险评分已成为患者评估的重要工具,因为接受心脏手术的患者的年龄、心脏病的严重程度和合并症已大大增加。研究者已经开发出各种评分系统来预测成人心脏手术后的死亡率[4]。

自 20 世纪 60 年代起,发达国家的许多心脏中心陆续建立了各自的心脏外科风险评估系统,如 Parsonnet 评分系统、美国胸外科医师学会(Society of Thoracic Surgeons, STS)数据库系统、欧洲心脏手术风险评估系统

（EuroSCORE）、加拿大安大略省风险评分（Ontario Province Risk Score, OPR）、克里夫兰临床评分（Cleveland Clinic Score, CCS）等。20 世纪 90 年代后期，随着医学行业协会层面巨型数据库的建立，心脏外科风险评估系统的研究从单中心研究发展到多中心研究，病例数从几千例增长到几十万例[4-7]。

一、EuroSCORE 的内容

EuroSCORE 最初由一个跨国项目指导小组成立，其中包括许多欧洲心脏外科医师和对心脏手术风险领域感兴趣的生物学家（EuroSCORE 研究组包括 E. Baudet, J. Cortina, M. David, A. Faichney, F. Gabrielle, E. Gams, E. Gauducheau, A. Harjula, M. T. Jones, P. Michel, S. A. M. Nashef, P. Pinna Pintor, F. Roques, R. Salamon, L. Thulin, C. de Vincentiis）。1995 年 9 ~ 11 月，EuroSCORE 在 8 个欧洲国家的 128 个手术中心收集了 19 030 例在体外循环下接受心脏手术的成人患者的危险因素和死亡率的信息。并根据可信度、客观性、可靠性和普遍性选择并定义了 68 个术前危险因素和 29 个术中危险因素（表 4-1 ~ 表 4-4）。死亡定义为在手术后 30 d 内或同一次住院中死亡。

表 4-1　术前一般危险因素

变量	定义
高血压病史	患者认为他或她已诊断为高血压
糖尿病	分为饮食控制、口服药物或胰岛素治疗
间歇性跛行*	有症状
颈动脉疾病（单侧或双侧）*	颈动脉闭塞或狭窄>50%
曾做过血管手术*	腹主动脉、四肢动脉或颈动脉曾做过手术
未来将会做的手术*	已经计划进行的腹主动脉手术，用于四肢动脉血管或颈动脉
慢性肾衰竭	分为有透析与无透析
慢性肺病	长期使用支气管扩张药或类固醇

注：*心外动脉病变定义为存在这 4 种风险中的 1 种或多种。

表 4-2　术前心脏危险因素

变量	定义
曾行心脏手术（1、2 或更多）	以前做过需要打开心包的心脏手术,但不包括当前住院期间的手术
慢性充血性心力衰竭	慢性或发作性周围性水肿,胸腔积液或肝大
休息时慢性心脏相关呼吸困难	NYHA 分级 4 级
房颤	—
射血分数	心脏超声:每搏输出量占心室舒张末期容积量的百分比
超声心动图缩短率	—
左心室舒张末期压力	—
左室动脉瘤	手术或非手术
起搏器	手术时已安装永久性起搏器

注:NYHA=美国纽约心脏病学会。

表 4-3　术前危急情况

变量	定义
室性心动过速或颤动	术前有无室性心动过速、心悸或中止性猝死病史
心脏按压	术前
插管	术前的紧急情况,需要在到达手术室之前进行插管和通气
主动脉内球囊反搏	到达手术室时已经带有主动脉内球囊反搏或心脏辅助设备
静脉正性肌力药物支持	术前
尿量<10 mL/h	术前

表 4-4　术前罕见的一般情况

变量	定义
免疫抑制	长期免疫抑制治疗
神经功能障碍	手术中存在恶性肿瘤
活动性肿瘤	术前的紧急情况，需要在到达手术室之前进行插管
活动性艾滋病	排除仅人类免疫缺陷病毒阳性
患者拒绝血液制品	—

　　该项目最终有 8 个欧洲国家的 132 个中心参与,总共为 20 014 例患者提供了治疗。最终通过多变量分析确定了许多与手术死亡率相关的危险因素[8]。Additive EuroSCORE 简单、易于使用、无须专用设备即可在床头工作。研发者甚至推出了网络在线版、Excel 版、Access 版、掌上电脑版甚至手机版。使用者只要回答"是"与"否"就可以根据分值预测手术死亡率,成为一个真正简便快捷的"床边工具"[8-10]。而在随后的应用中,研究者发现由于其累加特性,在某些非常高风险的人群中,它往往会低估风险。Additive EuroSCORE 性能通常高估了较低 EuroSCORE(<6 分)的死亡率,而低估了较高 EuroSCORE(>13 分)的死亡率。对于使用不同案例组合进行操作的外科医师和医院来说,此操作可能会造成严重的错误[11]。因此对于特定的患者,可使用对数回归方法构成 EuroSCORE 对数模型(Logistic EuroSCORE)进行校正,Logistic EuroSCORE 更适用于极高风险患者的个体风险预测,并将促进对风险领域的进一步复杂研究[12]。Additive 模型是整数化的 OR,其优点为使用方便、便于记忆。Logistic 模型是根据 Logistic 回归通过函数计算心脏事件的发生概率,其缺点为运算复杂[13]。Logistic 模型比较复杂,常需要计算机辅助完成,因此临床应用不广泛。随着近年来 EuroSCORE 的广泛应用,学者不断发现 Logistic 模型优于 Additive 模型,与 Logistic 模型比较,Additive 模型大大低估了高危患者的风险[14-17]。有研究者建议,在所有的该类研究中均应用 Logistic 模型,而放弃 Additive 模型[18]。

　　EuroSCORE 评分在应用的过程中,应当注意国家之间的流行病学差异。在欧洲不同国家,进行冠状动脉手术的患者的特征和风险状况可能有所不同,并且手术策略和决策方面也可能存在差异。因此利用 EuroSCORE 数据

库,以确定是否存在这些差异并量化其程度[19]。1995 年 9 ~ 11 月,在
EuroSCORE 项目的 6 个最大贡献国(包括德国、英国、西班牙、芬兰、法国和
意大利)中有 11 731 例 CABG 患者,用卡方检验和 Kruskal – Wallis 检验对患
者的一般状况进行比较,包括术前危险因素、心脏状况、危急的术前状况、罕
见情况、手术急迫性、心绞痛状况、冠状动脉病变、手术和 EuroSCORE 风险评
估。大量的国家样本(从 984 例芬兰患者到 3138 例德国患者)在流行病学、
风险概况和手术实践方面发现了显著差异。在流行病学方面,CABG 占成人
心脏手术的 62.8%,范围从西班牙的 46.2% 到芬兰的 77.7%($P = 0.001$)。
平均年龄为 62.9 岁(英国为 61.4 岁,法国为 64.4 岁, $P = 0.001$)。平均体
重指数为 26.8 kg/m²(法国为 26 kg/m²,芬兰为 27.5 kg/m², $P = 0.001$)。在
风险方面,糖尿病患者占 20.3%(英国为 11.8%,西班牙为 27.7%, $P = 0.001$)。慢性肾衰竭的发生率为 8.3%(德国为 6.8%,西班牙为 10.6%,
$P = 0.001$)。慢性气道疾病发生率为 3.8%(意大利为 1.9%,德国为
5.1%, $P = 0.001$)。平均心脏射血分数为 56%(英国为 48%,芬兰为
58%, $P = 0.001$)。平均预测死亡率(根据 EuroSCORE)为 3.3%(芬兰为
2.8%,法国为 3.6%, $P = 0.001$)。慢性充血性心力衰竭、不稳定型心绞痛和
最近的心肌梗死的患病率也显示出统计学上的显著差异。对于某些关键的
术前状态(如术前立即进行心脏按压和术前插管)或导管实验室并发症的手
术,均未发现差异。在外科手术方面,术前使用主动脉内球囊有显著差异
(平均 1%,芬兰为 0,西班牙为 2.3%, $P = 0.001$),使用的动脉导管数量(平
均 0.9,西班牙为 0.7,法国为 1.1, $P = 0.0001$)和远端吻合的数量(平均 3,法
国为 2.7,芬兰为 3.8, $P = 0.001$)亦有显著差异。EuroSCORE 数据库在全国
CABG 患者队列中存在重要的流行病学差异。该结果表明,在欧洲国家
中,冠心病患者的风险概况及冠状动脉外科手术对各国心脏外科手术工作
量的贡献程度存在重大差异。无论差异的原因是什么,很明显欧洲的患者
风险状况和手术策略存在显著差异。因此,仅通过计算手术死亡率来评估
欧洲心脏手术的护理质量是不够的。该研究的一个限制是 EuroSCORE 项目
中心招聘的患者是自愿性质。这种自我选择可能会导致患者对那些支持公
开审计和评估的中心(也就是结果可能更经得起严密审查的中心)的偏见。
项目组织者提供的患者、外科医师和中心机密性的部分解决了这一限制。
该研究表明,如果没有根据病例组合进行风险调整,欧洲手术死亡率的国际
比较是没有意义的。使用与欧洲心脏手术兼容的适当风险分层系统将允许

对手术护理质量进行更好的比较和更有意义的评估,前提是该系统适用于各个欧洲国家并具有良好的区分能力。需要进一步分析以确定 EuroSCORE 是否满足这些要求。

目前存在多个心脏外科风险评分系统,所有这些评分系统均基于患者衍生的数据,如年龄、性别、合并症等,但评分的设计和有效性仍然存在很大差异[20]。相比以往的心脏外科风险评估系统,EuroSCORE 应用简便且预测准确性高,2007 年欧洲心脏病学会(European Society of Cardiology,ESC)指南中,EuroSCORE 被推荐为临床评估心血管病发病风险的首选方法[21]。

然而在随后几年的应用当中,来自世界各地的数位医师表明,由于技术的提高,心脏手术的结果已得到显著改善,该模型高估了风险,且风险调整后的死亡率持续降低,现在可能无法对当前的心脏手术进行适当的模型校准。因此 2012 年在第 26 届欧洲心胸外科协会年会(European Association for Cardio-Thoracic Surgery,EACTS)会议上发布了最新版本 EuroSCORE Ⅱ。该数据库收集了来自世界各地 43 个国家 154 家医院的 2010 年 5 ~ 7 月 22 381 例行心血管手术患者的数据信息。就新的评分系统来说,从 60 岁开始,年龄仍然是死亡率的重要预测指标,但与 1995 年比较,其影响有所降低,单因素分析中的 β 系数从 0.0600 下降至 0.0486。对于心绞痛,只有加拿大心血管病学会(Canadian Cardiovascular Society,CCS)分级 4 级与不良预后相关,而 NYHA 分级增加则风险增加。因此,最终决定将 NYHA 分级 Ⅱ、Ⅲ、Ⅳ级纳入模型,但仅将心绞痛 CCS 分级 4 级纳入模型。这样做的优点是既可以替换过时的不稳定型心绞痛定义,又可以考虑充血性心力衰竭,后者是原始模型中的重要危险因素,由于与其他危险因素共线性而被排除。与旧模型比较,新模型新增了胰岛素依赖型糖尿病,胰岛素依赖型糖尿病与死亡率有关。口服治疗的糖尿病较少,实际上饮食控制的糖尿病患者比非糖尿病患者具有更好的预后。旧模型的血肌酐值在新模型中被定义为由 Cockcroft-Gault 公式计算的血肌酐清除率,新模型认为血肌酐清除率能更好地预测死亡率。在旧模型中,肺动脉的收缩压被视为二分变量。我们发现,肺动脉收缩压从 30 mmHg 升高到 55 mmHg,然后达到平稳状态。因此,肺动脉高压可分为两类:一类是肺动脉收缩压在 30 ~ 55 mmHg,另一类是肺动脉收缩压在 56 mmHg 及以上。最后,胸主动脉手术仍与较高的死亡率相关,因此是风险模型的特征,但是梗死后室间隔破裂仅在数据库中出现两次,无死亡。因此,消除了该风险因素。

二、EuroSCORE 的临床应用

设计 EuroSCORE 的最初目标是预测心脏外科手术的早期死亡率,设计者将评分系统应用于 3 个风险组,低风险组(EuroSCORE 1~2 分)有 4529 例患者,其中 36 例(0.8%)死亡,观察到的死亡率是 0.56%~1.10%,预测值是 1.27%~1.29%。中风险组(EuroSCORE 3~5 分)有 5977 例患者,其中 182 例(3%)死亡,观察到的死亡率是 2.62%~3.51%,预测值是 2.90%~2.94%。高风险组(EuroSCORE ≥ 6 分)有 4293 例患者,其中 480 例(11.2%)死亡,观察到的死亡率是 10.25%~12.16%,预测值是 10.93%~11.54%。总体而言,在 14 799 例患者中有 698 例(4.7%)死亡,观察到的死亡率是 4.37%~5.06%,预测值是 4.72%~4.95%[22]。EuroSCORE 是一个简单、客观、最新的评估心脏手术的系统,完全基于欧洲心脏手术史上最大、最完整、最准确的数据库之一。随后的多项研究也验证了该评分系统的准确性[23-24]。

(一)在非体外循环冠状动脉旁路移植术中的作用

使用 EuroSCORE 对自 2000 年开始进行"常规"非体外循环手术的连续非体外循环 CABG 患者进行分层。评估术后死亡率、发病率和恢复的发生率,并将其与 1991—1998 年进行的常规 CABG 在体外循环常规操作的体外循环程序的历史队列进行比较[25]。非体外循环组有 1318 例患者,体外循环组有 1162 例患者。结果发现非体外循环的 EuroSCORE 明显高于体外循环组的 EuroSCORE。在体外循环组和非体外循环组中,死亡率、主要并发症的总发生率及心力衰竭、肾衰竭、恢复时间 3 个参数与 EuroSCORE 密切相关;然而,EuroSCORE 模型的判别力在体外循环组中始终优于非体外循环组。仅在体外循环组中,脑卒中与 EuroSCORE 相关。肺炎、纵隔炎术后心肌梗死或纵隔炎与两组的 EuroSCORE 均无相关性。与体外循环组比较,非体外循环组术后主要并发症明显减少,术后恢复时间明显缩短。结论:在非体外循环 CABG 中,EuroSCORE 可以预测死亡率、某些主要术后并发症和术后恢复,但不如体外循环 CABG 中预测得好。这表明非体外循环技术似乎可以改变 CABG 患者的风险分层。

（二）对冠状动脉旁路移植术的预测价值

尽管介入心脏病学逐渐成为大势，但 CABG 仍然是心脏外科手术单元中最常见的外科手术方法。在几十年里，使用心肺旁路（CPB）的常规 CABG 被视为治疗缺血性心脏病的金标准。而 1995 年 9 ~ 11 月，在 EuroSCORE 项目的 6 个最大贡献国中，有 11 731 例患有 CABG 的患者，CABG 占成人心脏手术的 62.8%，因此 EuroSCORE 对于评价 CABG 来说更精准。

除了评价短期死亡率外，EuroSCORE 还有预测术后 12 年生存率的能力[26]。该研究计算了 917 例行 CABG 的患者的 EuroSCORE。中位随访时间为 11.7 年。结果显示，在 912 例手术幸存者中，根据 EuroSCORE 的五分位数得出的 10 年生存率分别为 87.9%、83.9%、85.2%、76.0% 和 51.3%（$P < 0.0001$）。根据逻辑 EuroSCORE 的五分位数划分的 10 年生存率分别为 87.9%、85.4%、86.5%、76.9% 和 58.9%（$P < 0.0001$）。因此可以认定 EuroSCORE 评分是 CABG 术后早期和晚期结果的预测指标。

除了预测 CABG 的院内死亡率外，EuroSCORE 能否预测 CABG 术后的住院时间和具体的术后并发症，一些学者也给出了答案[27]。该研究前瞻性收集 3760 例连续 CABG 患者的数据。EuroSCORE 模型用于预测院内死亡率、住院时间延长（> 12 d）和主要术后并发症。结果显示，院内死亡率为 2.7%，并且 13.7% 的患者患有 1 种或多种主要并发症。EuroSCORE 在预测肾衰竭方面具有很好的区分能力（$C = 0.80$）；在预测院内死亡率（$C = 0.75$）、败血症和（或）心内膜炎（$C = 0.72$）及长期住院（$C = 0.71$）方面，标准和逻辑 EuroSCORE 的区分能力无差异。标准 EuroSCORE 除预测术后住院时间外，在预测这些结局方面显示出良好的校准能力（Hosmer-Lemeshow 拟合优度检验，$P > 0.05$），而逻辑 EuroSCORE 仅在预测肾衰竭时显示出良好的校正。因此 EuroSCORE 不仅可以用来预测最初设计的院内死亡率，而且可以预测住院时间的延长和 CABG 后肾衰竭、败血症和（或）心内膜炎等特定的术后并发症。而另外一些学者研究了接受 CABG 的患者的结局，以评估其术后并发症与 EuroSCORE 之间的关系[28]。该研究显示，术后死亡率，主要并发症，心力衰竭、肾衰竭、术后肺炎的发生率，脑卒中和纵隔炎与 EuroSCORE 呈正相关。插管时间、重症监护病房（ICU）停留时间和术后停留时间也与 EuroSCORE 呈正相关。术后出血或心肌梗死与 EuroSCORE 无关。

除了对于 CABG 的预测性，有些学者也用 EuroSCORE 对比了 CABG 与非体外循环冠状动脉旁路移植术（off-pump coronary artery bypass grafting，OPCABG）的死亡率和发病率[29]。该研究纳入 2003 年 1 月—2004 年 12 月在惠灵顿医院接受 CABG 的所有连续患者。在此期间，有 347 例行常规CABG，有 254 例行 OPCABG。计算每位患者的术前 Additive EuroSCORE，并将患者分为 3 个风险组。在 EuroSCORE 组的基础上比较了 OPCABG 和常规CABG 的结果。结果显示，OPCABG 最好在低危患者中进行。OPCABG 组每例患者的移植物数量较少。经风险评分调整后，3 组中的任何一组的死亡率均无统计学差异。3 组中，脑卒中、肾功能不全、房颤、再次探查出血、胸骨深部伤口感染或肺部并发症均无显著差异。然而，OPCABG 组的肌力需求和血液制品需求较少。这就说明就死亡率和发病率而言，OPCABG 与常规CABG 比较没有任何明显的优势。

（三）对心脏瓣膜手术的预测价值

心脏瓣膜手术通常是改善严重瓣膜性心脏病患者长期生存的唯一途径。但是它与严重的术后并发症（包括死亡）风险相关。风险评估在心肌外科血运重建中的可靠性相对较高，但是在 EuroSCORE 的模型中，近 70% 患者都是 CABG 患者，因此该评分预测的心脏瓣膜手术患者死亡率与实际死亡率之间是否存在差异仍需研究。

Duchnowski 等[30]进行的研究就讨论了接受主动脉瓣膜置换术治疗主动脉瓣狭窄的患者中的表现。该研究对一组接受血液动力学改变的主动脉瓣狭窄的患者进行了选择性瓣膜置换手术。计算每位患者使用 EuroSCORE Ⅱ预测的手术风险。主要终点和次要终点分别是 30 d 和 1 年死亡率。结果显示，30 d 观察的实际死亡率为 3.0%，而使用 EuroSCORE Ⅱ预测的死亡率为2.9%。用 EuroSCORE Ⅱ评分显示出令人满意的判别和校准，可预测主动脉瓣置换患者 30 d 和 1 年的死亡率。

在德国，它是对主动脉瓣置换治疗的严重症状性主动脉瓣狭窄（aortic stenosis，AS）患者进行术前评估的最广泛使用的工具之一。因此在德国也进行了相应的研究[31]，该研究分析了 2008—2016 年收集的来自单中心观察性经导管主动脉植入术患者登记处的数据。将患者按 LogEuroSCORE（≥20%或<20%）进行分层并比较。采用 Logistic 回归分析以确定 1 年死亡率的预测因子，该分析用于为每位患者生成计算的（"实际"）风险值。一共纳入1679 例患者，与 LogEuroSCORE≥20% 的患者比较，LogEuroSCORE<20% 的患

者更年轻(80.1 岁 vs. 81.6 岁;$P<0.001$),合并症更少,经股动脉入路术式更常见(35.6% vs. 26.1%;$P<0.001$)。但 LogEuroSCORE<20% 的患者血管并发症(3.4% vs. 1.5%;$P=0.010$)的发生率更高。LogEuroSCORE<20% 组的患者 1 年生存率为 88.3%,明显高于 LogEuroSCORE $\geqslant$ 20% 的患者(81.8%,$P=0.005$),仅 12.9% 的患者死亡风险在 LogEuroSCORE 的 20% 之内。在 LogEuroSCORE<20% 组中,仅冠状动脉疾病可显著预测 1 年死亡率[$OR=2.408$,95% CI(1.361,4.262),$P=0.003$]。

(四)评估术后住院时间与术后特定并发症

EuroSCORE 很好地评估了手术风险并预测了院内死亡率,那 EuroSCORE 能否预测心脏手术后的住院时间和具体的术后并发症?有一些学者也做了研究[32]。该研究前瞻性收集了 5051 例连续患者(74.4%)、CABG 患者(11.1%)、瓣膜手术患者(12.0%)和胸主动脉手术患者(2.5%)的数据,使用 EuroSCORE 模型(标准和逻辑模型)预测院内死亡率,3 个月死亡率,住院时间延长(>12 d)和严重的术后并发症(包括术中脑卒中、脑卒中超过 24 h、术后心肌梗死、胸骨深部伤口感染、出血、败血症和(或)心内膜炎、胃肠道并发症、肾衰竭和呼吸衰竭)。结果显示医院内死亡率为 3.9%,16.1% 的患者患有一种或多种主要并发症。标准 EuroSCORE 在预测院内死亡率($C=0.76$,Hosmer-Lemeshow 拟合优度检验,$P=0.449$)和术后肾衰竭($C=0.79$,Hosmer-Lemeshow 拟合优度检验,$P=0.089$)方面显示出很好的区分能力和良好的校准,以及很好的区分败血症和(或)心内膜炎的能力($C=0.74$,Hosmer-Lemeshow 拟合优度检验,$P=0.653$)。但是在预测 3 个月死亡率($C=0.73$,Hosmer-Lemeshow 拟合优度检验,$P=0.097$)、住院时间延长($C=0.71$,Hosmer-Lemeshow 拟合优度检验,$P=0.051$)和呼吸衰竭($C=0.71$,Hosmer-Lemeshow 拟合优度检验,$P=0.714$)方面,标准和逻辑 EuroSCORE 的能力没有差异。然而,除了败血症和(或)心内膜炎(Hosmer-Lemeshow 拟合优度检验,$P=0.078$)外,EuroSCORE 对其他事件预测的校准能力较差(Hosmer-Lemeshow 拟合优度检验,$P>0.05$)。EuroSCORE 无法预测其他主要并发症,如术中脑卒中、脑卒中超过 24 h、术后心肌梗死、胸骨深部伤口感染、胃肠道并发症及出血。因此 EuroSCORE 不仅可以用来预测最初设计的院内死亡率,还可以预测 3 个月的死亡率、住院时间延长,以及特定的术后并发症,如肾衰竭、败血症和(或)心内膜炎和呼吸衰竭。

（五）预测心脏手术的费用

除了预测各种疾病的死亡率、住院时间、并发症等,研究者还致力于开发 EuroSCORE 在不同方面的作用。因此有些研究者为了确定 EuroSCORE 是否能预测 ICU 的住院时间和心脏直视手术的费用,展开了研究[33]。该研究前瞻性收集了 1999—2002 年在瑞典隆德大学医院接受心脏手术的所有成年患者的数据。计算每个患者的手术、ICU 和病房费用(不包括移植病例和术中死亡的患者)。最终结果显示,该研究的 3404 例患者手术的平均费用为 7300 美元,ICU 费用为 3746 美元,病房费用为 3500 美元。总成本与 EuroSCORE 显著相关,相关系数(r)为 0.47($P<0.0001$);手术费用的相关系数为 0.31,ICU 费用的相关系数为 0.46,病房费用的相关系数为 0.11。EuroSCORE 预测在 ICU 停留 2 d 以上的 Hosmer–Lemeshow 拟合优度检验 P 值为 0.40,表明准确性很高。如果 EuroSCORE 为 14 分或以上,在 ICU 停留超过 2 d 的可能性超过 50%。这意味着可以用 Additive EuroSCORE 来预测 ICU 费用及在 ICU 停留超过 2 d 以上的时间。本研究的目的是评估术前风险分层模型 EuroSCORE 是否可以预测心脏直视手术中的不同成本因素。结果表明,EuroSCORE 算法与 ICU 停留时间和费用相关。风险算法中包括的 18 个变量中有 15 个与心脏直视手术的总费用显著相关。最接近的关联是 EuroSCORE 与 ICU 费用之间的关系。EuroSCORE 算法还显示出 ICU 停留超过 1 d 的良好预测能力(准确性),甚至对 ICU 停留超过 2 d 的预测能力(准确性)更高。根据我们的经验,在 ICU 停留超过 2 d 的患者可能会在那里停留很长时间。正如其他作者一样,由于临床上更重要,因此我们选择将额外分析的重点放在超过 2 d 的 ICU 停留时间。我们的研究结果还表明,停留超过 2 d 的准确性和辨别力会更好。正如先前在死亡率研究中报道的那样,在较高的风险评分下,EuroSCORE 的预测性能要低于较低的评分。这些高风险评分组中较少的患者人数可能有助于这一发现,但也可能反映了风险评分算法的弱点。实际上,EuroSCORE 的开发是为了预测死亡率,而不是预测 ICU 费用或停留时间。我们研究与其他研究一样,对单个患者的预测价值有限,但如果将患者分组为危险队列,则可以看到极好的相关性。在 ICU 停留超过 2 d 的患者总数的预测准确性与患者所属的风险队列无关。这表明对于在一定时间段(如 1 周)内接受手术的患者群体而言,使用 EuroSCORE 进行术前 ICU 停留时间预测是可能的,因此可用于临床实践。

在本研究中,ICU 中 EuroSCORE 与资源需求之间的相关性最强。术前风险评分高的患者预计需要更多的 ICU 护理和支持。ICU 中的资源利用主要取决于患者的医疗状况,而许多其他因素可能会影响常规病房的出院时间。早期的研究表明,术前风险变量可用于预测心脏手术的费用。克里夫兰(Cleveland)风险评分的增加已被证明与总成本的增加和术后 ICU 停留时间的延长相关,而 CABDEAL 风险算法也显示了相似的结果。Riordan 及其同事发现,将风险人群进行分组会导致胸外科医师协会的风险算法与总费用之间存在相关性,但对于单个患者而言,预测准确性很差。这些研究发现的关系仅是风险算法与 CABG 患者总费用之间的关系。

(六)预测心脏手术后中期生存率

在心脏外科手术中,人们长期以来一直认为 30 d 死亡率是护理质量的评价指标。尽管在很大程度上是正确的,但生活质量和长期生存同样重要。这两个终点不仅与手术质量有关,而且与现有患者合并症有关。风险分层将告知患者和临床医师一组拟议手术具有相似风险特征的患者可能死亡的风险。该信息是有用的,并且应该构成进行手术的基础。但是患者在同意过程中的期望通常不仅仅是医院活着的机会。因此有学者研究了EuroSCORE 是否可以预测心脏手术后的中期生存率[34]。该研究收集了为期 6 年的所有接受心脏手术的患者的前瞻性数据。并确定了心脏手术后的全因死亡率。将患者分为全体、CABG、孤立主动脉瓣置换术(AVR)、孤立二尖瓣修复和置换术(MVR)及 AVR/MVR 和 CABG 的组合。结果显示EuroSCORE 可用于预测接受心脏手术的患者的中期生存率。对于接受单独的 MVR 的患者来说,它是一个很好的预测工具,而对于接受其余手术的患者,它是一个公平的工具。

(七)预测心脏手术后长期生存指标

根据术前风险评估心脏手术后的长期结果,对于提高护理的连续性和为心脏术后患者适当规划资源分配也很重要。EuroSCORE 对于短期及中期的死亡率预测作用已经被证实,一些研究者对 EuroSCORE 是否是心脏手术后导致死亡或住院的心血管事件长期风险的有用预测因子展开了研究[34]。该研究纳入了 2000 年 1 月—2002 年 8 月住院并接受心脏手术的所有成年患者($n = 1230$)。调查显示患者平均年龄为 65 岁,32% 为女性。手术类型为单纯 CABG 62%,瓣膜手术 23%,胸主动脉手术 4%,联合或其他手术 11%。平均 EuroSCORE 评分为 4.53 分;366 人属于低风险组(0~2 分),442 人属于中风险组(3~5 分),288 人属于高风险组(6~8 分),134 人属于高风险组(≥9 分)。中位随访时间为 20 个月[四分位数(12,29)个月],平均随访时间为 20 个月(标准差为 9 个月)。1196 例出院患者中有 44 例(3.7%)因任何原因而死亡(表 4-5)。在研究结束时,227 例患者达到了心血管事件死亡或住院的综合终点,969 例患者存活且无事件发生。最终结果显示,在 1196 例术后存活出院的患者中,EuroSCORE 是所有原因死亡率的唯一最佳独立预测因子。死亡风险随着 EuroSCORE 评分的增加而持续增加。也有研究者做了相关研究。他们回顾了 1992 年 1 月—2002 年 3 月 CABG 患者($n =$ 3760)的病历,并根据 EuroSCORE 标准(研究 A)和逻辑研究(研究 B)计算了其预计的手术风险。他们的研究同样得出标准或矫正 EuroSCORE 计算的 CABG 患者的手术风险预测值,除了可以预测最初设计的手术生存率以外,还可以作为长期生存的有力预测指标的结论。

表 4-5　接受心脏直视手术的成年患者手术死亡率的决定因素

变量	OR 值	标准误	P 值
年龄	1.1	0.007	0.001
性别	1.4	0.128	0.001
血清肌酐>200 μmol/L	1.9	0.256	0.001
心外动脉病	1.9	0.376	0.006
肺病	1.6	0.284	0.001
神经功能障碍	2.3	0.584	0.001
既往心脏手术史	2.6	0.324	0.001
既往心肌梗死史	1.6	0.208	0.001
LVEF 30%~50%	1.5	0.138	0.001
LVEF<30%	2.5	0.340	0.001
慢性充血性心力衰竭	1.5	0.179	0.001
肺动脉收缩压>60 mmHg	2	0.423	0.001
活动性心内膜炎	2.5	0.678	0.001
不稳定型心绞痛	1.5	0.202	0.001

变量	OR 值	标准误	P 值
急诊手术	1.6	0.173	0.001
急诊操作	2.8	0.440	0.001
术前危机状态	2.2	0.319	0.001
室间隔破裂	3.8	1.735	0.002
非冠状动脉手术	1.6	0.170	0.001
胸主动脉手术	3.2	0.650	0.001

三、EuroSCORE 与其他指标联合对预测能力的提升

EuroSCORE 因其方便、简单、易操作等原因,成为临床实践中普遍使用的风险评估系统之一。心脏手术因手术对象的特殊、手术环节的复杂性及手术技术的高要求性,围手术期死亡率较高。因此,心脏外科医师更加重视手术风险预测的问题。如何提高 EuroSCORE 的准确度也成了研究的热点。

CABG 是一种特殊的心肌血运重建术,适用于术前不同程度遭受心肌缺血损伤的患者。心肌标志物如心肌肌钙蛋白 T,可以特异和准确地反映心肌损伤的情况。但是 EuroSCORE Ⅱ 不包括心肌标志物。因此,有些研究者认为将 EuroSCORE 与心肌肌钙蛋白 T 结合起来会提高对于患者的预测能力。

Li 等[35]研究了 EuroSCORE Ⅱ 与心肌肌钙蛋白 T 集成对接受离体非体外循环冠状动脉旁路移植术(OPCABG)的患者的预测能力。该研究包括 1887 例患者,均首次接受了单独的 OPCABG。每个患者在手术前 48 h 内均检测心肌肌钙蛋白 T。根据心肌肌钙蛋白 T 水平将患者分为 4 个阶段。通过 Logistic 回归,以 EuroSCORE Ⅱ 和心肌损伤分类为协变量,创建了新的风险评估系统。结果显示,住院死亡 43 例,死亡率为 2.30%(43/1887)。Logistic 回归分析表明,术前心肌损伤分类是总体队列[$OR = 1.491, 95\% CI$(1.049, 2.119)]和亚组[$OR = 1.761, 95\% CI$(1.102, 2.814)]院内死亡率的重要危险因素(表 4-6)。新的风险评估系统在总体队列和亚组方面均具有比 EuroSCORE Ⅱ 更高的校准和判别能力。尤其是新系统在急性心肌梗死的辨别力方面具有明显优势。

表 4-6 Additive EuroSCORE 风险因素、分值及系数

风险因素		定义	得分
患者相关因素	年龄	>60 岁,每增加 5 岁加 1 分	1
	性别	女性	1
	慢性肺病	长期使用支气管扩张药和类固醇治疗肺病	1
	心外动脉病变	跛行,颈动脉闭塞或狭窄>50%,之前有过或即将进行的对腹主动脉、四肢动脉、颈动脉疾病的支架植入术	2
	神经功能障碍	严重影响活动或日常功能的疾病	2
	既往心脏手术史	既往做过需要打开心包的手术	3
	血清肌酐	术前>200 mmol/L	2
	活动性心内膜炎	围手术期须使用抗生素	3
	术前危急状态	以下任何一项或多项:室性心动过速、心室颤动、猝死,术前心脏按压,到达麻醉室前进行术前通气,术前正性肌力支持,主动脉内球囊反搏或术前急性肾衰竭(无尿性尿少,尿量<10 mL/h)	3
心脏相关因素	不稳定型心绞痛	休息心绞痛,需要静脉注射硝酸盐直到到达麻醉室	3
	左室功能不全	中度(LVEF 30%～50%)	1
		重度(LVEF<30%)	2
	最近心肌梗死	90 d 内发生过心肌梗死	2
	肺动脉高压	肺动脉收缩压>60 mm Hg	2
手术相关因素	急诊手术	在下一个工作日前进行转诊	2
	CABG 合并其他心脏手术	除行 CABG 外,还需同期行其他心脏手术	2
	胸主动脉手术	升主动脉、主动脉弓或降主动脉手术	3
	室间隔穿孔	心肌梗死后室间隔穿孔	4

四、EuroSCORE 在中国的应用

风险预测在外科手术决策、术前患者教育和同意及质量保证措施中起着重要作用。尽管不了解中国冠状动脉外科手术患者的危险状况，但粗死亡率在中国通常被用作危险指标，尽管它通常与术前危险因素无关。EuroSCORE 旨在预测欧洲心脏外科手术患者的 30 d 死亡率，由于中国缺乏本地风险预测模型，EuroSCORE 于 2000 年被引入中国。虽然它是使用最广泛的风险预测算法，然而却从未有人在代表中国当代心脏外科手术的患者人群中对其进行过验证。因此，对于中国的风险预测，EuroSCORE 模型是否合适始终存在疑问。

为了探讨 EuroSCORE 对体外循环心脏手术的风险预测效果，陈炬等[36]应用 EuroSCORE 对中山大学附属医院 2004 年 8 月—2005 年 5 月接受体外循环心脏手术的 46 例患者做术前评分，分析评分与术后恶性事件及 ICU 停留时间的相关性。结果显示，EuroSCORE 评分与术后恶性事件呈正相关（$r=0.483$，$P=0.001$；$AUC=0.817$，$P=0.002$）；EuroSCORE 评分与术后 ICU 停留时间呈正相关（$r=0.512$，$P<0.001$）。该结果证明，EuroSCORE 术前评价系统在总体上能够较好地评估心脏手术后发生恶性事件的风险及术后 ICU 停留时间。

2019 年我国 CABG 有 46 232 例，较 2018 年增加 1154 例（增幅 2.6%）。为了研究 EuroSCORE 在 CABG 中的应用价值，中国医学科学院阜外医院应用 EuroSCORE 率先开展了 CABG 多中心回顾性注册研究[37]。该研究于 2006 年为多中心的接受 CABG 患者的数据库，其名称为中国 CABG 注册研究。着手进行这项研究是为了建立中国成人 CABG 的风险分层和结果评估，并为将来提供潜在的临床研究工具。中国 CABG 注册研究是一项国家多中心项目。其指导小组的成员包括中国医学科学院阜外医院的许多心脏外科医师和流行病学家。2004 年 1 月—2005 年 12 月，该医院从 15 个省的 35 个心脏外科中心招募了 9248 例连续 CABG 患者，涉及 202 位外科医师。考虑了著名的 EuroSCORE 模型的特征及其应用，注册表包含患者人口统计学、术前危险因素、手术细节、术后医院病历及发病率和死亡率的详细信息。

中国 CABG 注册研究于 2006 年 10 月开始，至 2007 年 4 月结束，费用约 2 万美元。来自 15 个省的 35 个心脏外科中心参与了该项目，在研究期

间,共有 9290 例患者接受了 CABG。按照上述错误检查程序,从研究中剔除了 42 例患者,剩下 9248 例患者需要分析。结果显示,在该研究中,死亡定义为在手术当天至出院当天之间发生的任何医院内死亡。在整个 9248 例患者中,有 302 例死亡,总死亡率为 3.27%。在 8120 例患者的孤立 CABG 亚组中,有 180 例死亡,死亡率为 2.22%。EuroSCORE 模型预测的死亡率为 5.51%,这意味着需要对 EuroSCORE 附加系数进行 0.59 的校正,才能准确反映中国人群的手术风险。在 8120 例患者的孤立 CABG 亚组中,有 180 例死亡,死亡率为 2.22%。EuroSCORE 模型预测的死亡率为 4.21%,这意味着 EuroSCORE 需要校准 0.53 倍。使用受试者操作特征(ROC)曲线下面积(AUC)评估 EuroSCORE 对死亡率预测的区分能力,这表明逻辑 EuroSCORE 性能的区分能力是可以接受的,但不是很令人满意,整个队列的 AUC 为 0.72,孤立的 CABG 子集的 AUC 为 0.71。这些结果表明,CABG 在中国人群中是安全有效的,并且短期效果令人满意,这表明当代中国的心脏外科中心表现良好。这项来自 35 个中国心脏外科中心的 9248 例患者的研究还表明,EuroSCORE 不能准确预测这一组中国患者的预后。因此,目前在中国,应谨慎使用 EuroSCORE 进行风险调整或风险预测。需要创建一个新模型来准确预测中国 CABG 患者的预后。

为评估 EuroSCORE 能否有效预测中国人心脏瓣膜手术后 ICU 停留时间延长、死亡及主要并发症的发生,首都医科大学附属北京安贞医院心脏外科、北京协和医学院和中国医学科学院阜外医院联合做了相应研究[38],将 2004 年 1 月–2006 年 1 月中国医学科学院阜外医院连续收治的后天性心脏瓣膜病患者 2218 例纳入研究,其中男 1047 例,女 1171 例,年龄为(49.26± 11.10)岁。患者均行心脏瓣膜手术。将 EuroSCORE 的 Logistic 模型和 Additive 模型应用于所有患者,评估两种方法预测心脏瓣膜手术后患者死亡、ICU 停留时间延长及重要并发症的发生。模型的区分能力采用 ROC 曲线评价,校正能力采用 Hosmer–Lemeshow 拟合优度检验评价。结果显示,EuroSCORE 的 Logistic 模型和 Additive 模型预测术后死亡的 AUC 分别为 0.710 和 0.690,ICU 停留时间延长的 AUC 为 0.670 和 0.660,心力衰竭为 0.650 和 0.640,呼吸衰竭为 0.720 和 0.710,肾衰竭为 0.700 和 0.740,二次开胸止血为 0.540 和 0.550;其中肾衰竭和心力衰竭两种模型的 AUC 间差异有统计学意义($P<0.05$)。EuroSCORE 预测术后死亡、心力衰竭、肾衰竭、二次开胸止血及 ICU 停留时间延长的 Hosmer–Lemeshow 拟合优度欠佳,但

Logistic 模型预测术后呼吸衰竭的拟合优度良好（$P = 0.120$）。最终结果显示，EuroSCORE 对中国人心脏瓣膜手术后死亡、ICU 停留时间延长及重要并发症发生的预测效果较差，但 Logistic 模型可用来预测术后呼吸衰竭（表 4-7）。

EuroSCORE 是根据欧洲等西方国家患者的临床数据建立的，虽然在北美、日本也获得了良好的评估效果，但中国与欧洲缺血性心脏病的流行病学可能存在显著差异。这可能与遗传因素有关，也可能与生活方式、生活水平、饮食、吸烟史、饮酒量等的变化有关。因此，适合欧洲人的 EuroSCORE 在中国可能会出现一定程度的"水土不服"。其实不单单是在我国，澳大利亚的学者也发现 EuroSCORE 并不适合澳大利亚人[39]。因此我们并不能盲目地在我国使用 EuroSCORE。

表 4-7　EuroSCORE 评分风险因素及系数

变量	单变量 Logistic 模型系数	
患者相关因素	年龄	0.0486477
	女性	0.3951562
	心外动脉病变	0.7637420
	肺病	0.4544856
	神经或肌肉骨骼功能障碍	0.7644773
	既往心脏手术史	1.2818960
	血清肌酐>200 μmol/L（$n = 16201$）	1.5384690
	血清肌酐>90～200 μmol/L（$n = 16201$）	0.0138048
	血清肌酐>90～110 μmol/L	0.2218056
	血清肌酐>110～130 μmol/L	0.7177771
	血清肌酐>130～200 μmol/L	1.2135250
	血清肌酐>200 μmol/L（$n = 16201$）	1.8226770
	CC≤50	1.6887740
	CC>50～85（$n = 16201$）	0.6674962
	透析	1.2033870
	活动性心内膜炎	1.4029890
	术前临界状态	2.1827250

续表 4-7

变量	单变量 Logistic 模型系数	
心脏相关因素	心绞痛 CCS 分级 4 级	0.8217379
	NYHA 分级 Ⅱ 级	0.0777918
	NYHA 分级 Ⅲ 级	0.7037355
	NYHA 分级 Ⅳ 级	1.9128670
	LVEF30% ~ 50%	0.4626558
	LVEF<30%	1.4371450
	LVEF20% ~ 29%	1.5041660
	LVEF<20%（$n=16614$）	1.6481420
	4 ~ 91d 前发生过心肌梗死	0.2863484
	0 ~ 72h 内心肌梗死	1.4105750
	肺动脉收缩压>60 mmHg	0.7201059
	肺动脉收缩压 20 ~ 60 mmHg	0.1647881
手术相关因素	急诊手术	0.8295933
	突发事件	1.8999760
	抢救	2.9450770
	非单纯冠状动脉手术	0.7193801
	胸主动脉手术	0.8267812
	主动脉弓手术	1.1779710
	心肌梗死后室间隔破裂	事件不足
	胸主动脉外科	1.1809770
	其他	0.6245959
	孤立性 CABG	基线
	单一非 CABG	0.2216732
	2 个程序	0.8473152
	3 个或更多程序	1.2831780

注：CC=肾小球滤过率估计值，CCS=加拿大心血管病学会，NYHA=美国纽约心脏病学会，LVEF=左室射血分数，CABG=冠状动脉旁路移植术。

五、使用评分须知

(1)没有模型可以预测单个患者的结果。任何关于死亡率百分比的预测都是针对人群的;无论预期的风险如何,患者将存活或死亡。但是了解一组经历相同手术的相似患者的预测死亡率对于决策和知情同意很重要。

(2)没有模型是完美的。选择风险因素是在实际和可行之间的折中。如果出现稀有因素,则临床医师必须就模型对相关患者的适用性做出判断。

(3)有些人认为,全球风险模型不适合采用特定程序进行精细风险区分。胸外科医师学会模型具有少数广泛的类别,但可以根据手术、病理学、多种手术及上述各项的组合通过分类进一步完善风险模型。EuroSCORE 是整个成人心脏手术的模型,在用于特定手术亚组之前需要进行验证。

(4)没有模型能适用于未来。EuroSCORE Ⅲ 的工作已经开始。

参考文献

[1]中国生物医学工程学会体外循环分会. 2019 年中国心外科手术和体外循环数据白皮书[J]. 中国体外循环杂志,2020,18(4):193-196.

[2]GROSS R E,HUBBARD J P. Landmark article Feb 25,1939:surgical ligation of a patent ductus arteriosus. Report of first successful case. By Robert E. Gross and John P. Hubbard[J]. JAMA,1984,251(9):1201-1202.

[3]RYAN T J,BAKER C D. Cardiology and the quality of medical practice[J]. JAMA,1991,265(4):482-485.

[4]GEISSLER H J,HöLZL P,MAROHL S,et al. Risk stratification in heart surgery:comparison of six score systems[J]. Eur J Cardiothorac Surg,2000,17(4):400-406.

[5]PARSONNET V,DEAN D,BERNSTEIN A D. A method of uniform stratification of risk for evaluating the results of surgery in acquired adult heart disease[J]. Circulation,1989,79(6 Pt 2):13-12.

[6]EDWARDS F H,GROVER F L,SHROYER A L,et al. The society of thoracic surgeons National cardiac surgery database:current risk assessment[J]. Ann Thorac Surg,1997,63(3):903-908.

[7] NASHEF S A, ROQUES F, MICHEL P, et al. European system for cardiac operative risk evaluation (EuroSCORE) [J]. Eur J Cardiothorac Surg, 1999,16(1):9-13.

[8] ROQUES F, NASHEF S A, MICHEL P, et al. Risk factors and outcome in European cardiac surgery:analysis of the EuroSCORE multinational database of 19030 patients[J]. Eur J Cardiothorac Surg,1999,15(6):816-823.

[9] LOSAY J, PETIT J, LAMBERT V, et al. Percutaneous closure with Amplatzer device is a safe and efficient alternative to surgery in adults with large atrial septal defects[J]. Am Heart J,2001,142(3):544-548.

[10] YAP C H, REID C, YII M, et al. Validation of the EuroSCORE model in Australia[J]. Eur J Cardiothorac Surg,2006,29(4):441-446.

[11] GOGBASHIAN A, SEDRAKYAN A, TREASURE T. EuroSCORE:a systematic review of international performance [J]. Eur J Cardiothorac Surg, 2004,25(5):695-700.

[12] ROQUES F, MICHEL P, NASHEF S A, et al. The logistic EuroSCORE[J]. Eur Heart J,2003,24(9):881-882.

[13] JIN R Y, GRUNKEMEIER G L, PROVIDENCE HEALTH SYSTERM CARDIOVASCULAR STUDY GROUP. Does the logistic EuroSCORE offer an advantage over the additive model? [J]. Interact Cardiovasc Thorac Surg,2006,5(1):15-17.

[14] GOGBASHIAN A, SEDRAKYAN A, TREASURE T. EuroSCORE:asystematic review of international performance[J]. Eur J Cardiothorac Surg,2004,25(5): 695-700.

[15] KARTHIK S, SRINIVASAN A K, GRAY SON A D, et al. Limitations of additive EuroSCORE for measuring risk stratified mortality in combined coronary and valve surgery[J]. Eur J Cardiothorac Surg,2004,26(2):318-322.

[16] ZINGONE B, PAPPALARDO A, DREAS L. Logistic versus additive EuroSCORE. A comparative assessment of the two models in an independent population sample[J]. Eur J Cardiothorac Surg,2004,26(6):1134-1140.

[17] JIN R Y, RUNKEMEIER G L, PROVIDENCE HEALTH SYSTEM CARDIOVASCULAR STUDY GROUP. Additive vs. logistic risk models for cardiac

surgery mortality[J]. Eur J Cardiothorac Surg,2005,28(2):240-243.

[18]TOUMPOULIS I K,ANAGNOSTOPOULOS C E,TOUMPOULIS S K,et al. EuroSCORE predicts long-term mortality after heart valve surgery[J]. Ann Thorac Surg,2005,79(6):1902-1908.

[19] NASHEF S A, ROQUES F, MICHEL P, et al. Coronary surgery in Europe:comparison of the national subsets of the European system for cardiac operative risk evaluation database[J]. Eur J Cardiothorac Surg,2000,17(4):396-399.

[20]GEISSLER H J,HÖLZL P,MAROHL S,et al. Risk stratification in heart surgery:comparison of six score systems [J]. Eur J Cardiothorac Surg, 2000,17(4):400-406.

[21] GRAHAM I, ATAR D, BORCH-JOHNSEN K,et al. European guidelines on cardiovascular disease prevention in clinical practice:executive summary:Fourth Joint Task Force of the European Society of Cardiology and Other Societies on Cardiovascular Disease Prevention in Clinical Practice(constituted by representatives of nine societies and by invited experts)[J]. Eur Heart J,2007,28(19):2375-2414.

[22]NASHEF S A,ROQUES F,MICHEL P,et al. European system for cardiac operative risk evaluation (EuroSCORE) [J]. Eur J Cardiothorac Surg, 1999,16(1):9-13.

[23]ROQUES F,NASHEF S A,MICHEL P,et al. The EuroSCORE study group. Does EuroSCORE work in individual European countries? [J]. Eur J Cardiothorac Surg,2000,18(1):27-30.

[24]NASHEF S A,ROQUES F,HAMMILL B G,et al. Validation of European System for Cardiac Operative Risk Evaluation (EuroSCORE) in North American cardiac surgery[J]. Eur J Cardiothorac Surg,2002,22(1):101-105.

[25] HIROSE H, NOGUCHI C, INABA H, et al. The role of EuroSCORE in patients undergoing off-pump coronary artery bypass[J]. Interact Cardiovasc Thorac Surg,2010,10(5):771-776.

[26]BIANCARI F,KANGASNIEMI O P,LUUKKONEN J,et al. EuroSCORE predicts immediate and late outcome after coronary artery bypass surgery[J]. Ann Tho-

rac Surg,2006,82(1):57-61.

[27]TOUMPOULIS I K,ANAGNOSTOPOULOS C E,DEROSE J J,et al. Does EuroSCORE predict length of stay and specific postoperative complications after coronary artery bypass grafting? [J]. Int J Cardiol,2005,105(1): 19-25.

[28]HIROSE H,INABA H,NOGUCHI C,et al. EuroSCORE predicts postoperative mortality,certain morbidities,and recovery time[J]. Interact Cardiovasc Thorac Surg,2009,9(4):613-617.

[29]SINGHAL P,MAHON B,RIORDAN J. A prospective observational study to compare conventional coronary artery bypass grafting surgery with off-pump coronary artery bypass grafting on basis of EuroSCORE[J]. J Card Surg,2010,25(5):495-500.

[30]DUCHNOWSKI P,HRYNIEWIECKI T,KU ŚMIERCZYK M,et al. Performance of the EuroSCORE Ⅱ and the Society of Thoracic Surgeons score in patients undergoing aortic valve replacement for aortic stenosis[J]. J Thorac Dis,2019,11(5):2076-2081.

[31]IMNADZE G,HOFMANN S,BILLION M,et al. Clinical value of the 20% logistic EuroSCORE cut-off for selecting TAVI candidates:a single-centre cohort study analysis[J]. Open Heart,2020,7(1):e001194.

[32]TOUMPOULIS I K,ANAGNOSTOPOULOS C E,SWISTEL D G,et al. Does EuroSCORE predict length of stay and specific postoperative complications after cardiac surgery? [J]. Eur J Cardiothorac Surg,2005,27(1):128-133.

[33]NILSSON J,ALGOTSSON L,HOGLUND P,et al. EuroSCORE predicts intensive care unit stay and costs of open heart surgery[J]. Ann Throac Surg,2004,78(5):1528-1534.

[34]DE MARIA R,MAZZONI M,PAROLINI M,et al. Predictive value of EuroSCORE on long term outcome in cardiac surgery patients:a single institution study[J]. Heart,2005,91(6):779-784.

[35]LI X,SHAN L T,LV M W,et al. Predictive ability of EuroSCORE Ⅱ integrating cardiactroponin T in patients undergoing OPCABG[J]. BMC Cardiovasc Disord,2020,20(1):463.

[36] 陈炬,华平,彭江洲,等. 成人体外循环心脏手术的风险评价[J]. 岭南现代临床外科,2006,6(6):468-469,478.

[37] LI Y,ZHENG Z,HU S,et al. The Chinese coronary artery bypass grafting registry study:analysis of the National multicentre database of 9248 patients[J]. Heart,2009,95(14):1140-1144.

[38] 葛翼鹏,许建屏,孙立忠. 欧洲心脏手术风险评估系统预测中国人心瓣膜手术后并发症的发生及预后[J]. 中国胸心血管外科临床杂志,2010,17(5):357-360.

[39] YAP C H,REID C,YII M,et al. Validation of the EuroSCORE model in Australia[J]. Eur J Cardiothorac Surg,2006,29(4):441-446.

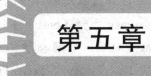

第五章

SYNTAX 评分介绍及临床应用

　　根据《中国心血管病报告2018》[1]，推算中国心血管病现患人数约2.9亿，其中冠心病1100万，心血管病死亡率居首位，高于肿瘤及其他疾病，占居民疾病死亡构成40%以上。冠心病的临床治疗以降低心肌耗氧量、改善冠状动脉血供为主要目标，主要包括单纯药物治疗和血运重建治疗。血运重建技术是目前治疗冠心病更为有效的方法，包括经皮冠状动脉介入治疗（PCI）及冠状动脉旁路移植术（CABG）。选用合适的心肌血运重建方式对冠心病的治疗和预后至关重要，对于单纯心脏冠状动脉病变或狭窄，临床首选PCI方式进行血运重建，不过对于部分复杂冠状动脉病变或病变较特殊时，如何选用PCI或CABG在临床尚存争议。临床研究认为CABG干预技术对患者适应证较PCI更为广泛，特别对部分冠心病伴有多支血管病变或心室功能不全、左主干病变等症状的复杂病变治疗效果较良好，不过因CABG对患者创口较大，出血量较大，手术风险高、围手术期死亡威胁大，加之自身桥血管使用寿命短等缺点限制了临床应用。近几年随着PCI技术的逐步发展和药物涂层支架等的出现，PCI因对患者损伤较小，易恢复，且可二次手术干预，住院时间短，医疗费用少而受到众多临床医师和患者认可。同时当前药物洗脱支架（DES）技术进展，PCI对左主干病变及多支病变的干预也得以实施，但受PCI技术限制，临床PCI术中易出现血管不完全再通现象，需长时间配合抗血小板聚集用药并易导致相应并发症，对先天性冠状动脉畸形的局限等不足也影响临床PCI的普及。

　　目前对冠状动脉复杂病变的冠心病患者血运重建策略的选择，仍是心血管内科和心脏外科医师争论的焦点。那么在临床工作中，对于复杂病变及左主干病变的冠心病患者而言，如何选择最适宜的血运重建策略，需要一个客观有效的评价指标。最常应用冠状动脉造影计算冠状动脉评分的办法,来评估冠状动脉病变的严重程度,其中包括 Leaman 评分、Gensini 评分、美国心脏病学会(American College of Cardiology, ACC)/美国心脏协会(American Heart Association, AHA)病变分级及 SYNTAX(synergy between PCI with TAXUSTM and cardiac surgery)评分,其中 SYNTAX 评分将冠状动脉病变程度详细量化,已经被广泛应用于冠心病危险分层、预测冠心病患者的临床预后、帮助临床医师选择优化的治疗方案。随着临床实践研究的不断深入,SYNTAX 评分也在不断优化,已发展出 SYNTAX 评分、SNYTAX Ⅱ 评分、剩余 SNYTAX 评分等多种评分系统。

一、SYNTAX 评分系统

(一)SYNTAX 研究

2005 年, Sianos 等[2] 基于 SYNTAX 研究提出了 SYNTAX 评分系统。SYNTAX 研究首次比较应用紫杉醇洗脱支架的 PCI 和 CABG 治疗左主干病变及三支血管病变临床疗效的随机试验。该研究入选 1800 例确诊的冠状动脉三支病变和左主干病变的患者,随机分为 CABG 组($n = 897$)和接受 DES 治疗的 PCI 组($n = 903$)。引入了 SYNTAX 评分系统,整体评估冠状动脉病变的复杂程度,对于冠状动脉病变程度行了三分位数分组,即低评分组(0 ~ 22 分)、中评分组(23 ~ 32 分)和高评分组(≥33 分)。

研究 1 年随访结果显示[3]:与 CABG 组比较,PCI 组主要不良心脑血管事件(MACCE)发生率明显增高(17.8% vs. 12.4%,$P = 0.002$)。其中,再次血运重建率较高(13.5% vs. 5.9%,$P < 0.001$)是造成差异的主要原因;PCI 组和 CABG 组联合安全性终点事件(全因死亡、脑卒中及心肌梗死)发生率差异无统计学意义(7.6% vs. 7.7%,$P = 0.98$),而 CABG 组脑卒中发生率仍较高(2.2% vs. 0.6%,$P = 0.003$)。CABG 与 PCI 的 1 年 MACCE 发生率在低评分组(14.7% vs. 13.6%,$P = 0.71$)和中评分组(12.0% vs. 16.7%,$P = 0.10$)相似,而在高评分组(10.9% vs. 23.4%,$P < 0.001$),CABG 组明显低于 PCI 组。亚组分析显示,在三支病变患者,低评分患者 PCI 与 CABG 的 12 个月 MACCE 发生率相当(17.3% vs. 15.2%,$P = 0.66$);而在中、高评分的患者中,PCI 术后 12 个月 MACCE 发生率均显著高于 CABG(中

积分组:18.6% vs. 10.0%,$P = 0.02$。高积分组:21.5% vs. 8.8%,$P = 0.002$)。左主干病变亚组分析发现,在 SYNTAX 低、中评分的左主干病变患者,PCI 与 CABG 术后 12 个月 MACCE 发生率相当;在高评分的患者,PCI 术后 12 个月 MACCE 发生率显著高于 CABG(25.3% vs. 12.9%,$P = 0.008$)。结论:SYNTAX 评分与 PCI 的结果关系密切,而 CABG 的结果则不受评分的影响。低评分(0~22 分)患者,PCI 与 CABG 的效果相当;中评分(23~32 分),对于单纯左主干病变患者,CABG 与 PCI 效果仍然相当,但在三支病变患者群中,CABG 优于 PCI;高评分(≥33 分)患者,CABG 的 MACCE 发生率明显低于 PCI。因此,对于左主干和(或)三支病变患者,SYNTAX 评分低(0~22 分)的患者,可根据患者临床特征、患者意愿和医师意向选择 PCI 或 CABG;在中评分(23~32 分)患者,PCI 依然是合理选项,但应根据患者特征与合并症选择治疗;而高评分(≥33 分)的患者,其病变多较为复杂,PCI 一般也不可行,应选择 CABG。所以,CABG 仍作为绝大多数冠状动脉复杂病变患者的治疗标准。

SYNTAX 研究 3 年随访结果显示[4]:PCI 组患者较 CABG 组的 MACCE 发生率明显升高(28.0% vs. 20.2%,$P<0.001$),但死亡、心肌梗死和脑卒中的联合终点没有差异。亚组分析中,三支病变组接受 PCI 患者的 MACCE、死亡、心肌梗死和脑卒中发生率升高,而在左主干病变患者中,接受 PCI 后在这些结果上没有显著差异。结论:对于低 STYNAX 评分三支病变患者和低、中 SYNTAX 评分的左主干病变患者,PCI 是一个可以接受的替代治疗方案,但对于中、高评分的三支病变及高 SYNTAX 评分的左主干病变患者,PCI 术后 MACCE 发生率增高,CABG 仍是最佳选择。

SYNTAX 研究 5 年随访研究结果显示[5]:三支病变组中,接受 CABG 组患者死亡、心肌梗死及血管重建的概率低于 PCI 组,且差异具有统计学意义(37.5% vs. 24.2%,$P < 0.001$);因此,CABG 仍是三支病变患者(中 SYNTAX 评分组和高 SYNTAX 评分组)的首选治疗策略,对于低 SYNTAX 评分三支病变患者,PCI 是可行的备选治疗手段。在左主干病变组,接受 PCI 和接受 CABG 治疗的两组患者 5 年随访 MACCE 发生率无明显差异(36.9% vs. 31.0%,$P = 0.12$),但 PCI 组患者血管重建更多;高 SYNTAX 评分的左主干病变患者接受 CABG 治疗受益更大[6]。

SYNTAX 研究 10 年随访结果显示[7]:接受第一代紫杉醇洗脱支架治疗和 CABG 治疗两组间的全因死亡率没有明显差异。对于三支病变患者,

CABG 治疗显示出了良好的收益,但在左主干病变患者中,两种治疗方法未观察到明显的差异。因此,应该由一个多学科的心脏团队综合考量后决定对于三支病变或左主干病变患者选择 PCI 或 CABG 治疗。

(二)SYNTAX 评分的评分标准

作为一种基于解剖学的评分工具,SYNTAX 评分系统是将冠状动脉树分为 16 段(表 5-1),综合冠状动脉的左右优势分型、病变部位、狭窄程度及病变特征,对直径≥1.5 mm 的冠状动脉进行评分。其中病变特征(表 5-2)包括完全闭塞、三分叉、分叉、主动脉-冠状动脉开口病变、严重扭曲、病变长度>20 mm、严重钙化、血栓、弥漫/小血管病变。结合上述病变进行评分,通过计算机软件计算得出的总分值即为 SYNTAX 评分。欧洲心肌血运重建指南推荐冠状动脉三支病变 SYNTAX 评分较低的患者血运重建方式选择 CABG 和 PCI,均为 IB 类推荐(SYNTAX 评分≤22 分),而 SYNTAX 评分>22 分的三支病变和 SYNTAX 评分>32 分的左主干病变患者仍然建议首选 CABG,而不适宜行 PCI(Ⅲ,B)。对于合并糖尿病的三支病变患者且能够接受外科手术风险,首选 CABG(IA)[8]。

表 5-1 冠状动脉树 16 段法及各节段权重

节段数值	名称	右冠优势型/分	左冠优势型/分
1	右冠状动脉近段	1	0
2	右冠状动脉中段	1	0
3	右冠状动脉远段	1	0
4	后降支动脉	1	—
5	左主干	5	6
6	前降支近段	3.5	3.5
7	前降支中段	2.5	2.5
8	前降支心尖部	1	1
9	第一对角支	1	1
9a	第一对角支 a	0.5	0.5
10	第二对角支	0.5	0.5
11	回旋支近段	1.5	2.5

续表 5-1

节段数值	名称	右冠优势型/分	左冠优势型/分
12	中间支或前侧支	1	1
12a	钝缘支 a	1	1
12b	钝缘支 b	1	1
13	回旋支远段	0.5	1.5
14	左室后侧支	0.5	1
14a	左室后侧支 a	0.5	1
14b	左室后侧支 b	0.5	1
15	后降支	—	1
16	来自右冠状动脉的后侧分支	0.5	—
16a	来自右冠状动脉的后侧第一分支	0.5	—
16b	来自右冠状动脉的后侧第二分支	0.5	—
16c	来自右冠状动脉的后侧第三分支	0.5	—

注:—表示无数据。

表5-2　SYNTAX 评分系统中各种病变特征加分

特征		右冠优势型
管径减少	完全闭塞	×5
	显著狭窄(50%～90%)	×5
完全闭塞	病程超过 3 个月或时间不明	+1
	残端圆钝	+1
	桥侧支	+1
	侧支	+1
三分叉病变	累及 1 个病变节段	+3
	累及 2 个病变节段	+4
	累及 3 个病变节段	+5
	累及 4 个病变节段	+6
分叉病变	A、B、C 型病变	+1
	D、E、F、G 型病变	+2

特征	右冠优势型
成角<70°	+1
主动脉-冠状动脉开口狭窄	+1
严重扭曲病变	+2
长度>20 mm	+1
严重钙化	+2
血栓	+1
弥漫病变/小血管病变	+1/每一节段

二、SYNTAX Ⅱ评分系统

目前,临床普遍认为解剖 SYNTAX 评分对冠心病复杂病变患者血运重建策略选择具有指导意义。SYNTAX 评分可预测冠心病患者 PCI 术后 MACCE 发生率,但因其不包含患者临床因素,未考虑年龄、心肾功能、有无糖尿病等公认的对血运重建的长期预后有重要影响的临床指标及个体化参与的过程,不能很好地预测 CABG 术后的预后情况。因此,SYNTAX 评分在指导冠心病患者血运重建策略的选择上具有一定的局限性。近年来研究者为克服这一局限,将冠状动脉解剖因素和患者的临床因素相结合,于是新的评分系统应运而生,从而得到了更为全面和个体化的临床 SYNTAX Ⅱ评分[9]。SYNTAX Ⅱ评分是在 SYNTAX 评分的基础上,加上了其他 7 个因素:年龄、肌酐清除率、左心室收缩功能、是否为无保护的左主干病变、外周血管病变、女性与慢性阻塞性肺疾病,次评分在数据提取和纵向趋势分析系统(Data Extraction and Longitudinal Trend Analysis System,DELTA)注册研究中得到了验证,比单纯的解剖依据的 SYNTAX 评分能明显地预测患者的危险分层。SYNTAX Ⅱ评分较 SYNTAX 评分对预测 CABG 术后 MACCE 发生效果更好。

SYNTAX Ⅱ评分建立在临床 SYNTAX 评分基础上,通过随机 SYNTAX 研究发展而来,其应用 Cox 比例风险模型把对 PCI 和(或)CABG 患者 4 年死亡率有密切关系的基线特征赋予不同的积分权值,得到了 SYNTAX Ⅱ评分[9]。其包含 2 个冠状动脉解剖因素(解剖 SYNTAX 评分和左主干病变)和 6 个临床因素(包括年龄、性别、肌酐清除率、左室射血分数、慢性阻塞性肺疾病和外周血管疾病)。由中国和美国研究中心等联合研究的一项试验,入组患者为左主干病变行 PCI 患者,平均随访 4.4 年,分析显示 SYNTAX Ⅱ 评分亦可独立评估冠心病患者 PCI 术后远期死亡风险[$HR = 1.76, 95\%$ CI $(1.10, 2.82), P = 0.02$]。对比 SYNTAX Ⅱ 评分和 SYNTAX 评分预测能力,入组患者 PCI 术后的研究结果说明 SYNTAX Ⅱ 评分对 PCI 术后远期预测能力远超过 SYNTAX 评分,并能够指导临床决策的制定[10]。2014 年 7 月日本学者 Kataoka 等[11]通过来自不同地域和流行病学特征的多中心注册试验评价 SYNTAX Ⅱ 评分,入选患者为左主干及复杂冠状动脉病变患者,分析日本京都 3896 例行 PCI 或 CABG 患者术后远期死亡率,得出 SYNTAX Ⅱ 评分能很好地区分 PCI 组及 CABG 组[95% CI 分别为($0.68, 0.72$)和($0.72, 0.78$)],远超过单纯的解剖 SYNTAX 评分[95% CI 分别为(0.47, 0.53)和($0.57, 0.61$)],并且 SYNTAX Ⅱ 评分能够更好地区分低、中、高危患者。BEST[12]和 PRECOMBAT[13]两个随机对照研究,纳入 1480 例多支病变和(或)无保护的左主干病变患者,通过 4 年随访,发现 SYNTAX Ⅱ 评分对于多支病变和(或)无保护的左主干病变患者长期死亡率的预测具有良好的矫正能力及中等的辨别能力。

2020 年 10 月 Takahashi 等[14]将针对 SYNTAX 研究的二次分析结果发表于 *Lancet* 杂志上。发现 10 年随访期间,死亡患者具有高龄、女性比例较高、有合并症(高脂血症、糖尿病、慢性阻塞性肺疾病、外周血管病变、低射血分数、低肌酐清除率、使用胰岛素)等特点,并且解剖 STYNAX 评分高于现存患者。5 年随访期间,发生心血管不良事件患者特点为:高龄、有合并症(如慢性阻塞性肺疾病)、外周血管病变、既往心肌梗死、低射血分数、低肌酐清除率、使用胰岛素、解剖 SYNTAX 评分偏高。因此 SYNTAX Ⅱ 评分 2020 纳入 8 个临床变量以预测 10 年全因死亡事件:年龄、肌酐清除率、糖尿病、是否使用胰岛素、左室射血分数、慢性肺源性心脏病、外周血管病变、吸烟。分析发现 SYNTAX Ⅱ 评分 2020 对于 PCI 和 CABG 治疗的三支病变和或左主干病变的两组患者 5 年和 10 年死亡率均有良好的预测能力,并且对于接受 CABG 治疗患者 5 年及 10 年全因死亡的预测能力优于原有的 SYNTAX Ⅱ 评分。

SYNTAX Ⅱ 评分通过结合 SYNTAX 评分与临床变量来改变 SYNTAX 评

分的阈值,从而能更好地衡量 PCI 和 CABG 术后的远期死亡,使患者的预后评价更加全面及个体化。SYNTAX Ⅱ 评分在 CABG 和 PCI 术后均有较强的预后预测能力,评分对复杂冠状动脉患者远期死亡率预测较解剖 SYNTAX 评分预测效果更好。《中国经皮冠状动脉介入治疗指南(2016)》中指出,在血运重建策略选择方面:对合并左主干和(或)前降支近段病变、多支血管病变的稳定冠心病患者,应根据 SYNTAX 评分和 SYNTAX Ⅱ 评分评估中远期风险,选择 PCI 或 CABG[15]。

然而,SYNTAX Ⅱ 评分仍面临以下问题:首先,SYNTAX Ⅱ 评分中的解剖学 SYNTAX 评分仍然是依靠目测病变来判断,故不同观察者之间及不同时间判断仍会影响 SYNTAX Ⅱ 评分的准确性;其次,SYNTAX Ⅱ 评分计算相对复杂、临床应用较困难。

三、SYNTAX Ⅱ 评分与 SYNTAX 评分的对比研究

Cavalcante 等[16] 将 SYNTAX、PRECOMBAT、BEST 3 个研究合并分析 SYNTAX 评分和 SYNTAX Ⅱ 评分对于多支病变合并糖尿病患者的影响。3 个研究共纳入 3280 例患者,其中 1068 例患有糖尿病,将患有糖尿病的患者随机分为两组,一组(537 例)接受 PCI,另一组(531 例)接受 CABG 治疗,平均随访时间为 5 年,结果表明:两组患者间全因死亡、心源性死亡及脑卒中发生率未见明显异常,但 PCI 组患者血管重建及 MACCE 发生率增高,且差异具有统计学意义。运用 SYNTAX 评分将患者分为低评分(0 ~ 22 分)、中评分(23 ~ 32 分)和高评分(≥33 分),发现在高 SYNTAX 评分组的患者中,随访早期 K-M 生存计曲线即发生分离,PCI 与死亡、心肌梗死及脑卒中高度相关。在对于左主干及三支病变患者回顾性分析发现,在无左主干病变及高 SYNTAX 评分的三支病变组患者接受 CABG 治疗获益更多。分析 PRECOMBAT 和 BEST 两个研究的人群发现 SYNTAX Ⅱ 评分对于多支病变合并或不合并糖尿病的患者死亡率的预测具有相似的识别能力。最终结果显示,对于左主干和(或)三支病变合并糖尿病患者,若 SYNTAX 评分≤ 32 分,可考虑将 PCI 纳入选项之一,若 SYNTAX 评分≥33 分,则选择 CABG 更为安全可靠。SYNTAX Ⅱ 评分对于合并或者不合并糖尿病的患者均有很好的矫正能力及中等的辨别能力。

2017 年 8 月,Escaned 等[17]在 ESC 2017 上公布了 SYNTAX Ⅱ 试验的新

近研究成果。该研究共纳入 22 个欧洲中心的 454 例患者,主要终点为 MACCE,并与 SYNTAX 研究的 PCI 对照组进行比较。1 年结果显示,结合患者临床变量的 SYNTAX Ⅱ组,MACCE 发生率显著低于 SYNTAX 研究的 PCI 组(10.6% vs. 17.4%,$P = 0.006$);不仅如此,SYNTAX Ⅱ组患者的心肌梗死(1.4% vs. 4.8%,$P = 0.007$)、再次血运重建(8.2% vs. 13.7%,$P = 0.015$)、支架内血栓形成(0.7% vs. 2.7%,$P = 0.015$)均有不同程度的降低,死亡及脑卒中无明显差异。针对 CABG 组进行的比较结果:1 年 MACCE 发生率在 SYNTAX 组为 11.2%,SYNTAX Ⅱ组为 10.6%。初步的研究表明,在冠状动脉三支病变的患者中,将 SYNTAX Ⅱ评分结合既往 SYNTAX 研究进一步配对分析,有助于改善患者的 1 年期临床预后。

四、SYNTAX 评分对疾病预后的评估价值

目前临床上 SYNTAX 评分主要应用于指导冠心病患者复杂病变的血运重建策略,最近文献报道 SYNTAX 也可用于评估患者预后。Bundhun 等[18] 对经过 PCI 的冠心病患者根据 SYNTAX 评分进行了系统回顾和荟萃分析,选取了 2007—2017 年的 16 项研究,纳入 19 751 例参与者(8589 例参与者 SYNTAX 评分较低,其余 11 162 例参与者 SYNTAX 评分较高)。结果显示,SYNTAX 评分越高,死亡率越高[$RR = 2.09$,95% $CI(1.78, 2.46)$,$P < 0.00001$]。而 SYNTAX 评分低者心源性死亡风险显著降低[$RR = 2.08$,95% $CI(1.66, 2.61)$,$P = 0.00001$]。同样,高 SYNTAX 评分患者发生心肌梗死、主要心脏不良事件、反复血运重建和支架内血栓形成明显增多[分别为 $RR = 1.71$,95% $CI(1.45, 2.03)$,$P = 0.00001$;$RR = 2.03$,95% $CI(1.81, 2.26)$,$P = 0.00001$;$RR = 1.96$,95% $CI(1.69, 2.28)$,$P = 0.00001$;$RR = 3.16$,95% $CI(2.17, 4.59)$,$P = 0.00001$]。Bundhun 等的这项荟萃分析表明,无论患者采取哪种血运重建策略,冠心病患者高 SYNTAX 评分显著增加不良预后的概率。对于经过 PCI 的冠心病患者,高 SYNTAX 评分预示预后不良。从而针对此类患者,SYNTAX 评分可纳入预后判断及危险分层的考量。心力衰竭患者常合并冠心病,冠状动脉病变合并心脏功能泵衰竭临床上较难处理。Minamisawa 等[19]通过研究分析冠状动脉病变的复杂程度和心力衰竭患者预后的关系。研究纳入 200 例接受了 PCI 的心力衰竭患者[年龄为(73±11)岁,左室射血分数为(49% ±15%)],依据 SYNTAX 评分分成两组并进行为

期 1 年的前瞻性随访。研究终点为 MACCE(包括死亡、心肌梗死、脑卒中、因心力衰竭加重住院),其中 39 例患者出现 MACCE,高 SYNTAX 评分患者相较于低 SYNTAX 评分患者预后不佳(MACCE 发生率 26.0% vs. 13.0%,$P = 0.021$)。研究中进行多因素回归分析发现,SYNTAX 评分>12 分与 MACCE 显著相关。从而得出结论:心力衰竭合并高 SYNTAX 评分患者 MACCE 发生率较高,预后不良,以此认为 SYNTAX 评分可作为患者危险分层的有效指标。

五、SYNTAX 评分的衍生

SYNTAX 评分系统采用冠状动脉树 16 分段法,结合冠状动脉的优势分布、病变部位、狭窄程度与病变特征,对直径≥2.25 mm 且狭窄程度≥50% 的病变进行评分。该评分系统共 12 个问题,内容包括优势类型、病变数、累及节段和病变特征(完全闭塞、三分叉、分叉、主动脉、开口病变、严重迂曲、病变长度、严重钙化、血栓及弥散/小血管病变)。SYNTAX 评分仅包含冠状动脉解剖特点,具有一定局限性。

(一)临床 SYNTAX 评分

有学者提出临床 SYNTAX 评分(clinical SYNTAX score,CSS)能更好地预测冠心病患者 PCI 术后发生 MACCE(包括心源性死亡、心肌梗死、再次血运重建及脑卒中)的风险,公式为:CSS = SYNTAX 评分×改良的 ACEF 评分。其中 ACEF 评分即年龄-肌酐-左室射血分数评分,改良的 ACEF 评分=年龄(岁)/左室射血分数(%)+血肌酐得分(血肌酐≥173 μmol/L 计 1 分,血肌酐<173 μmol/L 计 0 分)[20]。CSS 是在解剖 SYNTAX 评分的基础上整合包含患者临床因素的 ACEF[即年龄(age,A)、肌酐清除率(creatinine,C)、射血分数(ejection fraction,EF)]评分,将年龄、左室射血分数、肌酐清除率 3 个影响患者预后的主要因素归入评分系统,即 CSS 为 SS(SYNTAX 评分)与 ACEF 评分的乘积。ACEF 评分的 3 个变量是客观的连续性变量,并且 ACEF 评分的变量是已知的预测死亡的独立影响因子,其被证实在 CABG 患者中与欧洲心血管手术危险因素评分有着相同的预测能力(院内死亡)。研究证明,CSS 对远期预后有良好的预测价值,且较 SYNTAX 评分预测价值更高[21]。临床 SYNTAX 评分的局限性在于,将双支病变及三支病变合并分析

时它对预后的预测能力较单独分析三支病变时低。在复杂冠状动脉病变评估中,与 SYNTAX 评分比较,在结合了 ACEF 评分和 SYNTAX 评分的基础上而建立的临床 SYNTAX 评分,提高了对死亡的预测价值。临床 SYNTAX 评分能发现高危风险组的患者,为临床医师在临床决策中提供帮助。

(二)GRC 系统

总体危险分类(global risk classification,GRC):欧洲心血管手术危险因素评分系统(European System for Cardiac Operative Risk Evaluation,EuroSCORE)依据欧洲患者的 17 个心脏外科高危因素来判断 CABG 术后的死亡率[21]。Capodanno 等[22]在 2010 年提出 GRC 评分,将 EuroSCORE 整合于 SYNTAX 评分,将 SYNTAX 评分对心源性死亡的预测价值提升(C 值由 0.681增加到 0.732)。GRC 相对于 SYNTAX 评分,对 2 年内心源性死亡的预测和区分价值更高。EuroSCORE 整合于 SYNTAX,体现了更好的心源性死亡的预测价值,提示临床指标和血管病变解剖结构信息可以更好地评估患者的风险。

(三)功能性 SYNTAX 评分

随着血流储备分数(FFR)检测的逐渐开展,功能性血运重建成为介入手术新的治疗理念。而解剖 SYNTAX 评分的缺点更加显而易见,由于对病变形态学特征依靠目测而评分,不同观察者之间和不同的观察时间对同一病变的判断水平会有差异,SYNTAX 评分会有变化。为了克服上述缺点,对每个病变进行 FFR 的功能性评估(FFR = 0.8 作为判断是否为病变的临界值),将 FFR 与 SYNTAX 评分相结合,从而形成功能性 SYNTAX 评分[23]。该评分是通过测定 FFR 并不是通过目测来评估病变,因此更为客观准确。功能性 SYNTAX 评分将解剖 SYNTAX 评分与 FFR 测得的功能信息整合起来,弥补单一的解剖评分的不足。与解剖 SYNTAX 评分比较,功能性 SYNTAX 评分能够更加客观评价病变的功能学意义,从而指导 PCI,能明显提高对临床预后的预测价值。但功能性 SYNTAX 评分对复杂的冠状动脉多支病变患者的预后的预测价值仍缺乏前瞻性试验的验证,且对所有患者行 FFR 测定在临床工作中较为困难,这直接决定了功能性 SYNTAX 评分的局限性。

（四）残余 SYNTAX 评分和 SYNTAX 血运重建指数

SYNTAX 评分是依据冠状动脉解剖结构及病变程度等形成的评分系统,为 PCI 或 CABG 提供参考。随着 FFR 在冠状动脉病变评估中的应用,逐渐发现 SYNTAX 评分不能反映介入治疗对冠状动脉病变的改善程度。残余 SYNTX 评分(residual SYNTAX score,rSS)利用该评分系统,基于 PCI 术后冠状动脉病变特点综合计算得出,更能反映 PCI 术后残余病变程度。介入治疗后的残余 SYNTAX 评分可作为量化不完全再血管化程度的方法,并评估 rSS 对急性冠脉综合征患者介入治疗后远期临床结局的预测价值。

所有冠状动脉病变再血管化,即完全血运重建(complete revascularization,CR)是临床工作中所期望的目标,由于冠状动脉病变往往复杂、弥漫且患者合并多种疾病,过度治疗亦可出现手术相关的不良事件。故对于冠状动脉多支血管病变患者是否 CR 一直是学术界研究的热点问题。不完全血运重建(IR)的远期预后在不同的研究差异较大,其原因之一可能是缺少一个能够被普遍接受的 IR 及终点事件的定义和研究人群的差异,导致各研究间比较困难,为了克服该局限性,出现了 rSS 和 SYNTAX 血运重建指数(SYNTAX revascularization index,SRI)。目前针对 IR 并无统一的定义,较为公认的是依据冠状动脉的解剖结构提出的 PCI 术后仍有至少一处直径>2.0 mm 的血管(CABG 治疗标准为 1.5 mm)存在至少一处狭窄程度>50% 的病变。rSS 为 PCI 术后重新对血管直径>1.5 mm、狭窄程度>50% 的病变进行评分而得到的 SYNTAX 评分,提供血运重建后的对残余病变的客观、定量测量,而 PCI 后 rSS 作为定量评价 IR 的方法,也是评价预后的独立预测因子。

ACUITY 研究[24]结果显示,接受 PCI 的急性冠脉综合征患者中,无论 rSS 如何,30 d 和 1 年的所有缺血性事件 IR 组要远远高于 CR 组,rSS 是缺血性事件包括全因死亡的独立预测因子,是量化和评估 PCI 术后残余狭窄病变程度和复杂性的有力工具。宋莹等[25]一项基于中国医学科学院阜外医院的单中心研究显示,在 10 344 例植入药物涂层支架的患者中,2 年的 MACCE 和血运重建事件 IR 组明显高于 CR 组,但在全因死亡、心源性死亡、心肌梗死方面两组间差异无统计学意义。多因素分析显示,rSS 是 2 年心源性死亡、心肌梗死、血运重建和 MACE 的独立危险因素。在临床实践中,rSS 是 PCI 术后重要的预后指标,可用于确定合理的血运重建程度。随着 rSS 系统的建立,学者们又提出了 SYNTAX 血运重建指数(SYNTAX revascularization index,SRI)的概念,SRI =(PCI 术前基础 SYNTAX 评分 - PCI 后 rSS)/基线 SYNTAX 评分×100%(SRI = $\triangle$SS/bSS×100%)。Généreux 等[26]首次提出 SRI 这一概念,用以评估 PCI 的血运重建程度,研究显示复杂冠状动脉病变 SRI≥70% 为其血运重建的合理目标。Xu 等[27]在对 1851 例患者 2 年随访中发现,SRI 低分组全因死亡和 MACE 发生率明显增高,SRI≥85% 的全因死亡率和 CR 组类似。SRI 是 2 年全因死亡和 MACE 的独立危险因素,SRI≥85% 为其血运重建的合理目标。

　　综上所述,rSS 对行 PCI 的冠状动脉多支病变及左主干病变患者的长期不良事件有强大的预测价值,能够客观地评价血运重建术后残存病变对患者预后的影响,在临床工作中指导临床医师客观、科学地为冠心病患者选择个体化的血运重建方案。综上所述,SYNTAX 评分的出现,将冠状动脉病变详细量化,为心脏科医师提供了极佳的临床决策工具。

六、SYNTAX 评分相关预测指标研究进展

　　研究显示,SYNTAX 评分评估在实验室和临床主观之间存在巨大的差异。影响国内外医师 SYNTAX 评分准确性的因素相差也较多。与西方国家相比,国内高估 SYNTAX 评分的情况较多,心内科医师高估 SYNTAX 评分的可能性更大。医师资历差别、PCI 手术量及病变的复杂程度对 SYNTAX 评分准确性存在影响。SYNTAX 评分的错估将直接影响临床治疗策略的选择,导致不良后果。因此,如何改善国内不同中心及不同心血管专家的差异,从而提高心血管专家之间 SYNTAX 评分的准确性显得尤为重要。

　　研究显示,性别、年龄、心肌损伤标志物水平、心脏收缩功能、糖尿病状态、肥胖程度与冠状动脉病变复杂程度相关,其中高龄是复杂冠状动脉病变的显著影响因素。中国医科大学郭洪涛等[28]收集 2017 年 5 月—2018 年 1 月在中国医科大学附属第一医院心血管内科住院并诊断为冠心病的患者,排除资料不完整病例,共 495 例。收集患者的一般临床资料、生化检查指标、心脏超声心动图及心功能检查结果,使用软尺测量手腕腕部周长及冠状动脉造影结果。依据冠状动脉造影结果计算 SYNTAX 评分。依据 SYNTAX 评分,将患者分成低、中、高评分组,比较 3 组患者手腕腕围及相关临床指标差异。通过简单线性回归、多重线性回归及 Logistic 回归模型,校正混杂因

素,分析各个影响因素与 SYNTAX 评分相关性及与高 SYNTAX 评分(≥
33 分)冠状动脉病变的相关性。依据性别、有无糖尿病及体重指数分层,分
析各个亚组患者患高 SYNTAX 评分冠状动脉病变的相关因素。结果显
示,低、中、高 SYNTAX 评分组中,年龄、脑钠肽、前白蛋白、白蛋白、糖化血红
蛋白、肌钙蛋白 I 和左室射血分数的组间差异存在统计学意义。依据单因素
分析结果选择变量纳入多重线性回归,发现性别为男性($\beta = 3.501, P =$
0.002)、年龄($\beta = 0.211, P < 0.001$)、肌钙蛋白 I($\beta = 0.147, P = 0.045$)、血清
钠离子($\beta = -0.432, P = 0.028$)、脑钠肽($\beta = 0.007, P = 0.002$)、糖化血红蛋
白($\beta = 1.39, P = 0.001$)、体重指数($\beta = -0.325, P = 0.047$)可显著独立影响
SYNTAX 评分。将以上因素纳入 Logistic 回归发现只有年龄与高 SYNTAX
评分(≥ 33 分)冠状动脉病变相关($P = 0.014$),年龄每增加 1 岁,预测高
SYNTAX 评分(≥ 33 分)冠状动脉病变增加 5.8%。在高 SYNTAX 评分(≥
33 分)冠状动脉病变的风险相关因素分析中发现:根据性别、是否有糖尿病
和体重指数分层,发现不同人群的影响因素不同。由此得出结论:性别、年
龄、心肌损伤标志物水平、心脏收缩功能、糖尿病状态、肥胖程度与冠状动脉
病变复杂程度相关,其中高龄是复杂冠状动脉病变的显著影响因素。本研
究通过性别、糖尿病状态和体重指数分层发现,不同特征人群出现复杂冠状
动脉病变的相关因素不同。

　　冠心病患者颈动脉内膜中层厚度及颈动脉斑块与冠心病患者 SYNTAX
评分密切相关,可间接预测冠状动脉病变严重程度。浙江省舟山医院心血
管内科王林等[29]选择行冠状动脉造影的患者 256 例,根据冠状动脉造影结
果分组:51 例冠状动脉狭窄<50% 为对照组,余 205 例为冠心病组。冠心病
组又根据 SYNTAX 评分结果分为低分组(1 ~ 22 分)70 例、中分组(23 ~
32 分)94 例、高分组(>32 分)41 例。所有患者均采用超声检测双侧颈动脉
内中膜厚度及颈动脉斑块情况。结果:与对照组比较,冠心病组患者颈动脉
内中膜厚度及斑块发生率明显高于对照组($P < 0.05$)。与低分组比较,中分
组和高分组颈动脉内中膜厚度及斑块发生率明显升高($P < 0.05$)。Spearman
线性回归分析结果显示,冠心病患者颈动脉内中膜厚度与 SYNTAX 评分呈
直线正相关($r = 0.64, P < 0.01$)。多因素 Logistic 回归分析结果显示,颈动脉
内中膜厚度及颈动脉斑块是 SYNTAX 评分>32 分的独立预测因素($P <$
0.05)。得出结论:颈动脉内膜中层厚度及颈动脉斑块与冠心病患者
SYNTAX 评分密切相关,可间接预测冠状动脉病变严重程度。

血清胱抑素 C 与冠状动脉病变严重程度密切相关,随着血清胱抑素 C 水平升高,冠心病病情逐渐加重。陈俊华等[30]选择行冠状动脉造影的胸痛患者 435 例,67 例患者证实冠状动脉狭窄<50% 为对照组;余 368 例为冠心病组,又根据 SYNTAX 评分结果分为低分组(0 ~ 22 分)134 例、中分组(23 ~ 32 分)177 例和高分组(>32 分)57 例。造影前均检测血清胱抑素 C。结果:与低分组比较,中分组和高分组胱抑素 C 明显升高[(11.49±4.81)μmol/L vs. [(13.63±5.30)μmmol/L 和(14.35±3.37)μmmol/L,$P<0.05$]。胱抑素 C 与 SYNTAX 评分呈正相关($r=0.106,P=0.001$)。单因素 Logistic 回归分析显示,年龄、糖尿病和血清肌酐是 SYNTAX 评分>32 分的最强预测因素($P<0.01$)。多因素 Logistic 回归分析显示,年龄和糖尿病是 SYNTAX 评分>32 分的最强预测因素($P<0.01$),血清胱抑素 C 及空腹血糖是其独立预测因素($P<0.05$)。结论:血清胱抑素 C 与冠状动脉病变严重程度密切相关,随着血清胱抑素 C 水平升高,冠心病病情逐渐加重。

急性冠脉综合征患者高同型半胱氨酸水平与冠状脉动病变支数、病变程度及其主要心血管不良事件发生风险有相关性,但其临床意义尚需更深入的研究。孟立英[31]通过对比观察不同同型半胱氨酸水平的急性冠脉综合征患者的冠状动脉造影结果,分析同型半胱氨酸水平与冠状动脉病变严重程度(以 SYNTAX 评分表示)的关系,探讨同型半胱氨酸水平与急性冠脉综合征患者冠状动脉病变的相关性,病情评估及预后判断的临床参考价值。方法:入选 2012 年 7 月—2012 年 12 月就诊于河北医科大学第二医院心内五科的急性冠脉综合征患者且行冠状动脉造影检查明确冠状动脉病变的连续病例 94 例作为研究对象。根据患者入院时血同型半胱氨酸水平分为正常同型半胱氨酸水平组(0<血同型半胱氨酸≤15 μmol/L, A 组)和高同型半胱氨酸水平组(血同型半胱氨酸>15 μmol/L, B 组)。A 组 57 例,其中男性 34 例,女性 23 例,年龄为 39 ~ 83 岁[平均年龄为(60.1±9.8)岁];B 组 37 例,其中男性 26 例,女性 11 例,年龄为 42 ~ 84 岁[平均年龄为(60.1±10.4)岁]。比较 A 组与 B 组的冠状动脉造影 SYNTAX 评分,并分析急性冠脉综合征患者血同型半胱氨酸水平与冠状动脉造影 SYNTAX 评分(即冠状动脉病变严重程度)的相关性。所有患者均于入院时采集病史资料,测量血压,计数心率,采集静脉血行血常规、心肌酶、肌钙蛋白 I、肾功能、电解质等检查。急性心肌梗死患者被诊断为急性心肌梗死 24 h 内,每 2 h 测定一次心肌酶、肌钙蛋白 I,此后每天测一次,持续 7 d,得出心肌酶及肌钙蛋白 I 水平;

入院后第 2 天清晨抽取静脉血行肝功能、血脂、血糖、同型半胱氨酸、超敏 C 反应蛋白等检查,并于病情稳定后行超声心动图检查,以左室射血分数 (LVEF)等指标评价心脏功能。所有患者均行冠状动脉造影检查,并且造影结果以 SYNTAX 评分表示。所有患者入院后均给予常规抗凝、抗血小板聚集、扩冠、调脂等治疗。结果显示,①A、B 两组患者的年龄、性别、体重指数、高血压病史、糖尿病病史、脑梗死病史、冠心病家族史、吸烟史、用药史、不稳定型心绞痛、ST 段抬高心肌梗死、非 ST 段抬高心肌梗死的构成比及入院时收缩压、舒张压、心率、血脂、血糖、心肌酶、肌钙蛋白 I、超敏 C 反应蛋白、血钾、D-二聚体、左室射血分数等方面比较差异均无统计学意义($P>0.05$)。A、B 两组患者肌酐水平分别为(70.458±14.665)μmol/L 和(77.290±15.200)μmol/L,$P=0.032$,差异有统计学意义。②A、B 两组的冠状动脉病变程度比较:A 组的 SYNTAX 评分为(13.772±9.490)分,B 组的 SYNTAX 评分为(18.987±9.699)分,A、B 两组的 SYNTAX 评分间差异有统计学意义($P=0.003$),即正常同型半胱氨酸水平组急性冠脉综合征患者的 SYNTAX 评分低于高同型半胱氨酸水平组急性冠脉综合征患者的 SYNTAX 评分。A 组冠状动脉造影显示有单支病变 23 人(40.4%),多支病变 34 人(59.6%);B 组冠状动脉造影显示有单支病变 5 人(13.5%),多支病变 32 人(86.5%)。A、B 两组的病变血管构成比差异有统计学意义($P=0.005$),即高水平同型半胱氨酸组急性冠脉综合征患者的严重血管病变数(多支病变)多于正常水平同型半胱氨酸组。③急性冠脉综合征患者血同型半胱氨酸水平与 SYNTAX 评分有相关性(Spearman 相关系数为 0.337,$P=0.001$,$P<0.05$)。④SYNTAX 评分 Logistic 回归分析显示:在校正了年龄、性别、同型半胱氨酸水平、超敏 C 反应蛋白、心肌酶 CKMB、肌钙蛋白 I、血清肌酐、血糖因素的影响后,年龄、同型半胱氨酸水平是与冠状动脉病变程度(即 SYNTAX 评分高低)相关的危险因素。年龄 Exp(B)值为 1.074,$P=0.009$,有统计学意义。同型半胱氨酸水平的 Exp(B)值为 1.067,$P=0.045$,有统计学意义。性别、超敏 C 反应蛋白、心肌酶 CKMB、肌钙蛋白 I、血清肌酐、总胆固醇、血糖的统计结果是 $P>0.05$,无统计学意义。⑤院外 90 d 随访 MACE 发生情况:B 组有 7 件(18.9%),A 组有 2 件(3.5%),两组比较差异有统计学意义($P=0.034$)。其中 A、B 两组再血管化治疗分别为 31 人(54.4%)和 17 人(45.9%),差异无统计学意义($P=0.424$)。得出结论:急性冠脉综合征患者高同型半胱氨酸水平与冠状脉动病变支数、病变程度及 MACE 发生风险有相关性。

有研究表明,血清胆红素水平与 SYNTAX 评分及临床 SYNTAX 评分均呈负相关,提示冠心病患者低血清胆红素水平与冠状动脉病变严重程度呈负相关[32]。具体为低胆红素水平是影响冠心病患者冠状动脉 SYNTAX 评分和临床 SYNTAX 评分的独立危险因素。提示低胆红素水平在冠状动脉粥样硬化的病理生理过程相关。

高脂血症作为心血管病的主要相关因素之一,参与冠状动脉粥样硬化,局部斑块破裂,以及血栓的形成,其相关机制和血清脂类指标的临床意义已得到广泛关注。2015 年一项样本量为 535 例的病例对照研究表明,常见血脂指标如甘油三酯、总胆固醇、低密度脂蛋白与 SYNTAX 评分呈线性正相关关系,同时也与冠状动脉病变严重程度呈正相关[33]。对其他脂蛋白的临床意义研究同样有所进展,如脂蛋白 a 不仅起运输胆固醇的作用,还可以加速动脉粥样硬化的形成。同时还因为其与纤溶酶原同源,因而抑制纤溶酶生成,使机体处于高凝状态[34]。氧化性低密度脂蛋白水平明显升高,与血管内皮损伤程度呈正相关。张松雨等[35]的研究结果表明这两种脂类指标在冠心病患者中,随病情进展不断升高。国外一项研究显示,脂蛋白 a 水平与患者 SYNTAX 评分呈正相关,同时也可作为冠状动脉病变的独立相关因素,印证了此前的研究结果[36]。2018 年一项研究提出低密度脂蛋白胆固醇、载脂蛋白 B、载脂蛋白 A1/载脂蛋白 B、纤溶酶原、高密度脂蛋白胆固醇均影响 SYNTAX 评分。作为冠状动脉病变的预后因素,它们和 SYNTAX 评分的多因素回归分析显示,r 值分别为 0.41、0.29、-0.12、0.08 和 -0.09(P 值均<0.05)。其中脂蛋白 A、低密度脂蛋白胆固醇、载脂蛋白 B、总胆固醇与 SYNTAX 评分的正相关性最明显(r 值分别为 0.132、0.632、0.599 和 0.313,P 均<0.01),而高密度脂蛋白胆固醇、载脂蛋白 A1、载脂蛋白 A1/载脂蛋白 B 则与 SYNTAX 评分呈较强的负相关(r 值分别为 -0.29、-0.344 和 -0.561,P<0.01)[37]。

七、SYNTAX 评分应用前景与展望

SYNTAX 评分将冠状动脉病变详细量化,是介入心脏病学的重要工具,临床医师依据 SYNTAX 评分进行冠状动脉复杂病变冠心病患者治疗策略的选择。同时 SYNTAX 评分在冠心病患者的预后评价也有一定的临床应

用价值,但该评分未包含临床因素,且进行 SYNTAX 评分计算相对烦琐,虽然目前可以应用计算机软件进行计算使操作简单一些,但评分结果却会因为时段不同、观察者不同而有所差异,可重复性不佳,而且受到临床因素的限制,目前需要观察者熟练评分系统及计算程序,不断完善和改进,在 SYNTAX 分中纳入临床变量,克服其局限性,提高其使用价值和准确性。

SYNTAX 评分的衍生评分作为 SYNTAX 评分系统的补充,给予患者更加准确合理的临床治疗策略。高 SYNTAX 评分的冠心病患者需要更加积极的治疗策略和手段。然而因客观条件因素,对于无法进行冠状动脉造影检查的冠心病患者,通过相关临床指标对 SYNTAX 评分进行预测,进而评估患者冠状动脉病变情况具有十分重要的临床意义。通过对 SYNTAX 评分相关性因素进行分析,对其预测价值进行客观评价,有助于对高危患者进行早期诊断,对病患危险分层并及早干预,以期提升患者预后结局。尽管如此,临床医师不应低估药物治疗、心血管危险因素的控制、戒烟并减少冠心病的进展和不良事件的发生。以 SYNTAX 评分为基础的研究将不断地完善并应用于临床,有助于结合患者的临床特点为每一位患者选择出最佳的血运重建方式。

参考文献

[1] 胡盛寿,高润霖,刘力生,等.《中国心血管病报告 2018》概要[J]. 中国循环杂志,2019,34(3):209-220.

[2] SIANOS G, MOREL M A, KAPPETEIN A P, et al. The SYNTAX Score: an angiographic tool grading the complexity of coronary artery disease [J]. EuroIntervention,2005,1(2):219-227.

[3] SERRUYS P W, MORICE M C, KAPPETEIN A P, et al. Percutaneous coronary intervention versus coronary-artery bypass grafting for severe coronary artery disease[J]. N Engl J Med,2009,360(10):961-972.

[4] KAPPETEINA P, FELDMAN T E, MACK M J, et al. Comparison of coronary bypass surgery with drug-eluting stenting for the treatment of left main and/or three-vessel disease:3-year follow-up of the SYNTAX trial[J]. European Heart Journal,2011,32(17):2125-2134.

[5] HEAD S J, DAVIERWALA P M, SERRUYS P W, et al. Coronary artery

bypass grafting vs. percutaneous coronary intervention for patients with three-vessel disease:final five-year follow-up of the SYNTAX trial[J]. Eur Heart J,2014,35(40):2821-2830.

[6]MORICE M C,SERRUYS P W,KAPPETEIN A P,et al. Five-year outcomes in patients with left main disease treated with either percutaneous coronary intervention or coronary artery bypass grafting in the synergy between percutaneous coronary intervention with taxus and cardiac surgery trial[J]. Circulation,2014,129(23):2388-2394.

[7]THUIJS D J F M,KAPPETEIN A P,SERRUYS P W,et al. Percutaneous coronary intervention versus coronary artery bypass grafting in patients with three-vessel or left main coronary artery disease:10-year follow-up of the multicentre randomised controlled SYNTAX trial[J]. Lancet,2019,394(10206):1325-1334.

[8]NEUMANN F J,SOUSA-UVA M,AHLSSON A,et al. 2018 ESC/EACTS guidelines on myocardial revascularization[J]. Eur Heart J,2019,40(2):87-165.

[9]FAROOQ V,VAN KLAVEREN D,STEYERBERG E W,et al. Anatomical and clinical characteristics to guide decision making between coronary artery bypass surgery and percutaneous coronary intervention for individual patients:development and validation of SYNTAX score II [J]. Lancet,2013,381(9867):639-650.

[10]XU B,GÉNÉREUX P,YANG Y,et al. Validation and comparison of the long-term prognostic capability of the SYNTAX score-II among 1528 consecutive patients who underwent left main percutaneous coronary intervention[J]. JACC Cardiovasc Interv,2014,7(10):1128-1137.

[11]KATAOKA Y. Better risk stratification for patients with complex coronary artery disease[J]. Circ J,2014,78(8):1832-1833.

[12]PARK S J,AHN J M,KIM Y H,et al. Trial of everolimus-eluting stents or bypass surgery for coronary disease[J]. N Engl J Med,2015,372(13):1204-1212.

[13]FARKOUH M E,DOMANSKI M,SLEEPER L A,et al. Strategies for multivessel revascularization in patients with diabetes[J]. N Engl J Med,

2012,367(25):2375-2384.

[14] TAKAHASHI K, SERRUYS P W, FUSTER V, et al. Redevelopment and validation of the SYNTAX score II to individualise decision making between percutaneous and surgical revascularisation in patients with complex coronary artery disease: secondary analysis of the multicentre randomised controlled SYNTAXES trial with external cohort validation[J]. Lancet,2020,396(10260):1399-1412.

[15] 中华医学会心血管病学分会介入心脏病学组,中国医师协会心血管内科医师分会,血栓防治专业委员会,等. 中国经皮冠状动脉介入治疗指南(2016)[J]. 中华心血管病杂,2016,44(5):382-400.

[16] CAVALCANTE R, SOTOMI Y, MANCONE M, et al. Impact of the SYNTAX scores I and II in patients with diabetes and multivessel coronary disease: a pooled analysis of patient level data from the SYNTAX, PRECOMBAT, and BEST trials[J]. Eur Heart J,2017,38(25):1969-1977.

[17] ESCANED J, COLLET C, RYAN N, et al. Clinical outcomes of state-of-the-art percutaneous coronary revascularization in patients with de novo three vessel disease:1-year results of the SYNTAX II study[J]. Eur Heart J,2017,38(42):3124-3134.

[18] BUNDHUN P K, SOOKHAREE Y, BHOLEE A, et al. Application of the SYNTAX score in interventional cardiology: a systematic review and meta-analysis[J]. Medicine(Baltimore),2017,96(28):e7410.

[19] MINAMISAWA M, MIURA T, MOTOKI H, et al. Prediction of 1-year clinical outcomes using the SYNTAX score in patients with prior heart failure undergoing percutaneous coronary intervention: sub-analysis of the SHINANO registry[J]. Heart Vessels,2017,32(4):399-407.

[20] GARG S, SARNO G, GARCIA-GARCIA H M, et al. A new tool for the risk stratification of patients with complex coronary artery disease: the Clinical SYNTAX Score[J]. Circ Cardiovasc Interv,2010,3(4):317-326.

[21] CATAPANO AL, GRAHAM I, DE BACKER G, et al. 2016 ESC/EAS guidelines for the management of dyslipidemias[J]. Eur Heart J,2016,37(39):2999-3058.

[22] CAPODANNO D, CAPRANZANO P, DI SALVO M E, et al. Usefulness of

SYNTAX score to select patients with left main coronary artery disease to be treated with coronary artery bypass graft[J]. JACC Cardiovasc Interv, 2009,2(8):731-738.

[23]NAM C W,MANGIACAPRA F,ENTJES R,et al. Functional SYNTAX score for risk assessment in multivessel coronary artery disease[J]. J Am Coll Cardiol,2011,58(12):1211-1218.

[24]PALMERINI T,GENEREUX P,CAIXETA A,et al. Prognostic value of the SYNTAX score in patients with acute coronary syndromes undergoing percutaneous coronary intervention:analysis from the ACUITY(acute catheterization and urgent intervention triage strateg Y) trial[J]. J Am Coll Cardiol,2011,57(24):2389-2397.

[25]宋莹,徐晶晶,唐晓芳. 残余 SYNTAX 积分对急性冠状动脉综合征介入治疗预后分析[J]. 中华医学杂志,2017,97(7):502-507.

[26]GÉNÉREUX P,CAMPOS C M,FAROOQ V,et al. Validation of the SYNTAX revascularization index to quantify reasonable level of incomplete revascularization after percutaneous coronary intervention[J]. Am J Cardiol,2015,116(2):174-186.

[27]XU B O,BETTINGER N,GUAN C H,et al. Impact of completeness of revascularization in complex coronary artery disease as measured with the SYNTAX revascularization index:an SEEDS substudy[J]. Catheter Cardiovasc Interv,2017,89(S1):541-548.

[28]郭洪涛,张明月. 国外老年人健康管理的经验及对我国的启发[J]. 中华健康管理学杂志,2014,3(8):213-214.

[29]王林,袁国裕,陈国雄,等. 冠心病患者颈动脉内膜中层厚度及颈动脉斑块与 SYNTAX 评分的相关性研究[J]. 心脑血管病防治,2016,16(2):109-111.

[30]陈俊华,张存新. 冠心病患者胱抑素 C 与 SYNTAX 评分的相关性研究[J]. 中华老年心脑血管病杂志,2014,16(11):1171-1174.

[31]孟立英. 急性冠脉综合征患者同型半胱氨酸水平与冠脉病变 SYNTAX 评分相关性的研究[D]. 石家庄:河北医科大学,2013.

[32]耿学斌,李莉,马燚,等. 血清胆红素与心绞痛患者冠状动脉病变程度和预后的关系[J]. 中国动脉硬化杂志,2019,27(3):236-240,253.

[33]SIANOS G,MOREL M A,KAPPETEIN A P,et al. The SYNTAX Score:an angiographic tool grading the complexity of coronary artery disease[J]. EuroIntervention,2005,1(2):219-227.

[34]仓沈元. 血清同型半胱氨酸、脂蛋白(a)与冠心病的相关性研究[J]. 国际检验医学杂志,2017,38(3):389-391.

[35]张松雨,李纲,李玉东,等. 冠状动脉粥样硬化性心脏病患者血清炎性指标与血脂指标水平变化及相关性分析[J]. 实用预防医学,2018,25(5):589-591.

[36]ASHFAQ F,GOELPK,MOORTHY N,et al. Lipoprotein(a) and SYNTAX score association with severity of coronary artery atherosclerosis in North India[J]. Sultan Qaboos Univ Med J,2012,12(4):465-472.

[37]LIN T W,WANG L Z,GUO J B,et al. Association between serum LDL-C and ApoB and SYNTAX Score in patients with stable coronary artery disease[J]. Angiology,2018,69(8):724-729.

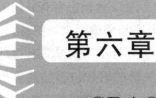

第六章

GRACE 评分介绍及临床应用

近年来,心血管病的发病率连续增加,全球每年死于心血管病的人数远多于其他任何疾病。2019 年 *JAMA Cardiol* 在线发表的数据显示:截至2016 年,我国在控制心脑血管病方面成效颇著,年龄标化的死亡率下降幅度达 28.7%,然而死亡率下降主要是因为更低的脑卒中死亡率,而冠心病的死亡率仍是呈上升趋势[1]。冠心病是指冠状动脉发生粥样硬化病变,致使冠状动脉管腔狭窄或完全闭塞,引起心肌缺血缺氧、心肌梗死的疾病。冠心病的主要危险因素包括高血压、血脂异常、糖尿病、肥胖和超重、吸烟等。其临床表现多种多样,但在临床诊疗工作中,以急性冠脉综合征发病率最高,意义最大。急性冠脉综合征是临床中的一组综合征,由急性心肌缺血引起。其发病机制被认为是在冠状动脉粥样硬化斑块的基础上,继发斑块破裂或者糜烂,进而导致血栓形成、血管痉挛和微循环栓塞等一系列病理生理变化,最终导致心肌氧供失衡。急性冠脉综合征包括不稳定型心绞痛、非 ST 段抬高心肌梗死、ST 段抬高心肌梗死,前两者合称为非 ST 段抬高急性冠脉综合征(NSTE-ACS)。

在我国,目前估计心肌梗死的患者高达 250 万,尽管血管重建策略如冠状动脉旁路移植术(CABG)和经皮冠状动脉介入治疗(PCI),可以明显改善患者的预后。但据我国相关调查报道,即使院内医疗水平有所提高,同时冠心病住院患者的死亡率相应降低,但这对全国冠心病死亡率的影响也十分有限,心肌梗死的死亡率仍旧呈逐年上升的态势[2],原因可能在于大部分心血管急性事件的死亡发生在院外。因此从冠心病的诊断、治疗到预防控制都需进一步提高,随着当今诊疗技术的发展,疾病预后的评估和预测也显得极其重要。预测和评估冠心病患者尤其是 PCI 术后的预后,有助于更好地管理患者和进一步降低冠心病的死亡率。虽然急性冠脉综合征患者有共同的重要病理生理机制,但他们具有不同的临床、心电图和酶或标志物特征,并经历了广泛的严重心血管结果[3-4]。基于临床特征估计的风险是具有挑战性和不精确的,但需要风险评估来指导分诊和关键的管理决策。监管机构,如英国国家卫生与临床优化研究所(NICE)和指南小组根据特定的临床和风险分组推荐治疗,试验显示某些益处可能主要或仅限于高危冠脉综合征患者[4-6]。风险分层的二元方法(如肌钙蛋白水平正常或升高,或心电图异常或正常)缺乏足够的精确度[7-13]。提供更准确的预后信息,更适当的靶向治疗,更精确且用户友好的风险分层是必要的。为了确保普遍适用性,风险分层方法应该来自真实世界中具有代表性的急性冠脉综合征患者的非限制性人群[14],并且应该使用广泛可用的临床变量。其中,全球急性冠状动脉事件注册(GRACE)评分用于急性冠脉综合征患者的危险分层已被多个指南推荐。

一、传统 GRACE 评分

GRACE 评分是基于 GRACE 研究发展而来。GRACE 研究是一项大型多中心前瞻性研究,纳入 14 个国家 94 家医院的急性冠脉综合征患者信息,旨在提供冠心病患者,尤其是急性冠脉综合征患者无偏移、具代表性的诊疗数据,所有病例都被分为以下类型之一:ST 段抬高心肌梗死、非 ST 段抬高心肌梗死或不稳定型心绞痛(有关纳入标准,请参阅 www.bmj.com 附录上的纳入标准及详细定义)。衍生出来的 GRACE 评分意在提供简单有效的风险评估体系,该评分主要根据年龄、心率、收缩压、血肌酐、Killip 分级、入院时心脏骤停、心电图 ST 改变及心肌坏死标志物的升高,对患者住院期间和出院 6 个月之内的死亡风险做出危险分层(表 6-1)[15-16]。这些因素传递了超过 90% 的总风险,预测死亡的 C 值为 0.81,预测死亡或非致命性心肌梗死的 C 值为 0.73。诞生 20 年之久,GRACE 评分已广泛被用于预测冠心病患者,特别是急性冠脉综合征患者的预后。如 GRACE 评分被指南推荐用于临床诊疗工作,2015 年及 2017 年欧洲心脏病学会(ESC)关于急性冠脉综合征患者管理指南指出,GRACE 评分可被用于 NSTE-ACS 和 ST 段抬高心肌梗死(STEMI)患者的危险分层,指导临床决策[17-18]。更有荟萃分析结果显示 GRACE 评分可以用于指导 PCI 手术时机的选择[19]。

表 6-1　GRACE 评分

Killip 分级		收缩压		心率		年龄		肌酐		危险因素	
分级	得分	收缩压/mmHg	得分	心率/(次/min)	得分	年龄/岁	得分	肌酐/(mg/dL)	得分	因素	得分
I	0	<80	58	<50	0	<30	0	0~0.39	1	院前心脏骤停	39
II	20	80~99	53	50~69	3	30~39	8	0.40~0.79	4	ST 段位移	28
III	39	100~119	43	70~89	9	40~49	25	0.80~1.19	7	心肌酶升高	14
IV	59	120~139	34	90~109	15	50~59	41	1.20~1.59	10		
		140~159	24	110~149	24	60~69	58	1.60~1.99	13		
		160~199	10	150~199	38	70~79	75	2.00~3.99	21		
		≥200	0	≥200	46	80~89	91	≥4.00	28		
						≥90	100				

GRACE 评分(基于一项 1999—2009 年的研究)能够对急性冠脉综合征患者的特征、治疗和结果进行具体分析,并已有大约 100 篇国际出版物的出版(详细的参考书目和其他信息可在 http://www. outcomes-umassmed. org/GRACE 查询)。简而言之,GRACE 评分在急性冠脉综合征上的应用主要可以归纳为以下 4 类。

(一)描述分析急性冠脉综合征患者的特性

GRACE 提供了一个多国且强大的参考标准,用于描述急性冠脉综合征患者的特性及其管理和预后[20-21]。一系列其他研究描述并分析了延迟提供护理的决定因素[22],诸如出血[23]、心力衰竭[24]、休克[25]和房颤[26]等特定预后事件的发生及某些人群的具体情况(糖尿病[27]、肾病[28]、衰老[29]和外周动脉病变[30-31])或表现形式。描述性分析很重要,尤其是当有证据表明参与者之间存在重大差异时,即使常规临床实践符合详细的随机试验选择标准,也可以随机分配给临床试验和来自常规临床实践的患者。

(二)改善急性冠脉综合征的护理质量

GRACE 分析了护理差异的决定因素及其对结果的影响,研究表明无论是否与地理相关[32],资源的可用性(如干预设施)[33]或遵守循证指南[34]至关重要。2002 年,GRACE 研究人员报道,约 30% 的合格 STEMI 患者没有提供再灌注治疗策略[35]。由于缺乏再灌注的预测因素(如高龄、非典型症状和既往 CABG),错过了提供可能挽救生命的冠状动脉再灌注的机会。5 年后,GRACE 研究者报道,通过努力减少早期经验中发现的缺陷,STEMI 患者的再灌注率有了实质性改善,接受 PCI 的患者远多于药物溶栓。尽管住院死亡率和纤溶再灌注延迟有所改善,但超过 40% 的患者在建议的时间窗之外接受了再灌注,1/3 可能符合条件的患者未接受再灌注治疗[36]。在随后的报道中,Nallamothu 等[37]分析了 STEMI 患者的治疗的影响,再灌注治疗延迟与较高的 6 个月死亡率相关,但这种关系在接受溶栓治疗的患者中可能更为关键。Mehta 等[38]提供的证据表明,在老年 STEMI 患者中,平均而言,原发性 PCI 比溶栓治疗的效果更好。最后,Steg 等[39]强调了用药物洗脱支架治疗的急性冠脉综合征患者晚期(长达 2 年)支架内血栓形成的风险。在改善长期预后方面,GRACE 研究人员表明,无论是在院内还是出院时,坚持使用绩效指标都与死亡率密切相关。根据标准核心指标,绩效最高的医院与绩效最低的医院比较,患者死亡率降低了 25%。确定了一种治疗悖论:在未预先应用常规风险分层的情况下,低风险比高风险的患者更有可能接受循证药理和介入治疗[40]。GRACE 研究人员还强调了改善急性冠脉综合征特殊人群(包括糖尿病[27]或心力衰竭[41]及女性)的机会。例如,Dey 等[42]的研究显示,在超过 7500 例女性患者中,更可能出现心血管病危险因素和非典型症状,例如恶心,但冠状动脉造影大多正常/轻度狭窄。此外,这批女性在发生急性冠脉综合征后不太可能接受循证医学治疗。

(三)影响全球急性冠脉综合征的临床实践

GRACE 风险评分及其他可预测重要结果(如死亡、心肌梗死、脑卒中或大出血)的稳健多变量模型的推导和验证是 GRACE 的主要输出。GRACE 风险模型已转化为国家和国际机构的指导,包括欧洲心脏病学会(ESC)[43]、美国心脏病专家学会(ACC)和美国心脏协会(AHA)的联合指南[44],苏格兰校际指南协作网(SIGN)指南,以及英国国家卫生与临床卓越研究所(NICE)。

GRACE 风险模型已经改变了我们思考和治疗急性冠脉综合征患者的方式[45-47]。2003 年,Granger 等[45]报道了用一种简单的八变量工具来预测住院情况。所有急性冠脉综合征患者的病死率均基于初始临床评估、血液检测和心电图数据获得的临床信息。对于派生和验证队列，C 值（分别为 0.84 和 0.79）表现出显著的识别力。2004 年，Eagle 等[46]报道了一种九变量预测模型，该模型根据急性冠脉综合征患者出院前或出院后可获得的临床信息估算 6 个月的死亡率。该模型再次证明了对 15 000 多例患者的出色区分。2006 年，Fox 等[15]发表了预测工具，该工具可根据在 43 000 多例患者中收集到的数据，估计急性冠脉综合征患者出院后 6 个月的合并终点——心肌梗死或死亡。GRACE 风险模型的优势在于，它已在来自世界各地的众多未经选择的患者队列中获得并验证，这比在临床试验队列中得出的模型具有更高的辨别准确性。这些风险模型涉及所有形式的急性冠脉综合征，包括 STEMI、非 ST 段抬高心肌梗死和不稳定型心绞痛，并且已经在一系列非 GRACE 队列中进行了测试和验证。GRACE 风险模型始终优于其他风险模型。无论电子风险计算器（http://www. outcomes. org/grace），还是更传统的论文，GRACE 模型都易于应用。GRACE 研究人员最近还更新了模型，以确保其预测当代患者的准确性。ESC[43]、ACC/AHA[44]和 NICE 提出 GRACE 风险模型目前已在世界各地的医院中使用，其准则在提供现代急性冠状动脉护理方面的效用已得到认可。NICE 小组系统地比较了各种风险评分，包括心肌梗死溶栓评分[47]、PURSUIT（不稳定型心绞痛中的血小板糖蛋白Ⅱb/Ⅲa：使用依替非巴替治疗抑制受体）[48]、GRACE[45]、PREDICT[49]、EMMACE（急性冠状动脉事件的方法和管理方法）简单风险指数[9]、AMIS（瑞士急性心肌梗死）风险评分[50]、不稳定型心绞痛风险评分[51]和已发表的证据，然后进行测试，针对 MINAP（心肌梗死国家审计项目）数据集的 GRACE 风险评分（仅限于 6 个广泛使用的组件），记录了 2 年内英格兰和威尔士所有医院收治的所有患者（$n = 75\ 627$）[52]。该模型的效果非常好，因此 NICE 建议将 GRACE 风险评分（或其他评分系统）尽早应用于患者[46]。风险模型在临床实践中也很重要，因为即使是功能强大且具有区分性的生物标志物，如肌钙蛋白也无法准确预测急性冠脉综合征中的个体风险[53]。除了广泛使用的死亡率和心肌梗死风险计算器之外，GRACE 研究人员建立并测试了 1 个多变量模型来预测院内重大出血，24 个模型来预测急性冠脉综合征脑卒中[54]，1 个模型来预测 CABG 的风险[55]。最后，GRACE 使我们能够对"低风险"模型[56]进行预测，甚至建立一个模型来预测急性冠脉综合征中不会发生不良事件[57]。

（四）引起急性冠脉综合征治疗的变革

在 GRACE 收集数据的 10 年中，每年都招募大量患者。因此，GRACE 提供了在 1999—2009 年关于急性冠脉综合征治疗和结局如何发展的独特视角。由于及时的再灌注和循证疗法更系统的使用已被广泛接受，观察到的和经过风险调整的住院患者死亡率均下降了。然而，证据和治疗之间仍然存在"差距"。简而言之，GRACE 已表明"我们正在进步，但仍有改善的空间"。

综上所述，GRACE 评分已被常规用于急性冠脉综合征的风险分层。然而，没有一项现有研究测试 GRACE 评分随着时间的推移是否保持准确，以评估其在目前急性冠脉综合征患者治疗中的适用性。近年来，随着更有效的抗血小板药物、降脂药物的引入，以及 PCI 和外科冠状动脉血管重建术的重大进展，急性冠脉综合征患者的治疗有了显著的改善。这项改进的治疗与不同人群的急性冠脉综合征患者死亡率和心血管并发症的降低有关[58-60]。那么近 20 年前引入的 GRACE 评分是否仍然与按照当代标准治疗的急性冠脉综合征患者的风险评估相关呢？为此，Shuvy 等[61] 进行了一项大规模回顾性研究，根据他们的研究策略，纳入了 4931 例在以色列调查中的急性冠脉综合征患者。根据 GACE 评分，患者被分为高分（GACE 评分 >140 分）和低分（GACE 评分 ≤140 分）两组。在早期（2000—2006 年）、中期（2008—2010 年）和晚期（2013—2016 年）调查中，对每个 GRACE 评分组的结果进行比较。对于 GRACE 评分 >140 分的患者，治疗时间的改善与 7 d 全因死亡率（早期、中期和晚期调查患者的全因死亡率分别为 5.7%、4.1% 和 2.0%，$P=0.01$）和 1 年死亡率（早期、中期和晚期的患者的死亡率分别为 27.8%、25.3% 和 21.8%；$P=0.07$）相关。在 GRACE 评分为 ≤140 分的患者中，参加近期调查的患者 1 年全因死亡率较低（早期、中期和晚期调查患者的死亡率分别为 5.3%、3.5% 和 3.1%，$P=0.01$）。他们证明，尽管在过去 20 年中急性冠脉综合征患者的治疗和结果有了显著的暂时改善，但 GRACE 评分仍然是预测这些患者 7 d 和 1 年全因死亡率的准确工具。急性冠脉综合征的最佳治疗必须包括每个患者的早期个体化风险分层。准确的风险评估可以发现高危患者，他们可能从早期 PCI 和强化药物治疗中受益更多，同时将低风险患者发生可预防的治疗并发症的风险降至最低。结果表明 GRACE 评分在预测准确性方面没有显著差异。本研究也再次证明了

GRACE 评分的优越性,即使在各种抗凝药物及血管重建技术迅猛发展的今天,GRACE 评分在急性冠脉综合征患者的危险分层及预测预后方面依然具有十分重要的价值,在临床工作中依然值得被推广。

众所周知,GRACE 评分在急性冠脉综合征的研究已经十分深入。如前所述,GRACE 风险预测模型给急性冠脉综合征患者带来了极大的收益,使得住院患者的死亡率下降。另外,GRACE 评分已被常规用于急性冠脉综合征的风险分层,这使得急性冠脉综合征患者得到了更加精准的护理与治疗。但是 GRACE 的临床价值远远不止于此,接下来我们就 GRACE 评分在其他方面的应用进行简单说明。

二、传统 GRACE 评分在临床上的应用

(一)预测院外心脏骤停复苏患者的院内死亡率和神经系统结局

院外心脏骤停(out-of-hospital cardiac arrest,OHCA)后的医院存活率仍然很低。评估 OHCA 患者在住院初期的预后对于评估复苏后护理的改善非常重要。先前的报道评估了一些模型预测 OHCA 患者预后的价值[62-66]。但是这些预测模型的准确性尚不明确。因此,2015 年 AHA 指南建议,在复苏的 OHCA 患者中,最早使用临床检查来预示不良神经系统预后的时间是在心脏骤停后 72 h[67]。据报道,GRACE 风险评分可用于预测急性冠脉综合征患者的短期和长期死亡率[68]。然而,它对于复苏后急性心肌梗死的准确性还没有很好的描述,并且对于复苏后非急性心肌梗死患者的有用性尚不清楚。根据 Otani 等[69]的研究结果,GRACE 风险评分在预测 OHCA 后复苏患者的院内死亡率和神经系统结局方面具有十分重要的价值。先前的几项研究报道的评分系统可作为 OHCA 患者预后的预测指标[70-72]。Donnino 等[70]报道了院内死亡与急性生理学和慢性健康状况评价 Ⅱ (acute physiology and chronic health evaluation Ⅱ , APACHE Ⅱ)评分之间的关系,发现入院时 APACHE Ⅱ评分不能预测院内死亡率(AUC = 0. 62)。Members 等[71]则利用血清肌酐和乳酸水平、初始心律、无血流和低血流间隔的 OHCA 评分作为 OHCA 的预测指标,并且发现它与院内死亡有关(AUC = 0. 82)。Keegan 等[72]报道了 ICU 入院时 OHCA 评分和急性生理学和慢性健康状况评价 Ⅲ (acute physiology and chronic health evaluation Ⅲ , APACHE Ⅲ)评分与住院死

亡之间的关系(AUC:OHCA 评分 0.85,APACHE Ⅲ 评分 0.72)。然而,这些研究并不限于具有可电击初始心律的患者(可电击心律的比例为 38% ~ 42%),并且研究人群的死亡率很高(55% ~ 78%),因此他们的结果与 Donnino 等的研究不可比。Kasai 等[65]报道了 OHCA 患者入院时血清氨水平与不利神经预后之间的关系(AUC = 0.88)。然而,上述两项研究并没有将他们的研究人群限制在具有可电击初始心律的患者,因此他们与我们的研究不具有可比性。Lee 等[66]报道,在恢复自主循环后 1 h 内测量的血清乳酸水平在幸存者中显著高于非幸存者(11.36% vs. 9.55%,P<0.001),但是由于差异较小,血清乳酸水平不适于评估临床意义(AUC = 0.62)。他们还比较了幸存者和非幸存者的血清乳酸和氨水平,然而两组之间没有显著差异,并且 AUC 较低。这可以用该研究人群样本量小、死亡率低来解释。另一方面,血清氨水平在有利组比在不利神经预后组低,但由于这种差异很小,血氨不适合评估临床意义(AUC = 0.66)。因此,我们可以从 Donnino 等[70]的研究工作中得出如下结论:与其他评分系统和生物标志物比较,GRACE 评分是一个很好的评分系统,特别是对低死亡率患者很有用。

(二)预测稳定型冠心病 PCI 术后的预后

与急性冠脉综合征比较,稳定型冠状动脉疾病(stable coronary artery disease,SCAD)被认为与相对较低的心血管事件风险相关。然而,最近的研究表明,冠心病的年死亡率为 0.63% ~ 3.8%[71]。冠状动脉造影研究表明,冠心病患者的心肌梗死年发病率为 0.8%[72]。因此,识别 SCAD 的高危患者非常重要。全世界每年有超过 50 万稳定型心绞痛患者接受 PCI[73]。然而,GRACE 出院评分是否能预测 SCAD 患者的生存率尚不清楚。因此,Zhao 等[74]的研究评估了 GRACE 出院评分对接受药物洗脱支架植入术的 SCAD 患者出院后 2 年的院外死亡率和 MACCE 的效用,旨在为临床医师提供对 GRACE 出院评分更全面的理解。他们的研究表明,首先,在 SCAD 患者中,GRACE 出院评分对死亡率和 MACCE 有风险分层值。其次,GRACE 出院评分对 PCI 术后冠状动脉狭窄患者的死亡率有预测价值,但对 PCI 术后冠状动脉狭窄患者的死亡率无显著影响。SCAD 患者通常被认为心血管事件的风险相对较低。然而,其研究表明,在接受 PCI 的冠状动脉狭窄患者中,死亡的风险仍为 0.97%,冠状动脉旁路移植术的风险为 10.06%。在临床实践中,相当一部分无明显缺血症状的冠心病患者出现冠状动脉斑块破裂[75],导致急性冠脉综合征甚至死亡,所以不应忽视这些风险。因此,识别具有不同风险的 SCAD 患者非常重要。他们的研究使用风险分层来显示 GRACE 出院评分明确区分了死亡率和 MACCE 的低风险和非低风险患者。因此,在临床实践中,GRACE 出院评分似乎有助于识别 PCI 术后非低风险的 SCAD 患者。在目前的研究中,Zhao 等[74]研究表明,GRACE 出院评分对 DES 植入术后 SCAD 患者的 2 年院外死亡率具有较强的预测价值。

三、传统 GRACE 评分的局限性

传统 GRACE 评分是根据院内及出院后 6 个月内的死亡风险或者死亡与心肌梗死的风险组合评定的。近些年来,心血管领域的许多学者在研究中发现,无论 GRACE 评分的设计还是它的应用范围都存在着一些需要进一步改善之处,因此,GRACE 评分具有很大的改良空间。

使用心脏风险评估的主要目的是治疗强度与风险的匹配,然而尽管 GRACE 评分在识别高危人群、指导治疗策略上有很大的价值,但是尚缺乏针对中低危患者的临床研究和应用[76]。尤其对于急性非 ST 段抬高心肌梗死患者,他们的潜在冠状动脉疾病的严重程度往往轻重不一,临床表现不尽相同。如果能够对其中的低危患者,尤其是那些无须住院治疗的患者加以鉴别,那么对提高医疗资源利用的效率将大有帮助[77]。此外该评分不适合对无急性冠脉综合征的非特异性胸痛低风险患者进行分层[15]。

传统的 GRACE 评分的研究设计中也存在着一定的不足。首先从研究人群的上来看,GRACE 评分研究人群主要分布于欧美国家、澳大利亚等发达国家,亚非发展中国家患者的数据是缺乏的,同时不同人种 GRACE 评分的表现可能会有不同[78]。其次从研究的终点事件来看,GRACE 评分主要的终点事件包括死亡、心肌梗死或死亡,没有考虑到脑卒中、心力衰竭、大出血等不良事件。另外在统计方法上,传统的 GRACE 评分研究使用的是线性回归来探究各个变量与终点事件的关系,这也给 GRACE 评分的准确性带来了局限[79]。

GRACE 评分的指标设置上,也存在一定的局限性,例如,血肌酐的测量是需要耽误一些时间的,且通常是在患者住院后或者在急诊室留院观察时才进行检测,这样一来,我们就无法在第一时间得出 GRACE 评分,进而可能延误对患者进行危险分层及相对应的治疗策略。近年来人们越来越认识到

其他的生物标志物如脑钠肽(brain natriuretic peptide,BNP)在心血管病患者危险分层中的重要作用,BNP 在急性冠脉综合征患者的预后预测方面有着重要的价值,可以用于急性冠脉综合征患者的预后判断。在急性冠脉综合征早期,心肌缺血导致心肌细胞释放 BNP 入血,导致血 BNP 水平明显升高;随着疾病的进展,心脏逐渐扩大并重构,心肌收缩能力下降,心室压力增加,使得大量 BNP 分泌,血 BNP 水平进一步升高[77]。Morrow 等[9]认为无论是在入院时还是在疾病恢复期,BNP 是预测急性冠脉综合征死亡风险的重要标记物。然而传统 GRACE 评分并没有包含 BNP 这一可用于反映急性冠脉综合征病理生理学进展相关的指标。另外,急性心肌梗死可能伴有急性、严重的非心脏病,这些对患者的预后也很重要。Lichtman 等[80]评估急性心肌梗死住院时出现的急性、严重、非心脏疾病的患病率,并评估这些疾病与住院死亡率的关系。他们在 2003 年 1 月—2004 年 6 月,前瞻性统计了在 19 个美国中心登记的 3907 例急性心肌梗死患者。研究发现,在这些急性心肌梗死患者中,有 267 例并发了严重的非心血管系统疾病,常见的是严重肺炎(18.4%)、严重消化道出血/贫血(15.7%)、脑卒中(9.7%)和败血症(9.4%)。并发非心脏疾病患者的住院死亡率为 21.3%(267 人中有 57 人),而无这些疾病患者的住院死亡率为 2.7%(3640 人中有 100 人)。由此可见在急性心肌梗死患者中并发急性非心脏疾病很常见,并且与住院死亡率的增加相关。然而,传统 GRACE 评分中并没有包含其他系统疾病的指标。临床预测模型的存在意义是帮助医师解读病情、制定防治决策,因此,为了更好地服务于临床工作,我们需要进一步完善并改良 GRACE 评分以提高预测准确性。研究者也在不断尝试提高风险评分系统的预测效能,部分研究尝试利用预后相关的变量组建新的风险评分或是在 GRACE 评分基础上补充完善其预测准确性。下面我们对改良的 GRACE 评分做一简介。

四、改良的 GRACE 评分

(一)GRACE 2.0 评分

急性冠脉综合征由一系列不同的患者组成,以往根据心电图特征及生物标志物进行分层管理存在很大的局限性。众多国际指南将患者分为非 ST

段抬高心肌梗死和 ST 段抬高心肌梗死并建议使用风险评分,如全球急性冠状动脉事件注册(GRACE)评分[79]。然而,尽管有证据和指南,传统 GRACE分层也并没有广泛实施,可能的原因有准确的风险评分计算起来很麻烦(例如,需要查找表),此外,在患者初次就诊时,可能无法获得实施所需的参数[81]。

2014 年,Keith 等利用更大的队列样本升级了 GRACE 评分(GRACE 2.0版),并以法国急性 ST 段抬高和非 ST 段抬高心肌梗死登记处(French Registry of Acute ST-Elevation and Non-ST-Elevation Myocardial Infarction, FAST. MI)研究队列作为外验证检验模型效能。升级版 GRACE 评分的创立有两个主要背景。第一,尽管 ESC、ACC/AHA 等指南推荐用 GRACE 评分进行风险评估,系统性风险划分没有被广泛应用;第二,英国国家卫生与临床优化研究所(NICE)利用 MINAP 数据库的 64 312 例患者检测了包括GRACE、心肌梗死溶栓在内的危险评分效果,发现在缺乏 Killip 分级及肌酐水平数据的情况下,"mini. GRACE"评分及"改良 mini. GRACE"评分仍具有很高的区分度[82]。GRACE 2.0 评分是针对传统的 GRACE 评分在使用过程中的障碍包括患者入院时的 Killip 分级和肌酐值[83],对传统 GRACE 评分做出了一些修改后得出的新评分工具。Keith 等开发 GRACE 2.0 版本旨在开发和验证更准确的适用于急性冠脉综合征患者的短期和长期风险预测评分。他们没有假设年龄等连续变量和 Killip 分类变量与风险线性相关,而是测试了非线性相关性,并将其纳入 GRACE 2.0 的预测评分。传统的 GRACE评分需要计算数字评分,而 GRACE 2.0 的研究人员验证了具有绝对百分比风险的电子版本,这更加适用于手持电子设备和智能手机,并且通过使用肌酐和 Killip 分级的代替指标扩大了临床适用性。我们知道肌酐值可能只有在入院后才能获得,同时许多医院现在不使用 Killip 分级来评估心力衰竭症状。GRACE 2.0 版是一种更适用于临床的简化风险评分[79]。GRACE 2.0 风险计算器提供了对住院期间 6 个月、1 年和 3 年死亡率的直接估计,绕过了分数的计算。还提供了 1 年死亡或心肌梗死的综合风险。GRACE 2.0 风险计算中使用的变量包括年龄、收缩压、脉率、血清肌酐、就诊时 Killip 分级、入院时心脏骤停、心脏生物标志物升高和 ST 偏差。如果 Killip 分级或血清肌酐值不可用,可通过分别添加肾衰竭和使用利尿剂来计算修正分数[84]。

心肌肌钙蛋白敏感度的增加导致了诊断阈值的降低,如今增加了对心肌损伤和其他情况下心肌梗死的识别。全球通用心肌梗死定义将心肌梗死分为 1 型、2 型、3 型、4a 型、4b 型、5 型。其中 1 型心肌梗死仅由动脉粥样硬化斑块破裂和血栓性冠状动脉闭塞引起,2 型心肌梗死是一种异质性疾病,是由于心肌氧供应不平衡或在另一种急性疾病的情况下心肌氧需求未得到满足而发生的。2 型心肌梗死可能是由冠状动脉病变(如血管痉挛、自发性夹层或冠状动脉栓塞)或快速心律失常、严重缺氧等引起。许多研究表明,1 型和 2 型心肌梗死患者之间存在表型差异。最近的研究评估了在苏格兰和瑞典连续两组急诊疑似急性冠脉综合征患者中 GRACE 2.0 评分的表现。在该研究中研究者计算了 GRACE 2.0 评分,以估计 1 年的死亡率,最后发现 GRACE 2.0 评分对 1 型心肌梗死患者 1 年内的全因死亡率提供了良好的预测,而对 2 型心肌梗死患者 1 年内全因死亡率并没有前者的预测效应好[85]。

Huang 等[83]在冠脉事件结局研究与教育中心临床研究(Transitions, Risks, and Actions in Coronary Events Center for Outcomes Research and Education, TRACE-CORE)中验证了 GRACE 2.0 评分的预测效应,该队列是一个多种族队列,包含在美国住院治疗出院并在出院后随访 1 年的急性冠脉综合征患者。该研究中他们也按照种族对急性冠脉综合征患者进行分层验证,证实 GRACE 2.0 评分对不同人种急性冠脉综合征患者的风险评估都有较高的准确性。而 Akyuz 等[86]研究证实了 GRACE 2.0 评分对急性非 ST 段抬高心肌梗死患者住院期间与出院后 1 年内死亡风险也有良好的评估作用[87]。

(二)GFFES 评分

GFFES 是 GRACE Freedom-from-Event score 的简称,这个评分是 Brieger 等[87]为了识别发生不良住院事件可能性低的 NSTE-ACS 患者所开发。他们对全球急性冠状动脉事件登记处(2001 年 1 月—2007 年 9 月)收录的 24 097 例急性非 ST 段抬高心肌梗死或不稳定型心绞痛患者的数据进行分析,其中相关的住院事件包括心肌梗死、心律失常、充血性心力衰竭、休克、大出血、脑卒中或死亡。2/3 的患者被随机选择用于评分模型开发,其余的用于评分模型验证。最后他们得出 GFFES 评分可以预测 NSTE-ACS 的住院过程,并可以识别 30% 的入院人口处于低死亡风险或任何不良住院事件。GFFES 评分包括年龄、充血性心力衰竭、糖尿病病史、房颤史、外周血管病变史、脉搏、收缩压、Killip I 级、无心脏骤停、不稳定型心绞痛、有无 ST 段抬高、用药史

（无长期服用华法林、长期服用他汀类药物）、患者是否从其他医院转入等指标。

　　GFFES 评分比 GRACE 风险评分包含更多的因素。这是因为它们的设计目的不同：GFFES 评分是为了区分一大群有任何不良事件风险的患者，而不是识别较小的高死亡风险组。包括房颤、心力衰竭、糖尿病和外周动脉疾病的病史，或华法林、他汀类药物的慢性治疗史及其他因素，每一个都是作为常规入院的一个组成部分收集的，因此不会降低与 GRACE 风险评分相同因素的评估简易性。Brieger 等建议，在初始风险评估被认为是"非高风险"的患者时，应用 GFFES 评分将最有价值。GFFES 评分高的患者住院死亡的可能性非常低，出院后 6 个月死亡或心肌梗死的可能性也很低。这些患者在医院发生任何不良事件的可能性很低。GFFES 评分应用于识别可考虑采用初始护理策略的急性冠脉综合征患者，包括对急性冠脉综合征患者的门诊管理。该评分弥补了 GRACE 风险评分对于中低危患者的预测评估。

　　Kelly 等[88]利用一个前瞻性观察队列对 GFFES 评分进行了外部验证，该观察队列由入院诊断为胸痛、不稳定型心绞痛或心肌梗死的患者组成。他们收集患者的临床数据。其中定义的主要不良心脑血管事件（MACCE）包括死亡、新发心肌梗死、脑卒中、急性肺水肿、心脏骤停或持续性室性心动过速、高度房室传导阻滞、心源性休克、起搏器或主动脉内球囊反搏泵插入、辅助通气或在入院时发生的新的急性肾衰竭。关注的主要结果是通过受试者操作特征（ROC）曲线和临床表现分析 GFFES 评分对 MACCE 的预测效应。最后他们发现 GFFES 评分具有良好的预测能力，敏感度和阴性预测值高。GFFES 评分是一个有用的风险预测工具，将患者分配到适当的医疗护理等级。然而，GFFES 评分也存在着局限性。研究发现该评分特异度较低，只适合用于 MACCE 的阴性预测。值得注意的是，应用 GFFES 评分提示患者低危并不代表患者无急性冠脉综合征或无须再灌注治疗。另外，GFFES 评分变量多、操作比较复杂，还没有开发出相应的计算软件，临床应用不够便利。

五、GRACE 评分联合其他实验室检查

　　急性冠脉综合征的治疗，各个临床指南都强调了风险分层的重要性，通过使用风险分层使医师针对患者的治疗强度与其风险相匹配，实现个体化

的治疗策略。临床指南推荐使用评分系统(如 GRACE 评分)来计算风险和指导治疗策略。GRACE 评分反映急性冠脉综合征患者的预后存在一定的局限性,许多研究提出联合急性冠脉综合征患者的其他实验室检查可能提供额外的预后信息[89]。

(一)GRACE 评分联合 BNP 相关指标

近年来,血浆脑钠肽(brain natriuretic peptide,BNP)成为备受关注的心脏不良事件预测因子。有研究证实,BNP 与 N 端脑钠肽前体(NT-proBNP)均可作为心肌缺血潜在的有效生物标志物,对急性冠脉综合征患者早期诊治、风险预测、预后评估有着重要作用[90]。Guidez 等[91]建立和验证一个基于 GRACE 评分和 BNP 水平的综合评分,以预测急性冠脉综合征患者的预后。首先他们在 248 例急性冠脉综合征患者的回顾性队列中制定了 GRACE 评分和 BNP 水平的综合评分,然后在 575 例急性冠脉综合征患者的前瞻性队列中验证,主要观察的结果是 6 个月死亡或心肌梗死。他们发现联合血浆 BNP 水平会进一步提高 GRACE 评分的准确性。GRACE 风险评分联合血浆 BNP 水平,会改善临床实践中急性冠脉综合征患者的风险分层。

Carvalho 等[92]也评估了在 ST 段抬高心肌梗死/Killip I 级患者中,除了 GRACE 评分外,一次与两次测定 BNP 是否能改善不良预后的预测。他们连续入选了 ST 段抬高心肌梗死/Killip I 级入院患者($n = 167$)并随访 12 个月。计算患者的 GRACE 评分,并在症状出现后的 12 h(D1)和第 5 天(D5)获得血浆 BNP 水平。他们发现心肌梗死后的 BNP 水平变化与较差的短期和长期预后相关。除了 GRACE 评分之外,BNP 水平变化改进了风险分类。他们的发现提示我们不应该只是重视一次的 BNP 测量,更要关注 BNP 水平的变化,然而这项研究的入选人群较少,研究结论仍需要进一步的验证。

最近,有学者提出将 BNP 分子形式用于急性心肌梗死后风险分层和预后预测[93]。他们利用质谱技术测定了 1078 例急性心肌梗死患者血浆中的 BNP 分子形式(BNP5-32、BNP4-32 和 BNP3-32),评估了分子形式与短期和长期不良结果的相关性。结果显示,急性心肌梗死患者的 BNP 分子形式与 6 个月、1 年和 2 年的不良预后相关。这项研究表明,BNP 分子形式在急性心肌梗死后预后和风险分层中有潜在作用。需要进一步研究 BNP 分子形式联合 GRACE 评分用于急性心肌梗死后风险分层和预后预测。

（二）GRACE 评分联合平均血小板体积及淋巴细胞

平均血小板体积（MPV）是评估血小板活化的重要生物标志物。较大的血小板比较小的血小板更容易形成血栓。MPV 的增加被证实与冠状动脉疾病有关[94]。既往的研究表明，对于接受 PCI 的患者来说，MPV 升高是长期预后的独立预测因素。最近，在接受 PCI 的非 ST 段抬高心肌梗死患者中，再次证实高 MPV 与长期不良事件发生率显著增加相关，尤其是全因死亡率[95]。Wan 等[96]调查了 MPV 是否与 GRACE 风险评分相关，以及两者结合是否能更好地预测急性冠脉综合征患者的心血管不良事件。他们共纳入 297 例急性冠脉综合征患者，入院时测量 MPV 并计算 GRACE 风险评分，分别评估其单独和与 MPV 一起的不良事件预测值。他们证明了 MPV 与 GRACE 风险评分呈正相关，MPV 与 GRACE 风险评分联合应用能更好地预测急性冠脉综合征患者心血管事件。

另一方面，淋巴细胞缺乏会加速动脉粥样硬化的进程[97]。低淋巴细胞计数不仅可以预测 ST 段抬高心肌梗死患者的长期复发心肌梗死，还可以预测心力衰竭患者血流动力学和有氧能力的降低[98]。此外，低淋巴细胞计数是心力衰竭患者住院期间不良预后的独立预测因子，比许多传统预后指标更可靠。血小板绝对数量与淋巴细胞绝对数量之比，即血小板与淋巴细胞之比，已成为预测心血管病患者未来发生心血管事件的有效指标。Zhou 等[99]评估了血小板/淋巴细胞比值（platelet-to-lymphocyte ratio，PLR）与 GRACE 风险评分之间的关系，并检验入院时的 PLR 是否能提高 GRACE 风险评分对急性冠脉综合征患者心血管病事件的预测价值。他们证明了 GRACE 风险评分与 PLR 呈正相关，并且 PLR 和 GRACE 风险评分的组合在预测急性冠脉综合征患者的心血管事件方面更有效。

（三）GRACE 评分联合糖化血红蛋白

长期糖代谢紊乱往往提示着心血管病的高风险[100]。糖化血红蛋白是一种反映长期糖代谢状态的生物标志物之一，在患者出现急性冠脉综合征时改变较小。先前的研究发现糖化血红蛋白升高与心血管事件风险增加有关[101]。Liu 等[102]研究了在接受 PCI 的无糖尿病急性冠脉综合征患者中，GRACE 评分联合糖化血红蛋白含量是否能改善对主要不良事件的预测。他们共招募了 549 例接受 PCI 的非糖尿病急性冠脉综合征患者，入院时计算这些患者的 GRACE 评分和测量糖化血红蛋白水平,最终发现糖化血红蛋白水平与 GRACE 风险评分呈正相关,GRACE 评分联合糖化血红蛋白水平会进一步改善接受 PCI 的非糖尿病急性冠脉综合征患者的风险分层。然而 GRACE 评分联合糖化血红蛋白水平进行的风险分层是否能改善急性冠脉综合征合并糖尿病患者的预后,需要进一步综合研究。

(四)GRACE 评分联合钙离子浓度

骨骼外钙广泛分布于器官和组织中,它在心血管病相关的一系列生物过程中起着关键作用,包括血小板黏附、凝血、心脏收缩、心肌细胞凋亡和心脏电生理等[94]。血清钙是骨骼外钙的主要成分之一,也是临床实践中广泛应用的生化指标[103]。最近,有报道称低钙血症是严重冠心病患者住院死亡率增加的一个预测因素[104]。Yan 等[105]研究入院时血清钙与 GRACE 评分之间的关系,并探讨血清钙联合急性冠脉综合征患者 GRACE 评分是否会增加对急性冠脉综合征患者不良事件的预测价值。他们发现入院时血清钙水平是急性冠脉综合征患者住院死亡的独立预测因素。将血清钙纳入 GRACE 风险评分可导致更准确的预测。基于此,他们建议将 GRACE 评分联合入院时的血清钙水平作为评估急性冠脉综合征患者住院死亡风险的指标。

(五)GRACE 评分联合 C 反应蛋白

C 反应蛋白在免疫反应中起重要作用,许多研究已经发现它与动脉粥样硬化的发生发展及相关并发症有关。C 反应蛋白水平升高是糖尿病患者、高脂血症患者、急性冠脉综合征患者发生不良临床事件的强预测因子[106]。对于心血管风险预测,C 反应蛋白的通常阈值为 2 mg/L,而在入院治疗的急性冠脉综合征患者中,高于 10 mg/L 的临界值被用于确定死亡风险较高的患者。Schiele 等[107]研究了将 C 反应蛋白联合 GRACE 评分对急性冠脉综合征患者预后的预测价值。他们发现急性冠脉综合征患者入院时检测的 C 反应蛋白水平升高是发生心血管风险的标志,也是 30 d 死亡率的独立预测因子。对于急性冠脉综合征患者入院时的风险分层,C 反应蛋白联合 GRACE 风险评分将改善风险预测能力。然而 Correia 等[108]共研究了 290 例因急性冠脉综合征而连续入院的患者,他们在入院时使用高灵敏度方法测定了血浆 C 反应蛋白。观察住院期间的心血管结局,其中心血管结局由死亡、非致死性心肌梗死或非致死性难治性心绞痛组成。他们最后得出结论:C 反应蛋白与医院预后相关,但这种炎症标记物不会增加 GRACE 评分的预后价值。因此 GRACE 评分联合 C 反应蛋白对于急性冠脉综合征患者的危险分层尚需要进一步研究。

(六)GRACE 评分联合红细胞分布宽度

红细胞分布宽度(RDW)是反映红细胞体积异质性的参数,用红细胞体积大小的变异系数来表示。多种机制,包括炎症应激、神经激素和肾上腺素能激活、营养缺乏和(或)铁稳态紊乱会影响 RDW。最近,相当多的临床研究发现,RDW 的增加是心脏病(包括急性冠脉综合征)患者心血管事件的一个强有力的独立预测因子[109-111]。Polat 等[112] 也评估了不稳定型心绞痛和非 ST 段抬高心肌梗死患者的 RDW 和全球急性冠状动脉事件登记(GRACE)风险评分之间的关系。他们发现 RDW 值越高,住院死亡率越高;RDW 评分与 GRACE 评分显著相关。多变量 Logistic 回归分析发现,RDW 是高 GRACE 评分的独立预测因子。Zhao 等[113] 的研究表明,GRACE 评分联合 RDW 可以提高对急性冠脉综合征患者的预测价值。Chang 等[114] 在 390 例STEMI 患者探讨了 RDW 联合 GRACE 评分在预测 STEMI 首次接受 PCI 术后发生心脏主要不良事件的预测价值。他们的研究表明,RDW 水平和 GRACE 评分的联合是首次接受 PCI 的 STEMI 患者风险分层的有用工具,能够更好地预测长期临床结果,利于指导临床治疗。

(七)GRACE 评分联合 D-二聚体

D-二聚体是纤维蛋白的一种降解产物。它也是反映凝血、血栓形成状态的生物标记[115]。既往有研究表明,D-二聚体升高与动脉粥样硬化易损斑块[116]、PCI 后无复流[117] 和较大范围心肌损伤[118] 有关。许多研究也证实在 SCAD[119-120]、急性冠脉综合征[121] 和 ST 段抬高心肌梗死[122] 的患者中,D-二聚体水平升高与长期死亡率增加有关。Yu 等[123] 在 5923 例接受 PCI 的急性冠脉综合征患者中,检测了 D-二聚体并利用 D-二聚体联合 GRACE 评分预测住院死亡率。他们发现,在接受 PCI 的急性冠脉综合征患者中,D-二聚体是院内死亡的独立预测因子。检测 D-二聚体水平可以提高 GRACE 评分的预后性能。

总之,在对患者进行 GRACE 评分时,联合实验室检查指标往往能够提升其风险评估的准确性和全面性,但是面对诸多可供选择的指标,临床医师究竟应如何取舍,又如何将其与 GRACE 评分联合仍然需要进一步研究。

综上所述,近 20 年急性冠脉综合征患者的治疗和预后有了显著改善,但 GRACE 评分仍然是预测这些患者 7 d 和 1 年全因死亡率的准确工具。同时研究人员在 GRACE 评分的基础上进行改良,形成了新的评分系统,并且通过严格的内部验证和外部验证证实了它们的有效性。传统和改良的 GRACE 评分使医师能够更有效地识别高、低危患者,进而提高医疗资源的使用效率,同时更好地做出长期危险评估,指导临床治疗。然而临床医师并没有利用评分的习惯,应该加大对心血管病的风险评分的宣传,使医师能够充分利用该评分,从而对患者进行个体化治疗。

参考文献

[1] LIU S, LI Y, ZENG X, et al. Burden of cardiovascular diseases in china, 1990−2016: findings from the 2016 global burden of disease study[J]. JAMA Cardiol, 2019, 4(4): 342−352.

[2] 陈伟伟, 高润霖, 刘力生, 等.《中国心血管病报告 2014》概要[J]. 中国循环杂志, 2015, 30(7): 617−622.

[3] VAN DE WERF F, ARDISSINO D, BETRIU A, et al. Management of acute myocardial infarction in patients presenting with ST−segment elevation. The task force on the management of acute myocardial infarction of the European Society of Cardiology[J]. Eur Heart J, 2003, 24(1): 28−66.

[4] BRAUNWALD E, ANTMAN E M, BEASLEY J W, et al. ACC/AHA guidelines for the management of patients with unstable angina and non−ST−segment elevation myocardial infarction[J]. J Am Coll Cardiol, 2000, 36(3): 970−1062.

[5] BERTRAND M E, SIMOONS M L, FOX K A, et al. Management of acute coronary syndrome: acute coronary syndrome without persistent ST segment elevation: recommendations of the task force of the European Society of Cardiology[J]. Eur Heart J, 2000, 21(17): 1406−1432.

[6] FOX K A, POOLE−WILSON P, CLAYTON T C, et al. 5−year outcome of an interventional strategy in non−ST−elevation acute coronary syndrome: the British Heart Foundation RITA 3 randomised trial[J]. Lancet, 2005, 366

(9489):914-920.

[7] LEE K L, WOODLIEF L H, TOPOL E J, et al. Predictors of 30-day mortality in the era of reperfusion for acute myocardial infarction. Results from an international trial of 41, 021 patients. GUSTO－I investigators [J]. Circulation, 1995, 91(6):1659-1668.

[8] MORROW D A, ANTMAN E M, CHARLESWORTH A, et al. TIMI risk score for ST-elevation myocardial infarction: a convenient, bedside, clinical score for risk assessment at presentation: an intravenous nPA for treatment of infarcting myocardium early Ⅱ trial substudy [J]. Circulation, 2000, 102(17):2031-2037.

[9] MORROW D A, ANTMAN E M, GIUGLIANO R P, et al. A simple risk index for rapid initial triage of patients with ST-elevation myocardial infarction: an InTIME Ⅱ substudy[J]. Lancet, 2001, 358(9293):1571-1575.

[10] KRUMHOLZ H M, CHEN J, WANG Y, et al. Comparing AMI mortality among hospitals in patients 65 years of age and older: evaluating methods of risk adjustment[J]. Circulation, 1999, 99(23):2986-2992.

[11] BOERSMA E, PIEPER K S, STEYERBERG E W, et al. Predictors of outcome in patients with acute coronary syndrome without persistent ST-segment elevation. Results from an international trial of 9461 patients. The PURSUIT investigators[J]. Circulation, 2000, 101(22):2557-2567.

[12] LINDAHL B, TOSS H, SIEGBAHN A, et al. Markers of myocardial damage and inflammation in relation to long-term mortality in unstable coronary artery disease. FRISC Study Group. Fragmin during instability in coronary artery disease[J]. N Engl J Med, 2000, 343(16):1139-1147.

[13] JOLLIS J G. Measuring the effectiveness of medical care delivery[J]. J Am Coll Cardiol, 2001, 37(4):998-1000.

[14] OHMAN E M, GRANGER C B, HARRINGTON R A, et al. Risk stratification and therapeutic decision making in acute coronary syndrome [J]. JAMA, 2000, 284(7):876-878.

[15] FOX K A, DABBOUS O H, GOLDBERG R J, et al. Prediction of risk of death and myocardial infarction in the six months after presentation with acute coronary syndrome: prospective multinational observational study

（GRACE）［J］. BMJ,2006,333(7578):1091.

［16］GRNGER C B,GOLDBERG R J,DABBOUS O,et al. Predictors of hospital mortality in the global registry of acute coronary events［J］. Arch Intern Med,2003,163(19):2345-2353.

［17］ROFFI M,PATRONO C,COLLET J P,et al. 2015 ESC guidelines for the management of acute coronary syndromes in patients presenting without persistent ST-segment elevation:task force for the management of acute coronary syndromes in patients presenting without persistent ST-segment elevation of the European Society of Cardiology(ESC)［J］. Eur Heart J, 2016,37(3):267-315.

［18］IBANEZ B,JAMES S,AGEWALL S,et al. 2017 ESC guidelines for the management of acute myocardial infarction in patients presenting with ST-segment elevation:the task force for the management of acute myocardial infarction in patients presenting with ST-segment elevation of the European Society of Cardiology(ESC)［J］. Eur Heart J,2018,39(2):119-177.

［19］AWAN A,OGUNTI R,FATIMA U,et al. Timing of percutaneous coronary intervention in non-ST elevation acute coronary syndrome-Meta-analysis and systematic review of literature［J］. Cardiovasc Revasc Med,2020,21 (11):1398-1404.

［20］FOX K A,GOODMAN S G,KLEIN W,et al. Management of acute coronary syndromes. Variations in practice and outcome;findings from the Global Registry of Acute Coronary Events(GRACE)［J］. Eur Heart J,2002,23 (15):1177-1189.

［21］STEG P G,GOLDBERG R J,GORE J M,et al. Baseline characteristics,management practices, and in-hospital outcomes of patients hospitalized with acute coronary syndromes in the Global Registry of Acute Coronary Events (GRACE)［J］. Am J Cardiol,2002,90(4):358-363.

［22］GOLDBERG R J,STEG P G,SADIQ I,et al. Extent of,and factors associated with,delay to hospital presentation in patients with acute coronary disease(the GRACE registry)［J］. Am J Cardiol,2002,89(7):791-796.

［23］MOSCUCCI M,FOX K A,CANNON C P,et al. Predictors of major bleeding in acute coronary syndromes:the Global Registry of Acute Coronary Events

(GRACE)[J]. Eur Heart J,2003,24(20):1815-1823.

[24]STEG P G,DABBOUS O H,FELDMAN L J,et al. Determinants and prognostic impact of heart failure complicating acute coronary syndromes:observations from the Global Registry of Acute Coronary Events(GRACE)[J]. Circulation,2004,109(4):494-949.

[25]DAUERMAN H L,GOLDBERG R J,WHITE K,et al. Revascularization, stenting,and outcomes of patients with acute myocardial infarction complicated by cardiogenic shock[J]. Am J Cardiol,2002,90:838-842.

[26]MEHTA R H,DABBOUS O H,GRANGER C B,et al. Comparison of outcomes of patients with acute coronary syndromes with and without atrial fibrillation[J]. Am J Cardiol,2003,92(9):1031-1036.

[27]FRANKLIN K,GOLDBERG R J,SPENCER F,et al. Implications of diabetes in patients with acute coronary syndromes:the Global Registry of Acute Coronary Events[J]. Arch Intern Med,2004,164(13):1457-1463.

[28]SANTOPINTO J J,FOX K A,GOLDBERG R J,et al. Creatinine clearance and adverse hospital outcomes in patients with acute coronary syndromes: findings from the global registry of acute coronary events(GRACE)[J]. Heart,2003,89(8):1003-1008.

[29]AVEZUM A,MAKDISSE M,SPENCER F,et al. Impact of age on management and outcome of acute coronary syndrome:observations from the Global Registry of Acute Coronary Events(GRACE)[J]. Am Heart J,2005,149(1):67-73.

[30]FROEHLICH J B,MUKHERJEE D,AVEZUM A,et al. Association of peripheral artery disease with treatment and outcomes in acute coronary syndromes. The Global Registry of Acute Coronary Events(GRACE)[J]. Am Heart J,2006,151(5):1123-1128.

[31]MUKHERJEE D,EAGLE K A,KLINE-ROGERS E,et al. Impact of prior peripheral arterial disease and stroke on outcomes of acute coronary syndromes and effect of evidence-based therapies(from the Global Registry of Acute Coronary Events)[J]. Am J Cardiol,2007,100(1):1-6.

[32]FOX K A,GOODMAN S G,ANDERSON F A JR,et al. From guidelines to clinical practice:the impact of hospital and geographical characteristics

on temporal trends in the management of acute coronary syndromes. The Global Registry of Acute Coronary Events (GRACE) [J]. Eur Heart J, 2003,24(15):1414-1424.

[33] VAN DE WERF F, GORE J M, AVEZUN A, et al. Access to catheterisation facilities in patients admitted with acute coronary syndrome: multinational registry study[J]. BMJ,2005,330(7489):441.

[34] EAGLE K A, KLINE-ROGERS E, GOODMAN S G, et al. Adherence to evidence-based therapies after discharge for acute coronary syndromes: an ongoing prospective, observational study[J]. Am J Med,2004,117(2):73-81.

[35] EAGLE K A, GOODMAN S G, AVEZUM A, et al. Practice variation and missed opportunities for reperfusion in ST-segment-elevation myocardial infarction: findings from the Global Registry of Acute Coronary Events(GRACE)[J]. Lancet,2002,359(9304):373-377.

[36] EAGLE K A, NALLAMOTHU B K, MEHTA R H, et al. Trends in acute reperfusion therapy for ST-segment elevation myocardial infarction from 1999 to 2006: we are getting better but we have got a long way to go[J]. Eur Heart J,2008,29(5):609-617.

[37] NALLAMOTHU B, FOX K A, KENNELLY B M, et al. Relationship of treatment delays and mortality in patients undergoing fibrinolysis and primary percutaneous coronary intervention. the global registry of acute coronary events[J]. Heart,2007,93(12):1552-1555.

[38] MEHTA R H, SADIQ I, GOLLDBERG R J, et al. Effectiveness of primary percutaneous coronary intervention compared with that of thrombolytic therapy in elderly patients with acute myocardial infarction[J]. Am Heart J, 2004,147(2):253-239.

[39] STEG P G, FOXKA A, EAGLEKA, et al. Mortality following placement of drug-eluting and bare-metal stents for ST-segment elevation acute myocardial infarction in the Global Registry of Acute Coronary Events[J]. Eur Heart J,2009,30(3):321-329.

[40] FOX K A A, ANDERSON F A JR, DABBOUS O H, et al. Intervention in acute coronary syndromes: do patients undergo intervention on the basis of

their risk characteristics? The Global Registry of Acute Coronary Events (GRACE)[J]. Heart,2007,93(2):177-182.

[41]STEG P G,KERNER A,VAN DE WERF F,et al. Impact of in-hospital revascularization on survival in patients with non-ST-elevation acute coronary syndrome and congestive heart failure[J]. Circulation, 2008, 118 (11):1163-1171.

[42]DEY S,FLATHER M D,DEVLIN G,et al. Sex-related differences in the presentation,treatment and outcomes among patients with acute coronary syndromes:the Global Registry of Acute Coronary Events[J]. Heart, 2009,95(1):20-26.

[43]BASSAND J P,HAMM C W,ARDISSINO D,et al. Guidelines for the diagnosis and treatment of non-ST-segment elevation acute coronary syndromes[J]. Eur Heart J,2007,28(13):1598-1660.

[44]KUSHNER F G,HAND M,SMITH S C JR,et al. 2009 focused updates: ACC/AHA guidelines for the management of patients with ST-elevation myocardial infarction(updating the 2004 guideline and 2007 focused update) and ACC/AHA/SCAI guidelines on percutaneous coronary intervention(updating the 2005 guideline and 2007 focused update). A report of the american college of cardiology foundation/american heart association task force on practice guidelines[J]. Circulation,2009,120(22):2271-2306.

[45]GRANGER C B,GOLDBERG R J,DABBOUS O,et al. Predictors of hospital mortality in the global registry of acute coronary events[J]. Arch Intern Med,2003,163(19):2345-2353.

[46]EAGLE K A,LIM M J,DABBOUS O H,et al. A validated prediction model for all forms of acute coronary syndrome:estimating the risk of 6-month postdischarge death in an international registry[J]. JAMA,2004,291(22): 2727-2733.

[47]ANTMAN E M,COHEN M,BERNINK P J,et al. The TIMI risk score for unstable angina/non-ST elevation MI:a method for prognostication and therapeutic decision making[J]. JAMA,2000,284(7):835-842.

[48]BOERSMA E,PIEPER K S,STEYERBERG E W,et al. Predictors of outcome in patients with acute coronary syndromes without persistent ST-segment eleva-

tion. Results from an international trial of 9461 patients. the PURSUIT investigators[J]. Circulation,2000,101(22):2557-2567.

[49]JACOBS D R JR,KROENKE C,CROW R,et al. PREDICT:a simple risk score for clinical severity and long-term prognosis after hospitalization for acute myocardial infarction or unstable angina: the Minnesota heart survey [J]. Circulation,1999,100(6):599-607.

[50]KURA D J,BERNSTEIN A,HUNT K,et al. Simple point-of-care risk stratification in acute coronary syndromes:the AMIS model[J]. Heart,2009,95(8):662-668.

[51]PIOMBO A C,GAGLIARDI J A,GUETTA J,et al. A new scoring system to stratify risk in unstable angina[J]. BMC Cardiovasc Disord,2003,3:8.

[52]WILKINSON C,WESTON C,TIMMIS A,et al. The myocardial ischaemia national audit project (MINAP) [J]. Eur Heart J Qual Care Clin Outcomes,2020,6(1):19-22.

[53]STEG P G,FITAGERALD G,FOXKA A. Risk stratification in non-ST-segment elevation acute coronary syndromes:troponin alone is not enough[J]. Am J Med,2009,122(2):107-108.

[54]BUDAJ A,FLASINSKA K,GORE J M,et al. Magnitude of and risk factors for in-hospital and postdischarge stroke in patients with acute coronary syndromes:findings from a global registry of acute coronary events[J]. Circulation,2005,111(24):3242-3247.

[55] BRIEGER D, ELSIK M, GORE J M, et al. Predicting coronary artery bypass graft surgery in acute coronary syndromes [J]. EuroIntervention, 2007,2(4):452-458.

[56]DEVLIN G,ANDERSON F A,HEALD S,et al. Management and outcomes of lower risk patients presenting with acute coronary syndromes in a multinational observational registry[J]. Heart,2005,91(11):1394-1399.

[57] BRIEGER D, FOX K A, FITZGERALD G, et al. Predicting freedom from clinical events in non – ST – elevation acute coronary syndromes: the global registry of acute coronary events[J]. Heart,2009,95(11):888-894.

[58]SHUVY M,CHEN S,VOROBEICHIK D,et al. Temporal trends in manage-

ment and outcomes of patients with acute coronary syndrome according to renal function[J]. Int J Cardiol,2017,232:48-52.

[59] KLEMPFNER R,ELIS A,MATEZKY S,et al. Temporal trends in management and outcome of diabetic and non-diabetic patients with acute coronary syndrome(ACS):residual risk of long-term mortality persists. Insights from the ACS Israeli Survey(ACSIS) 2000-2010[J]. Int J Cardiol,2015,179:546-551.

[60] KRISHNAN U, BREJT J A, SCHULMAN-MARCUS J, et al. Temporal trends in the clinical acuity of patients with ST-segment elevation myocardial infarction[J]. Am J Med,2018,131(1):100. e9-100. e20.

[61] SHUVY M,BEERI G,KLEIN E,et al. Accuracy of the Global Registry of Acute Coronary Events(GRACE) Risk Score in contemporary treatment of patients with acute coronary syndrome[J]. Can J Cardiol,2018,34(12):1613-1617.

[62] SASSON C,ROGERS M A,DAHL J,et al. Predictors of survival from out-of-hospital cardiac arrest:a systematic review and meta-analysis[J]. Circ Cardiovasc Qual Outcomes,2010,3(1):63-81.

[63] GROSSESTREUER A V,ABELLA B S,LEARY M,et al. Time to awakening and neurologic outcome in therapeutic hypothermia-treated cardiac arrest patients[J]. Resuscitation,2013,84(12):1741-1746.

[64] SHINOZAKI K, ODA S, SADAHIRO T, et al. Blood ammonia and lactate levels on hospital arrival as a predictive biomarker in patients with out-of-hospital cardiac arrest[J]. Resuscitation,2011,82(4):404-409.

[65] KASAI A, NAGAO K, KIKUSHIMA K, et al. Prognostic value of venous blood ammonia in patients with out-of-hospital cardiac arrest[J]. Circ J,2012,76(4):891-899.

[66] LEE D H,CHO I S,LEE S H,et al. Correlation between initial serum levels of lactate after return of spontaneous circulation and survival and neurological outcomes in patients who undergo therapeutic hypothermia after cardiac arrest[J]. Resuscitation,2015,88:143-149.

[67] CALLAWAY C W, DONNINO M W, FINK E L, et al. Part 8:post-cardiac arrest care:2015 American Heart Association guidelines update for cardiopul-

monary resuscitation and emergency cardiovascular care[J]. Circulation, 2015,132(18 Supple 2):S465-S482.

[68]GRANGER C B,GOLDBERG R J,DABBOUS O,et al. Predictors of hospital mortality in the global registry of acute coronary events[J]. Arch Intern Med,2003,163(19):2345-2353.

[69]OTANI T,SAWANO H,NATSUKAWA T,et al. Global Registry of Acute Coronary Events risk score predicts mortality and neurological outcome in out-of hospital cardiac arrest[J]. Am J Emerg Med,2017,35(5):685-691.

[70]DONNINO M W,SALCICCIOLI J D,DEJAM A,et al. APACHE Ⅱ scoring to predict outcome in post-cardiac arrest[J]. Resuscitation,2013,84(5):651-656.

[71]MEMBERS T F,MONTALESCOT G,SECHTEM U,et al. 2013 ESC guidelines on the management of stable coronary artery disease:the task force on the management of stable coronary artery disease of the European Society of Cardiology[J]. Eur Heart J,2013,34(38):2949-3003.

[72]KEEGAN M T,WHALEN F X,BROWN D R,et al. Acute physiology and chronic health evaluation(APACHE) Ⅲ outcome prediction after major vascular surgery[J]. J Cardiothorac Vasc Anesth,2008,22(5):713-718.

[73]AL-LAMEE R,THOMPSON D,DEHBI H M,et al. Percutaneous coronary intervention in stable angina(ORBITA):a double-blind,randomized controlled trial[J]. Lancet,2018,391(10115):31-40.

[74]ZHAO X Y,LI J X,XIAN Y,et al. Prognostic value of the GRACE discharge score for predicting the mortality of patients with stable coronary artery disease who underwent percutaneous coronary intervention[J]. Catheter Cardiovasc Interv,2020,95(Suppl 1):550-557.

[75]KRUK M,PRZYLUSKI J,KALI Ń CZUK Ł,et al. Cumulative incidence of coronary lesions with vulnerable characteristics in patients with stable angina pectoris:an intravascular ultrasound and angiographic study[J]. Int J Cardiol,2005,102(2):201-206.

[76]VESELY M R,KELEMEN M D. Cardiac risk assessment:matching intensity of therapy to risk[J]. Cardiol Clin,2006,24(1):67-78.

［77］赖一炜,汤辉.改良 GRACE 评分对急性冠脉综合征患者危险评估局限性的研究进展［J］.心脏杂志,2018,30(1):99-102.

［78］GRACE INVESTIGATORS. Rationale and design of the GRACE(Global Registry of Acute Coronary Events)Project:a multinational registry of patients hospitalized with acute coronary syndromes［J］. Am Heart J, 2001,141(2):190-199.

［79］JNEID H,ANDERSON J L,WRIGHT R S,et al. 2012 ACCF/AHA focused update of the guideline for the management of patients with unstable angina/non-ST-elevation myocardial infarction(updating the 2007 guideline and replacing the 2011 focused update):a report of the American College of Cardiology Foundation/American Heart Association Task Force on practice guidelines［J］. J Am Coll Cardiol,2012,60(7):645-681.

［80］LICHTMAN J H,SPERTUS J A,REID K J,et al. Acute noncardiac conditions and in-hospital mortality in patients with acute myocardial infarction［J］. Circulation,2007,116(17):1925-1930.

［81］FOX K A,FITZGERALD G,PUYMIRAT E,et al. Should patients with acute coronary disease be stratified for management according to their risk? Derivation,external validation and outcomes using the updated GRACE risk score［J］. BMJ Open,2014,4(2):e004425.

［82］吕俊兴,许海燕.急性冠脉综合征危险评分的研究进展［J］.心血管病学进展,2019,40(9):1224-1228.

［83］HUANG W,FITZGERALD G,GOLDBERG R J,et al. Performance of the GRACE Risk Score 2.0 simplified algorithm for predicting 1-year death after hospitalization for an acute coronary syndrome in a contemporary multiracial cohort［J］. Am J Cardiol,2016,118(8):1105-1110.

［84］ROFFI M,PATRONO C,COLLET J P,et al. 2015 ESC guidelines for the management of acute coronary syndromes in patients presenting without persistent ST-segment elevation:task force for the management of acute coronary syndromes in patients presenting without persistent ST-segment elevation of the European Society of Cardiology(ESC)［J］. Eur Heart J, 2016,37(3):267-315.

［85］HUNG J,ROOS A,KADESJÖ E,et al. Performance of the GRACE 2.0

score in patients with type 1 and type 2 myocardial infarction[J]. Eur Heart J,2021,42(26):2552-2561.

[86] AKYUZ S, YAZICI S, BOZBEYOGLU E, et al. Validity of the updated GRACE risk predictor(version 2. 0) in patients with non-ST-elevation acute coronary syndrome[J]. Rev Port Cardiol,2016,35(1):25-31.

[87] BRIEGER D, FOX K A, FITZGERALD G, et al. Predicting freedom from clinical events in non-ST-elevation acute coronary syndromes:the Global Registry of Acute Coronary Events[J]. Heart,2009,95(11):888-894.

[88] KELLY A M, DABEE P, KLIM S, et al. External validation of the GRACE Freedom from Events score[J]. Heart Lung Circ,2012,21(9):582-585.

[89] WIDERA C, PENCINA M J, BOBADILLA M, et al. Incremental prognostic value of biomarkers beyond the GRACE(Global Registry of Acute Coronary Events) score and high-sensitivity cardiac troponin T in non-ST-elevation acute coronary syndrome[J]. Clin Chem,2013,59(10):1497-1505.

[90] SUN T W, WANG L X, ZHANG Y Z. Prognostic value of B-type natriuretic peptide in patients with acute coronary syndromes [J]. Arch Med Res, 2006,37(4):502-505.

[91] GUIDEZ T, MARÉCHAUX S, PINÇON C, et al. Addition of B-type natriuretic peptide to the GRACE score to predict outcome in acute coronary syndrome:a retrospective(development) and prospective(validation) cohort-based study[J]. Emerg Med J,2012,29(4):274-279.

[92] CARVALHO L S F, BOGNIOTTI L A C, DE ALMEIDA O L R, et al. Change of BNP between admission and discharge after ST-elevation myocardial infarction (Killip I) improves risk prediction of heart failure, death, and recurrent myocardial infarction compared to single isolated measurement in addition to the GRACE score[J]. Eur Heart J Acute Cardiovasc Care,2019,8(7):643-651.

[93] ISRAR M Z, HEANEY L M, NG L L, et al. B-type natriuretic peptide molecular forms for risk stratification and prediction of outcome after acute myocardial infarction[J]. Am Heart J,2018,200:37-43.

[94] SANSANAYUDH N, ANOTHAISINTAWEE T, MUNTHAM D, et al. Mean

platelet volume and coronary artery disease：a systematic review and meta-analysis[J]. Int J Cardiol,2014,175(3):433-440.

[95]WASILEWSKI J,DESPERAK P,HAWRANEK M,et al. Prognostic implications of mean platelet volume on short- and long-term outcomes among patients with non-ST-segment elevation myocardial infarction treated with percutaneous coronary intervention：a single - center large observational study [J]. Platelets,2016,27(5):452-458.

[96]WAN Z F,ZHOU D,XUE J H,et al. Combination of mean platelet volume and the GRACE risk score better predicts future cardiovascular events in patients with acute coronary syndrome[J]. Platelets,2014,25(6):447-451.

[97]WENG T P,FU T C,WANG C H,et al. Activation of lymphocyte autophagy/apoptosis reflects haemodynamic inefficiency and functional aerobic impairment in patients with heart failure[J]. Clin Sci(Lond),2014,127(10):589-602.

[98]KANG D O,SEO H S,CHOI B G,et al. Absolute change in fasting plasma glucose over 12 months is associated with 2-year and 5-year major adverse cardiovascular events in patients with drug-eluting stent implants[J]. Int J Cardiol,2015,179:146-152.

[99]ZHOU D,FAN Y,WAN Z,et al. Platelet-to-lymphocyte ratio improves the predictive power of GRACE Risk Score for long-term cardiovascular events in patients with acute coronary syndrome[J]. Cardiology,2016,134(1):39-46.

[100]LIN B,KOIBUCHI N,HASEGAWA Y,et al. Glycemic control with empagliflozin, a novel selective SGLT2 inhibitor, ameliorates cardiovascular injury and cognitive dysfunction in obese and type 2 diabetic mice[J]. Cardiovasc Diabetol,2014,13:148.

[101]STRATTON I M,ADLER A I,NEIL H A,et al. Association of glycaemia with macrovascular and microvascular complications of type 2 diabetes (UKPDS 35): prospective observational study [J]. BMJ, 2000, 321(7258):405-412.

[102]LIU X J,WAN Z F,ZHAO N,et al. Adjustment of the GRACE score by

hemoglobinA1c enables a more accurate prediction of long – term major adverse cardiac events in acute coronary syndrome without diabetes undergoing percutaneous coronary intervention [J]. Cardiovasc Diabetol, 2015,14:110.

[103]BERRIDGE M J,BOOTMAN M D,RODERICK H L. Calcium signalling: dynamics,homeostasis and remodelling[J]. Nat Rev Mol Cell Biol,2003,4 (7):517–529.

[104]LU X,WANG Y L,MENG H Y,et al. Association of admission serum calcium levels and in–hospital mortality in patients with acute ST–elevated myocardial infarction: an eight – year, single – center study in China [J]. PLoS One,2014,9(6):e99895.

[105]YAN S D,LIU X J,PENG Y,et al. Admission serum calcium levels improve the GRACE Risk Score prediction of hospital mortality in patients with acute coronary syndrome[J]. Clin Cardiol,2016,39(9):516–523.

[106]LIUZZO G,BIASUCCI L M,GALLIMORE J R,et al. The prognostic value of C–reactive protein and serum amyloid a protein in severe unstable angina[J]. N Engl J Med,1994,331(7):417–424.

[107]SCHIELE F,MENEVEAU N,SERONDE M F,et al. C – reactive protein improves risk prediction in patients with acute coronary syndromes[J]. Eur Heart J,2010,31(3):290–297.

[108]CORREIA L C,VASCONCELOS I,GARCIA G,et al. Does C–reactive protein add prognostic value to GRACE score in acute coronary syndromes? [J]. Arq Bras Cardiol,2014,102(5):449–455.

[109]TONELLI M,SACKS F,ARNOLD M,et al. Relation between red blood cell distribution width and cardiovascular event rate in people with coronary disease[J]. Circulation,2008,117(2):163–168.

[110]WU T T,ZHENG Y Y,HOU X G,et al. Red blood cell distribution width as long–term prognostic markers in patients with coronary artery disease undergoing percutaneous coronary intervention [J]. Lipids Health Dis, 2019,18(1):140.

[111] FÖRHÉCZ Z, GOMBOS T, BORGULYA G, et al. Red cell distribution width in heart failure: prediction of clinical events and relationship

with markers of ineffective erythropoiesis, inflammation, renal function, and nutritional state[J]. Am Heart J,2009,158(4):659-666.

[112]POLAT N,YILDIZ A,OYLUMLU M,et al. Relationship between red cell distribution width and the GRACE risk score with in-hospital death in patients with acute coronary syndrome[J]. Clin Appl Thromb Hemost, 2014,20(6):577-582.

[113]ZHAO N,MI L,LIU X,et al. Combined value of red blood cell distribution width and global registry of acute coronary events risk score for predicting cardiovascular events in patients with acute coronary syndrome undergoing percutaneous coronary intervention[J]. PLoS One,2015,10(10): e0140532.

[114]CHANG X W,ZHANG S Y,WANG H,et al. Combined value of red blood cell distribution width and global registry of acute coronary events risk score on predicting long-term major adverse cardiac events in STEMI patients undergoing primary PCI[J]. Oncotarget,2018,9(17):13971-13980.

[115]MEADE T W,MELLOWS S,BROZOVIC M,et al. Haemostatic function and ischaemic heart disease:principal results of the Northwick Park Heart Study[J]. Lancet,1986,2(8506):533-537.

[116]KOTHARI H,NGUYEN A T,YANG X H,et al. Association of D-dimer with plaque characteristics and plasma biomarkers of oxidation-specific epitopes in stable subjects with coronary artery disease[J]. J Cardiovasc Transl Res,2018,11(3):221-229.

[117]SARLI B,AKPEK M,BAKTIR A O,et al. Impact of D-dimer level on postinterventional coronary flow and in-hospital MACE in ST-segment elevation myocardial infarction[J]. Herz,2015,40(3):507-513.

[118]CHOI S,JANG W J,SONG Y B,et al. D-dimer levels predict myocardial injury in ST-segment elevation myocardial infarction:a cardiac magnetic resonance imaging study[J]. PLoS One,2016,11(8):e0160955.

[119]NARUSE H,ISHII J,TAKAHASHI H,et al. Prognostic value of combination of plasma D-dimer concentration and estimated glomerular filtration rate in predicting long-term mortality of patients with stable coronary artery

disease[J]. Circ J,2017,81(10):1506-1513.

[120]SIMES J,ROBLEDO K P,WHITE H D,et al. D-dimer predicts long-term cause-specific mortality,cardiovascular events,and cancer in patients with stable coronary heart disease:LIPID Study[J]. Circulation,2018,138(7):712-723.

[121]MJELVA Ø R,PöNITZ V,BRüGGER-ANDERSEN T,et al. Long-term prognostic utility of pentraxin 3 and D-dimer as compared to high-sensitivity C-reactive protein and B-type natriuretic peptide in suspected acute coronary syndrome[J]. Eur J Prev Cardiol,2016,23(11):1130-1140.

[122]AKGUL O,UYAREL H,PUSUROGLU H,et al. Predictive value of elevated D-dimer in patients undergoing primary angioplasty for ST elevation myocardial infarction[J]. Blood Coagul Fibrinolysis,2013,24(7):704-710.

[123]YU T T,JIAO Y D,SONG J,et al. Hospital mortality in acute coronary syndrome:adjustment of GRACE score by D-dimer enables a more accurate prediction in a prospective cohort study[J]. BMC Cardiovasc Disord,2019,19(1):252.

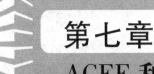

第七章
ACEF 和 ACEF II 评分在冠心病患者 PCI 术后风险评估中的应用

心血管病因其严重危害人类生命与健康,导致沉重的社会经济负担,目前已成为全球性重大的公共卫生问题[1]。在中国,随着人口的不断增长,老龄化、城镇化等现象的出现,不合理膳食、吸烟、饮酒等不良生活方式的影响,以及高血压、血脂异常、糖尿病等患病率不断上升,心血管病已经成为居民死亡和疾病负担的首要原因[2]。心血管病主要包括冠心病、心力衰竭、心脏瓣膜病、心律失常、高血压及外周血管病变等。冠心病是指冠状动脉发生动脉粥样硬化,使血管管腔狭窄或闭塞,从而导致心肌细胞缺血缺氧甚至坏死的一种心脏病[3]。血运重建是目前治疗冠心病的重要手段,包括经皮冠状动脉介入治疗(PCI)和冠状动脉旁路移植术(CABG),血运重建可以改善患者心肌缺血的症状,且能降低病死率,改善远期预后,延长生存期,但即使给予完整的血运重建和最佳的药物治疗,仍有不少患者会在术后发生心力衰竭、室性心律失常、心脏性猝死等不良事件[4]。因此,对这些不良事件的早期识别和及时干预是防治冠心病血运重建后不良预后的重点措施。目前为止,已有多种风险评估模型用于制定血运重建治疗决策和预测术后不良心血管事件的发生率,如常用的欧洲心脏手术风险评估系统(EuroSCORE)[5]、基于解剖学的SYNTAX评分[6]、心肌梗死溶栓评分[7]、全球急性冠状动脉事件注册(GRACE)评分[8]等。但这些风险评估模型多包含多种危险因素,形式复杂,临床使用率并不高。因此,一项基于简约法则的风险评估模型——年龄-肌酐-左室射血分数评分(ACEF评分)和ACEF II评分被引入临床,并引起广泛的关注。

一、ACEF 和 ACEF Ⅱ评分的提出

ACEF 和 ACEF Ⅱ评分最初被提出来应用于 CABG 患者的危险分层。2009 年,Ranucci 等[9]首次提出了 ACEF 评分,它由年龄、肌酐、左室射血分数 3 个变量组成,用于预测择期 CABG 患者术后 30 d 死亡率。该评分主要优势是简便、易计算,计算公式为:ACEF 评分 = 年龄(岁)/左室射血分数(%)+血肌酐得分(血肌酐≥173 μmol/L 计 1 分,血肌酐<173 μmol/L 计 0 分)。左室射血分数取术前最近一次的测量值或多次测量的最低值。Logistic 回归分析发现,ACEF 评分与接受择期 CABG 患者术后短期死亡率显著相关,并表现出与 EuroSCORE 评分相似的预测能力[10]。之后,ACEF 评分被纳入欧洲心脏学会和心脏外科手术协会心肌血运重建指南,用于 CABG 危险分层的管理[11],并在 2014 年的指南中强调了其可作为短期(院内或 30 d 内)预后风险评估模型[12]。Stähli 等[13]的研究进一步证实了 ACEF 评分可独立预测接受 CABG 或 PCI 的急性冠脉综合征患者短期及长期不良事件,其预测价值与 GRACE 评分和美国心脏病学会(ACC)/美国心脏协会(AHA)CRUSADE 风险评分类似。在之后的发展中,该评分逐渐被应用到行 PCI 的冠心病患者的风险分层中。

一般来说,用于心脏手术危险分层的风险评估系统须根据新药物、新技术的开发及患者构成的变化而随时更新,从而提高预测的准确性。另外,一些新型危险因素的发现也需要加入风险评估模型中进行进一步的验证。ACEF 评分被提出之后,大量研究表明术前贫血对心脏手术后不良事件的发生有显著影响[14-16]。于是,Ranucci 等[17]将 ACEF 评分更新为 ACEF Ⅱ评分,加入了紧急手术和围手术期贫血两个指标。该研究首先通过单因素分析确定年龄、左室射血分数、年龄/左室射血分数、血肌酐、术前红细胞比容和紧急手术均与 CABG 患者术后院内或 30 d 内的死亡率显著相关,而且红细胞比容为 36% 是其最佳临界值(敏感度为 54%,特异度为 78%,约登指数为 0.322),故将计算公式定义为:年龄(岁)/左室射血分数(%)+血肌酐得分+紧急手术得分+红细胞比容,其中血肌酐得分按血肌酐≥173 μmol/L 计 1 分,血肌酐<173 μmol/L 计 0 分;紧急手术计 3 分,否则为 0 分;红细胞比容<36% 时,每降低 1% 计 0.2 分。验证试验显示,ACEF Ⅱ评分对 CABG 患者术后短期死亡率的预测能力可能优于 ACEF 评分,似乎更适合当前的心脏

手术策略。ACEF Ⅱ评分的创新之处：①对年龄/左室射血分数和血肌酐的相对比重进行重新调节；②适用于紧急心脏手术；③将术前贫血作为一个额外的危险因素。

二、ACEF 和 ACEF Ⅱ 评分对冠心病 PCI 术后不良事件的预测价值

虽然新的技术手段和器械设备大大改善了冠心病 PCI 术后患者的预后，但准确的风险评估和危险分层仍在临床决策中占据重要地位。在"All-Comers" LEADERS 研究中，ACEF 评分能够较好地预测冠心病患者 PCI 术后 1 年的心源性死亡和再发心肌梗死的风险，故证实 ACEF 评分可预测冠心病 PCI 术后患者的不良预后，ACEF 评分增高与 PCI 术后发生不良事件风险增加相关[18]。高国峰等[19]评估 ACEF 评分对中国 PCI 术后患者远期死亡率的预测价值，共纳入 10 072 例接受 PCI 的冠心病患者，发现 ACEF 评分对于 2 年死亡率有较好的预测能力 [AUC = 0.740, 95% CI(0.731, 0.748)]，且 ACEF 评分的预测能力优于 SYNTAX 评分、残余 SYNTAX 评分、SYNTAX Ⅱ 评分、临床 SYNTAX 评分和逻辑临床 SYNTAX 评分。另一研究也针对 ACEF 评分及 SYNTAX 评分相关的 5 种评分对接受 PCI 达到完全血运重建的冠心病患者不良心血管事件的预测能力进行研究，结果显示所有涉及临床变量的评分特别是改良 ACEF 评分对远期死亡率有预测价值[20]。尉驰等[21]首先将急性冠脉综合征患者按照 PCI 术后 6 个月内是否再次接受 PCI 血运重建分为病例组（489 例）和对照组（513 例），结果发现病例组患者的 ACEF 评分显著高于对照组（P<0.01），然后根据 ACEF 评分对患者进行分层（低分：ACEF≤1 分。中分：1 分<ACEF≤1.3 分。高分：ACEF>1.3 分），发现 ACEF 评分越高，急性冠脉综合征患者 PCI 后 6 个月内再次血运重建的风险越高（P<0.01），故 ACEF 评分可用于预测急性冠脉综合征患者 PCI 后 6 个月内再次接受 PCI 血运重建的风险。此外，在 ACEF Ⅱ评分被提出可预测心脏 CABG 的短期死亡率后，Chichareon 等[22]在"GLOBAL LEADERS"研究中比较了 ACEF 和 ACEF Ⅱ评分对冠心病患者 PCI 术后死亡率的预测能力，结果显示 ACEF 和 ACEF Ⅱ评分能够较好地预测 PCI 术后 30 d 和 2 年内的死亡率，但二者预测能力没有明显差异，而且 ACEF 评分对其他 PCI 术后长期不良事件也有预测价值，如脑卒中、心肌梗死、支架内血栓形成和血运重建等。

（一）ACEF 和 ACEF Ⅱ 评分对急性心肌梗死的预测价值

心肌梗死具有发病率高、致死率高及预后差的特点，尤为引人关注。Lee 等[23]对 12 000 例急性心肌梗死接受 PCI 后 30 d 幸存患者的 1 年死亡率进行研究，根据 ACEF 评分将其分为 3 组：低值组（ACEF 评分<1.0 分；n = 3755），中值组（ACEF 评分在 1.0 ~ 1.39 分；n = 4470），高值组（ACEF 评分≥1.4 分；n = 3775）。Cox 回归分析发现 ACEF 评分是急性心肌梗死 PCI 术后 30 d 幸存患者 1 年死亡率的独立预测因子[HR = 2.48,95% CI（2.22, 2.76）, P<0.001]，而且增加更多的潜在风险因素并不能提高风险模型的准确性。魏小红等[24]评估了 ACEF 评分对急性心肌梗死患者院内死亡风险的预测价值，AUC 为 0.714，根据最佳界值（1.23）分为 A 组和 B 组，B 组心源性休克、急性左心衰竭、心律失常及心脏破裂 4 类急性心肌梗死并发症的发生率均高于 A 组（ P<0.05），主动脉内球囊反搏使用率也明显高于 A 组（ P<0.05），两组院内病死率也具有显著差异（ P<0.05），故 ACEF 评分对急性心肌梗死患者危重程度具有良好的辨识力，还是预测急性心肌梗死患者院内死亡风险的简单、有效的方法。

ST 段抬高心肌梗死（ST segment elevation myocardial infarction，STEMI）是冠心病的严重类型，为致死、致残的主要原因[25]。在欧洲和北美，随着直接经皮冠状动脉介入治疗（primary percutaneous coronary intervention，PPCI）、现代抗栓治疗和二级预防的推广，STEMI 急性期和远期死亡率已有下降，但是死亡率依然很高，未经选择的 STEMI 患者住院死亡率为 4% ~ 12%，年死亡率约为 10%。与欧洲和北美不同，中国城乡居民急性心肌梗死发生率一直呈上升趋势，STEMI 年死亡率可能更高[26]。而 ACEF 和 ACEF Ⅱ 评分可能是一种很有前景的风险评分系统，可以更好地对 STEMI 患者进行危险分层并预测 PCI 术后的不良事件。Deng 等[27]评估了 ACEF 评分对 377 例 STEMI 合并非梗死相关慢性完全闭塞（chronic total occlusion，CTO）患者不良预后的预测价值，根据手术情况将 STEMI 患者分为成功 CTO‐PCI 组（221 例）和失败/未尝试 CTO‐PCI 组（156 例），根据 ACEF 评分三分位数对患者进行风险分层，主要终点是主要不良心血管事件（全因死亡率、非致命性心肌梗死、冠状动脉血运重建和 1 年后因心力衰竭住院率），结果发现低临床风险组（ACEF 评分中等或较低）患者分次 PCI 可能是一种较好的方案，而与失败/未尝试 PCI 的患者比较，高临床风险组（ACEF 评分较高）患者未从 PCI 中获益,ACEF 评分可用于指导该类患者的临床治疗决策,使患者最大限度获益。Chen 等[28]对 360 例年龄≥75 岁的 PCI 术后 STEMI 患者进行研究,根据入院时 ACEF 评分将入选患者分为低中危组[80 例,ACEF 评分为 0.99 ~ 1.27 分,平均(1.18±0.07)分]和高危组[280 例,ACEF 评分为 1.28 ~ 4.14 分,平均(1.83±0.51)分],主要终点事件是 PCI 术后 1 个月和 1 年的心源性死亡,ACEF 评分预测术后 1 个月和 1 年心源性死亡的 AUC 分别为 0.809 和 0.763,故入院时的 ACEF 评分可以预测年龄≥75 岁 STEMI 患者急诊 PCI 术后短期和长期心源性死亡率。然而,另有一项研究也探讨了 ACEF 评分对年龄≥75 岁 STEMI 患者 PPCI 临床获益的预测价值,结果却是 ACEF 评分缺乏进一步危险分层和评价预后的能力。该研究同样依据患者入院时 ACEF 评分为低中危组[18 例,ACEF 评分为 0.97 ~ 1.27 分,平均(1.18±0.09)分]和高危组[86 例,ACEF 评分为 1.28 ~ 4.30 分,平均(1.63±0.05)分],主要结局是 30 d 全因病死率和 1 年全因病死率,AUC 分别是 0.669 和 0.680,而单因素 Cox 回归分析显示,高危组 30 d 和 1 年死亡风险与低中危组无显著差异[$HR = 1.251,95\%\ CI(0.151,10.387)$,$P = 0.430$;$HR = 0.836,95\%\ CI(0.177,3.935)$,$P = 0.820$][29]。两个研究都是基于小样本量、单中心研究,故更需大样本量、多中心研究进一步研究证实。

(二)ACEF 和 ACEF II 评分对冠状动脉复杂病变的预测价值

另有几项研究显示,ACEF 评分也可用于冠状动脉复杂病变患者的危险分层及 PCI 术后的风险评估。一项探讨总体风险分层系统(GRC)、临床 SYNTAX 评分、ACEF 评分及 EuroSCORE 评分等预测左主干病变患者接受 PCI 或 CABG 治疗后心源性死亡的研究发现,ACEF 评分在 PCI 和 CABG 两组中均能较好地预测左主干病变患者术后心源性死亡风险,其预测价值与 GRC 类似[30]。Di Serafino 等[31]评估了 ACEF 评分对接受 PCI 的慢性冠状动脉全闭塞病变患者主要不良心血管事件的预测价值,结果发现 ACEF 评分可用于慢性冠状动脉全闭塞病变患者的危险分层,有助于临床医师对该类患者制定更适宜的临床治疗策略。另一项研究根据 ACEF 评分将冠状动脉分叉病变患者分成 3 组,主要结局是 PCI 术后 30 d 死亡率,经过平均 24.4 个月的随访,ACEF 评分与全因死亡率、心源性死亡、心肌梗死、主要不良心血管事件及支架内血栓形成呈正相关($P<0.001$),而且 ACEF 评分预测术后 30 d 死亡率的 AUC 为 0.82($P<0.001$),证实了 ACEF 评分可以准确识别接

受 PCI 的冠状动脉分叉病变患者的早期致命性或非致命性并发症的风险[32]。Pyxaras 等[33]计算了 221 例冠状动脉重度钙化狭窄患者的 ACEF 评分,是为了探讨其对接受旋磨和支架植入术后 1 年主要不良心血管事件的预测能力,主要不良心血管事件包括心源性死亡、心肌梗死和靶血管重建,结果显示 ACEF 评分最高组患者的主要不良心血管事件发生率显著升高,ACEF 评分能够较准确地预测冠状动脉重度钙化狭窄患者接受旋磨和支架植入术后 1 年的不良事件。

（三）ACEF 和 ACEF Ⅱ评分对 PCI 术后并发症的预测价值

造影剂所致急性肾损伤是冠状动脉造影术后的常见并发症,而且与 PCI 术后死亡率显著相关,故对造影剂所致急性肾损伤的风险评估具有极其重要的临床意义,预防此类急性肾损伤的主要措施是盐水水化[34-35]。已有研究发现 ACEF 评分不仅对冠心病 PCI 术后的短期和长期不良事件方面有良好的预测价值,而且其对冠状动脉造影术后造影剂诱导的急性肾损伤也有不错的识别作用。Andò 等[36]识别了 STEMI 患者接受 PCI 后发生急性肾损伤的相关危险因素,并评估 ACEF 评分的预测价值,术后急性肾损伤是指注射造影剂后 72 h 内血肌酐绝对值增加 ≥0.5 mg/dL 或 ≥基线水平的 25%,排除其他病因。Logistic 回归分析显示,ACEF 评分每增加 1 分,发生急性肾损伤的风险增加 4 倍[$OR=4.06,95\% CI(2.43,6.81),P=0.001$],ROC 曲线分析显示 ACEF 评分作为急性肾损伤风险评估的预测指标有良好的准确性[$AUC=0.82,95\% CI(0.74,0.89)$]。Capodanno 等[37]对 706 例行冠状动脉造影或 PCI 患者进行分析,探讨 ACEF 评分对造影剂所致急性肾损伤发生率的预测能力,对两种不同定义的急性肾损伤进行分析,即狭义（血肌酐升高≥0.5 mg/dL）和广义[血肌酐升高 ≥0.5 mg/dL 和（或）≥基线水平的 25%],结果发现 ACEF 评分是造影剂所致急性肾损伤（根据血肌酐升高≥0.5 mg/dL 定义）的一个独立的、有潜在价值的预测指标。

三、ACEF 衍生评分在冠心病 PCI 术后风险评估中的应用

为了提高 ACEF 评分在不同疾病中的预测准确性,已有不少研究在其基础上开发出新的风险评估模型,如替换 ACEF 评分中的部分变量、加入其他

变量或与其他评分联合应用等。

　　有研究证实了肌酐清除率比血肌酐水平更有效地评估心脏外科手术前肾功能，而且可以提高心脏风险评估模型（如 EuroSCORE）的预测准确性[38]。在接受 PCI 的患者中，肌酐清除率和估算肾小球滤过率是 PCI 术后住院死亡率的独立预测因子，以及肌酐清除率预测术后造影剂诱发急性肾损伤的能力优于估算肾小球滤过率和血肌酐[39]。Garg 等[40]将原 ACEF 评分中的血肌酐水平替换为肌酐清除率，计算公式为年龄/左室射血分数+肌酐清除率得分[如肌酐清除率为 50～59 mL/（min·1.73 m²）时计 1 分,40～49 mL/（min·1.73 m²）时计 2 分,30～49 mL/（min·1.73 m²）时计 1 分,最大为 6 分]，然后将 SYNTAX 评分乘以修改后的 ACEF 评分，建立了一种新型风险评估模型即临床 SYNTAX 评分（CSS），用于预测冠心病患者 PCI 术后 1 年和 5 年死亡率和主要不良心脑血管事件的风险，结果发现改良后的风险评估模型（CSS）提高了预测冠心病患者 PCI 术后不良事件的能力，优于 SYNTAX 评分和 ACEF 评分。之后，Capodanno 等[30]研究发现针对接受 PCI 的左主干病变患者，相比 SYNTAX 评分、EuroSCORE 和 ACEF 评分，CSS 评分能更加准确地识别术后不良事件的风险。基于上述研究，Capodanno 等[41]在初始 ACEF 评分模型中分别纳入了由 MDRD 或 Cokcroft-Gault 方程估算的肾小球滤过率或肌酐清除率，分别命名为 ACEF-MDRD 评分和 ACEF-CG 评分，并评估不同 ACEF 评分模型在接受 PCI 患者中的预测能力，计算公式同上述研究，结果显示这 3 种评分模型对冠心病 PCI 术后患者的短期和长期死亡率都有较好的预测价值，而且 ACEF-MDRD 评分模型对 PCI 术后 30 d 和 1 年全因死亡率的预测能力优于 ACEF-CG 评分模型和初始 ACEF 评分模型。后来，Kalayci 等[42]也将血肌酐水平替换为肾小球滤过率形成改良后的 ACEF 评分，但命名为 mACEF，研究发现 mACEF 评分可以准确地识别接受 PPCI 的 STEMI 患者 1 年的主要不良心脑血管事件，特别是心源性死亡和脑卒中。

　　也有研究计算了 347 例 STEMI 患者的 ACEF-MDRD 评分，探究其是否能够准确地预测 PCI 术后造影剂所致的急性肾损伤（术后 24～72 h 血肌酐较术前升高≥0.3 mg/dL 或≥基线水平的 50%），结果显示，ACEF-MDRD 预测急性肾损伤的 AUC 为 0.733[95% CI（0.680,0.780）]，多因素分析发现 ACEF-MDRD 评分是造影剂所致急性肾损伤的独立预测因子，而且较低的 ACEF-MDRD 评分（≤2.33 分）对造影剂所致急性肾损伤有非常好的阴性预测价值[43]。Capodanno 等[37]的研究同样验证了改良后的 ACEF 评分对造影剂诱发的急性肾损伤的预测能力,而且具有比用血肌酐水平计算的初始 ACEF 评分更强的分辨能力。

虽然 STEMI 患者合并感染并不常见,但其与不良临床事件密切相关,早期识别这些高危患者及制定降低其感染风险的最佳策略是有必要的[44]。但关于这类患者感染的预测模型很少,Wang 等[45]根据 ACEF 评分将接受 PCI 的 STEMI 患者分为低危组(ACEF 评分<1.04 分)、中危组(1.04 分 ≤ ACEF 评分<1.40 分)和高危组(ACEF 评分≥1.40 分),多因素分析显示,ACEF 评分是感染的显著预测因子[$OR=2.48$,95% $CI(1.96,3.14)$,$P<0.001$],感染患者发生死亡或脑卒中的风险较高[单因素:$HR=4.89$,95% $CI(3.97,6.02)$,$P<0.001$。多因素:$HR=3.72$,95% $CI(2.91,4.75)$,$P<0.001$];该研究还评估了 AGEF 评分(根据年龄、左室射血分数和肾小球滤过率计算)对感染风险的预测能力,结果发现其预测价值优于初始 ACEF 评分。

Reindl 等[46]收集了 390 例接受 PCI 的 STEMI 患者的临床资料,创建了一种最适用于 STEMI 患者不良事件的风险评估模型(ACEF-STEMI),主要结局是主要不良心血管事件,包括全因死亡率、非致命性再梗死、脑卒中和新发的充血性心力衰竭,首先根据单因素和多因素 Cox 回归分析结果,将 $P<0.10$ 的所有变量纳入 ACEF-STEMI 评分系统,即 ΔeGRF(PPCI 后前 3 天内估算肾小球滤过率减少值)替代 ACEF-MDRD 评分中截面估算肾小球滤过率及添加与 PCI 术后不良结果显著相关的 3 个变量(糖尿病、梗死前位置和 C 反应蛋白水平)组成,ACEF-STEMI 评分系统的得分是通过将 HR 四舍五入为整数来获得的,除外 $HR<2$ 的情况。然后比较了 ACEF、ACEF-MDRD 及 ACEF-STEMI 3 种评分的预测能力,最终结果显示 3 种评分均对 STEMI 患者 PCI 术后的短期和长期不良事件及心肌微血管损伤有显著预测价值,且 ACEF-STEMI 评分优于 ACEF 和 ACEF-MDRD 评分。Nakahashi 等[47]对 264 例接受 PCI 的急性冠脉综合征患者进行了平均 4 年的随访,主要临床结局是主要不良心脑血管事件(全因死亡率、心肌梗死、脑卒中和靶血管重建)。多变量 Cox 回归分析显示颈动脉斑块积分≥9.8 分[$HR=1.52$,95% $CI(1.01,2.31)$],改良的 ACEF 评分(肌酐清除率替换血肌酐水平)≥1.20 分[$HR=1.62$,95% $CI(1.11,2.39)$]与主要不良心脑血管事件显著相关,而颈动脉内中膜厚度与主要不良心脑血管事件的相关性则不显著,故将颈动脉斑块积分乘以修改的 ACEF 评分计算新的联合风险评分系统,ACEF 评

分、颈动脉斑块积分和联合风险评分系统预测术后长期不良事件的 AUC 分别为 0.65、0.66 和 0.71($P<0.05$)，颈动脉斑块积分与简易的 ACEF 评分的结合为急性冠脉综合征患者提供了一个更有效的预测价值。另有一项研究对 1146 例接受 PCI 的 STEMI 患者进行 1 年的随访观察，主要结局依旧是主要不良心脑血管事件(全因死亡率、非致命性心肌梗死、血运重建和非致命性脑卒中)，发现 ACEF 评分越高，发生主要不良心脑血管事件的风险越高(均 $P<0.05$)，其准确性与其他复杂风险评分(如 Gensini 评分)相似，该研究还将糖尿病作为额外的危险因素，更新了原有 ACEF 评分，发现 ACEF-糖尿病评分的预测价值较 ACEF 评分更优(AUC 0.71 vs. 0.67；$P=0.048$)[48]。

　　PCI 并发症(如冠状动脉夹层、血管造影无再流现象、远端闭塞等)增加了术后死亡率和其他不良事件的发生率[49-51]，故对接受 PCI 的冠心病患者术后并发症发生率进行风险评估并指导临床医师制定最佳治疗策略尤为重要。Hadadi 等[52]对 399 例接受 PPCI 的 STEMI 患者手术并发症发生率进行回顾性分析，比较介入治疗心肌梗死的危险评分(PAMI-PMS)、GRACE 评分、改良的 ACEF 评分(mACEF)、SYNTAX 评分(SXS)和临床 SYNTAX 评分(CSS)5 种风险评分模型对直接 PCI 术后 3 种并发症(冠状动脉夹层、冠状动脉远端闭塞和冠状动脉无复流现象)发生率的预测价值，多因素 Logistic 回归分析发现 GRACE 评分和 mACEF 评分是冠状动脉夹层[$OR=3.20$,95% $CI(1.56,6.54)$,$P<0.01$；$OR=2.87$,95% $CI(1.27,6.45)$,$P=0.01$]和无复流现象[$OR=1.71$,95% $CI(1.04,2.82)$,$P=0.03$；$OR=1.86$,95% $CI(1.10,3.14)$,$P=0.01$]的独立预测因子，该研究建议行 PCI 之前应用这些评分模型进行评估，有助于临床医师为手术中可能出现的并发症做好准备。

四、ACEF 及其衍生评分在其他疾病中的应用

　　ACEF 及其衍生评分不仅用于冠心病患者的危险分层，而且许多研究评估了其在主动脉夹层、感染性心内膜炎、心脏瓣膜病等心血管病及体外膜氧合中的预测作用。

(一)主动脉夹层

　　主动脉夹层是一种严重的心血管急危重症，起病急，进展快，病死率极高，死亡的主要原因是主动脉破裂、急性心脏压塞、急性心肌梗死、脑卒中、

腹腔脏器缺血、肢体缺血等。近年来,随着医务人员对主动脉疾病认识的提高及影像诊断、心血管外科、麻醉和体外循环技术的进步,其诊出率不断提高,手术死亡率及并发症发生率明显下降[53]。既往研究表明,高龄和心、肾功能不全是主动脉夹层不良预后的预测因子[54-56]。因此,Wei 等[57]首次评估 ACEF 相关评分与接受胸主动脉腔内修复术(TEVAR)的 B 型主动脉夹层患者不良事件之间的关系,他们根据 ACEF 评分将 605 例患者分为 3 组,即 ACEF 评分≤0.77 分组($n=204$)、0.77 分<ACEF 评分≤0.96 分组($n=205$)和 ACEF 评分>0.96 分组($n=196$);比较了 ACEF 评分、AGEF 评分及 ACEF Ⅱ评分对不良事件的预测能力。多变量分析显示,ACEF 评分与长期死亡率独立相关[$HR=3.54, 95\%\ CI(2.09, 6.01), P<0.001$],而且 ACEF 评分、AGEF 评分及 ACEF Ⅱ评分对该类患者的住院和长期死亡率具有相似的预测价值,ACEF 相关评分可作为 B 型主动脉夹层患者胸主动脉腔内修复术前的危险分层工具。目前针对 AGEF 评分在主动脉夹层中应用的研究很少,需要更多的临床研究证实其预测价值。

(二)感染性心内膜炎

虽然感染性心内膜炎的治疗取得了重大进展,但仍然是全世界内严重危及生命的疾病[58]。在中国,随着人口的老龄化,老年退行性心脏瓣膜病患者增加,人工心瓣膜置换术、植入器械术及各种血管内检查操作的增加,感染性心内膜炎呈显著增长趋势[59]。由于短期和长期的死亡率很高,对感染性心内膜炎患者进行危险分层仍然是必不可少的[60]。近年来,有学者将 EuroSCORE 或改良后的 EuroSCORE 用于预测接受手术治疗的感染性心内膜炎患者不良预后[61-62]。另外,针对感染性心内膜炎患者的指南提出,年龄、肾功能不全、左室射血分数降低是公认的不良预后指标[63]。因此,包含这 3 个简单变量的 ACEF 评分也被用于感染性心内膜炎患者的危险分层中,但目前此类研究数目尚且很少。Wei 等[64]探讨 ACEF 评分对感染性心内膜炎患者不良预后的预测意义,通过 ROC 曲线分析,ACEF 评分对院内死亡率有较好的预测能力(AUC$=0.706, P<0.001$),而且 ACEF 评分在外科治疗中预测住院死亡率的价值显著高于保守治疗(AUC 0.812 vs. 0.625;$P=0.001$);多变量分析显示 ACEF 评分与住院死亡率(校正 $OR=2.82, P<0.001$)和长期死亡率(校正 $OR=2.51, P<0.001$)均显著相关;ACEF 评分是感染性心内膜炎患者住院死亡率和远期死亡率危险分层的有效工具,而且在评估住院

死亡风险方面,ACEF 评分更适合外科手术患者。ACEF 评分对感染性心内膜炎患者的风险评估能力还需更多大样本、多中心研究进一步验证。

(三)心脏瓣膜病

经导管主动脉瓣植入术(transcatheter aortic valve implantation,TAVI)的使用改善了严重主动脉瓣狭窄患者的预后[65]。虽然随着技术的进步和精细器械的使用,TAVI 的疗效和可行性有了相当大的提高,但接受 TAVI 治疗的患者术后死亡率仍然较高,故须在手术前准确评估患者手术风险,以便选择最佳的干预措施。2012 年欧洲心脏瓣膜病管理指南推荐使用 EuroSCORE Ⅰ或美国胸外科医师学会(STS)评分进行术前评估[66],而后来的研究认为 EuroSCORE Ⅰ会高估患者手术后死亡率,同时风险校正较差,故 2017 年的指南更新了这一点,推荐 EuroSCORE Ⅱ 及 STS 评分作为瓣膜病患者手术风险的评估方法,但这些评分在预测 TAVI 术后 30 d 死亡率方面相关性较差,仍无法全面评估患者病情的情况[67]。在 2013 年,D′Ascenzo 等[68]比较了 ACEF 评分、EuroSCORE 及 STS 评分对接受 TAVI 治疗的瓣膜病患者术后 30 d 和中期死亡率的预测能力,共纳入了 962 例患者,Logistic 回归分析结果表明,STS 评分和 EuroSCORE 评分对短期全因死亡率具有独立预测作用 $[OR=1.1,95\%\ CI(1.06,1.31),P=0.02;OR=1.03,95\%\ CI(1.01,1.40),P=0.027]$,但 ACEF 评分、EuroSCORE 及 STS 评分对 30 d 全因死亡率的准确性较低 $[AUC$ 分别为 $0.6,95\%\ CI(0.44,0.75);0.53,95\%\ CI(0.42,0.61);0.62,95\%\ CI(0.52,0.71)]$,经过调整的多因素 Cox 回归分析显示,只有 ACEF 评分在预测中期全因死亡率方面稍显著 $[OR=1.7,95\%\ CI(0.8,2.9),P=0.058]$,3 种评分模型与接受 TAVI 治疗的患者短期和中期不良预后的相关性均为中等程度且准确性较低。而另有一项研究在接受主动脉瓣置换手术或经导管主动脉瓣置换术(TAVR)治疗的 1512 例患者中也分析和比较这几种常用评分(EuroSCORE、STS 评分、ACEF 评分及 EuroSCORE Ⅱ)的预测价值,在经股动脉 TAVR 组,逻辑 EuroSCORE、附加 EuroSCORE、STS 评分、ACEF 评分和 EuroSCORE Ⅱ 的 AUC 分别为 59.8、59.3、63.2、55.9 和 55.4;在经心尖 TAVR 组中,逻辑 EuroSCORE、附加 EuroSCORE、STS 评分、ACEF 评分和EuroSCORE Ⅱ 的 AUC 分别为 88.0、82.8、79.0、61.7 和 83.7,故 ACEF 评分并不是预测瓣膜手术风险的最优评分系统[69]。而 Barili 等[70]比较了逻辑 EuroSCORE、EuroSCORE Ⅱ、STS 评分和

ACEF 评分对接受二尖瓣手术的患者的预测能力,发现所有评分均表现出良好的预测价值,ACEF 评分也是二尖瓣手术患者围手术期死亡率的良好预测指标。

急性肾损伤也是瓣膜手术的严重并发症[71],术后急性肾损伤不仅会增加死亡率,还使患者负担高昂的治疗费用,而术前对患者急性肾损伤的危险分层有助于临床医师选择最优治疗策略。之前研究已发现 ACEF 评分是 PCI 术后急性肾损伤的良好预测因子。Arai 等[72]进行了一项前瞻性研究,评估改良后的 ACEF 评分(年龄、左室射血分数及肌酐清除率)对 TAVI 术后不良事件的预测准确性,纳入了 703 例接受 TAVI 治疗的心脏瓣膜病患者,结果显示随着改良后的 ACEF 评分增加,术后 1 年死亡率、急性肾损伤的发生率均增加,差异具有统计学意义;多因素 Cox 回归分析显示改良后的 ACEF 评分是术后 1 年死亡率的独立预测因子,且预测能力优于 EuroSCORE 和 STS 评分,故改良后的 ACEF 评分可能为接受 TAVI 治疗的患者术后急性肾损伤、30 d 和 1 年死亡率提供有用信息,但结果需要加以证实。Chang 等[73]研究了 ACEF 评分是否可以用来预测二尖瓣修补术后急性肾衰竭的风险,并与 STS 评分的预测能力比较,结果显示 STS 评分和 ACEF 评分均是预测术后急性肾损伤的良好工具,与 ACEF 评分比较,STS 评分预测二尖瓣修补术后 2 期和 3 期急性肾损伤的准确性更高,而 ACEF 评分在筛查所有阶段急性肾损伤的高危患者时表现出优越的预测能力。Denegri 等[74]采用了一项观察性研究,并用 TAVI 术后 7 d 内最低肾小球滤过率替换原评分中的血肌酐水平,形成改良的 ACEF 评分(ACEF-7 评分)。该研究的目的是探究 ACEF-7 评分对 TAVI 术后长期不良事件的预测价值,并比较 ACEF-7 评分与 ACEF 评分和其他风险评分(EuroSCORE Ⅱ 和 STS 评分)的预测价值。根据 ACEF-7 评分将患者分为 3 组(≤2.45 分组、2.46~4.38 分组、≥4.39 分组),调整了性别、急性肾损伤和基线 ACEF 评分的多变量 Cox 回归分析显示,ACEF-7 评分是术后 1 年全因死亡率的独立预测因子[$HR=1.512$,95% $CI(1.127,1.862)$,$P<0.001$],并且预测准确性优于原 ACEF 评分,而该研究中 EuroSCORE Ⅱ 和 STS 评分都不能用于预测死亡率;故 ACEF-7 评分是识别术后高危患者的一种可能评估工具,还推测早期发现和积极治疗急性肾损伤可能会改善患者的预后。但由于这是一项观察性研究,因此需要更多临床试验进一步确定 ACEF-7 评分的有效性。

(四) 体外膜氧合

体外膜氧合(extracorporeal membrane oxygenation , ECMO) 是体外生命支持技术的一种,用于部分或完全替代患者心肺功能,使其得以充分休息,从而为原发病的诊治争取时间[75]。ECMO 是心血管手术后难治性心肺功能衰竭患者保证器官持续灌注和氧合的有效支持治疗方法[76]。近年来,虽然相关技术不断改进,但使用 ECMO 的患者预后仍然较差,死亡率较高[77]。因此,急需一种风险评估模型对其预后进行危险分层并帮助制订最有效的治疗方案。Tsai 等[78]首次将 ACEF 评分用于预测因严重心力衰竭而接受 ECMO 治疗患者的住院死亡率,并将其与常用的复杂重症监护室评分如序贯器官衰竭评估(SOFA) 评分、急性生理学和慢性健康状况评价Ⅱ(APACHE Ⅱ) 等的预测能力进行比较,ACEF 评分在使用 ECMO 支持治疗后 1 周内获得,多因素 Logistic 回归分析显示,ECMO 治疗后 ACEF 评分是住院死亡率的独立危险因素;在 6 个月的随访中,ACEF 评分≤2. 22 分的患者与 ACEF 评分>2. 22 分的患者的累积生存率差异显著(P<0.001) ,而且 ACEF 评分在预测该类患者死亡率方面与其他评分类似。

综上所述,ACEF 评分可以显著且独立地预测心血管病不良临床结局,尤其是冠心病 PCI 术后不良事件。这类评分中的 3 个变量均可在常规医院中检测获得,具有简单、便捷的优势,已被多个指南推荐用于心脏手术患者危险分层。但其预测 PCI 术后不良事件的临界值目前无统一标准,尚不能在临床中统一使用,需要更多大样本研究加以证实。众所周知,随着时间的推移,手术治疗经验的不断累积,新技术、新药物的开发和利用,以及整体患者构成的快速变化,各种风险评估模型的预测能力随之下降,当然,也包括 ACEF 评分。因此,为提高 ACEF 评分的预测准确性,研究者不断更新相关变量形成 ACEF 衍生评分。但目前相关衍生评分名称在不同论文中可能有不同的命名格式,尚无统一规范的定义。另外,ACEF 衍生评分的研究尚少,是否可应用于临床仍需大量多中心、前瞻性研究证实。

参考文献

[1] MENDIS S , DAVIS S , NORRVING B. Organizational update : the World Health Organization global status report on noncommunicable diseases 2014 ; one more

landmark step in the combat against stroke and vascular disease[J]. Stroke, 2015,46(5):e121-e122.

[2]中国心血管病风险评估和管理指南编写联合委员会. 中国心血管病风险评估和管理指南[J]. 中国循环杂志,2019,34(1):4-28.

[3]葛均波,徐永健,王辰,等. 内科学[M]. 9 版. 北京:人民卫生出版社,2018.

[4]史博群,刘德敏. 冠心病患者血运重建后心脏性猝死的研究进展[J]. 中国循环杂志,2018,33(11):1134-1137.

[5]BARILI F,PACINI D,CAPO A,et al. Does EuroSCORE Ⅱ perform better than its original versions? A multicentre validation study[J]. Eur Heart J,2013,34(1):22-29.

[6]CAVALCANTE R,SOTOMI Y,MANCONE M,et al. Impact of the SYNTAX scores Ⅰ and Ⅱ in patients with diabetes and multivessel coronary disease:a pooled analysis of patient level data from the SYNTAX,PRECOMBAT,and BEST trials[J]. Eur Heart J,2017,38(25):1969-1977.

[7]MORROW D A,ANTMAN E M,CHARLESMORTH A,et al. TIMI risk score for ST-elevation myocardial infarction:a convenient,bedside,clinical score for risk assessment at presentation:an intravenous nPA for treatment of infarcting myocardium early Ⅱ trial substudy[J]. Circulation,2000,102(17):2031-2037.

[8]ZHOU B D,ZU L Y,MI L,et al. An analysis of patients receiving emergency CAG without PCI and the value of GRACE score in predicting PCI possibilities in NSTE-ACS patients[J]. J Geriatr Cardiol,2015,12(3):246-250.

[9]RANUCCI M,CASTELVECCHIO S,MENICANTI L,et al. Risk of assessing mortality risk in elective cardiac operations:age,creatinine,ejection fraction,and the law of parsimony[J]. Circulation,2009,119(24):3053-3061.

[10]TASK FORCE ON MYOCARDIAL REVASCULARIZATION OF THE EUROPEAN SOCIETY OF CARDIOLOGY(ESC) AND THE EUROPEAN ASSOCIATION FOR CARDIO-THORACIC SURGERY(EACTS),EUROPEAN ASSOCIATION FOR PERCUTANEOUS CARDIOVASCULAR INTERVENTIONS(EAPCI),WIJNS W,et al. Guidelines on myocardial revascularization[J]. Eur Heart J,2010,31(20):2501-2555.

[11]WINDECKER S,KOLH P,ALFONSO F,et al. 2014 ESC/EACTS guidelines on myocardial revascularization:the task force on myocardial revascularization of the European Society of Cardiology(ESC) and the European Association for Cardio-Thoracic Surgery(EACTS)developed with the special contribution of the European Association of Percutaneous Cardiovascular Interventions(EAPCI)[J]. Eur Heart J,2014,35(37):2541-2619.

[12]PADMANABHAN H,AKTUERK D,BROOKES M J,et al. Anemia in cardiac surgery:next target for mortality and morbidity improvement? [J]. Asian Cardiovasc Thorac Ann,2016,24(1):12-17.

[13]STÄHLI B E,WISCHNEWSKY M B,JAKOB P,et al. Predictive value of the age,creatinine,and ejection fraction(ACEF) score in patients with acute coronary syndromes[J]. Int J Cardiol,2018,270:7-13.

[14]HOGERVORST E K,ROSSEEL P M,VAN DE WATERING L M,et al. Intraoperative anemia and single red blood cell transfusion during cardiac surgery:an assessment of postoperative outcome including patients refusing blood transfusion[J]. J Cardiothorac Vasc Anesth,2016,30(2):363-372.

[15] SPIEGELSTEIN D,HOLMES S D,PRITCHARD G,et al,Preoperative hematocrit as a predictor of perioperative morbidities following nonemergent coronary artery bypass surgery[J]. J Card Surg,2015,30(1):20-26.

[16]LOBEL G P,JAVIDROOZI M,SHANDER A,Risks of anemia in cardiac surgery patients[J]. Semin Cardiothorac Vasc Anesth,2015,19(4):288-292.

[17]RANUCCI M,PISTUDDI V,SCOLLETTA S,et al. The ACEF Ⅱ risk score for cardiac surgery:updated but still parsimonious[J]. Eur Heart J,2018,39(23):2183-2189.

[18] WYKRZYKOWSKA J J,GARG S,ONUMA Y,et al. Value of age,creatinine,and ejection fraction(ACEF score) in assessing risk in patients undergoing percutaneous coronary interventions in the 'All-Comers' LEADERS trial[J]. Circ Cardiovasc Interv,2011,4(1):47-56.

[19]高国峰,周林丽,张冬,等. ACEF 评分在中国经皮冠状动脉介入治疗患者中的预测价值研究[J]. 中国循环杂志,2019,34(11):1047-1054.

[20]ZHANG D,YAN R,GAO G,et al. Validating the performance of 5 risk

scores for major adverse cardiac events in patients who achieved complete revascularization after percutaneous coronary intervention［J］. Can J Cardiol,2019,35(8):1058-1068.

[21]尉驰,闫浩东,徐力红,等. ACEF 评分对急性冠状动脉综合征患者经皮冠状动脉介入治疗术后 6 个月内再次血运重建的评估价值[J]. 中国心血管杂志,2019,24(6):501-506.

[22]CHICHAREON P,MODOLO R,VAN K D,et al. Predictive ability of ACEF and ACEF Ⅱ score in patients undergoing percutaneous coronary intervention in the GLOBAL LEADERS study[J]. Int J Cardiol,2019,286:43-50.

[23]LEE J H,BAE M H,YANG D H,et al. Prognostic value of the age,creatinine,and ejection fraction score for 1-year mortality in 30-day survivors who underwent percutaneous coronary intervention after acute myocardial infarction[J]. Am J Cardiol,2015,115(9):1167-1173.

[24]魏小红,刘文娴,陈立颖,等.急性心肌梗死患者中 ACEF 评分预测院内死亡的价值[J].中国医药,2018,13(11):1601-1604.

[25]中华医学会心血管病学分会,中华心血管病杂志编辑委员会.急性 ST 段抬高型心肌梗死诊断和治疗指南(2019)[J].中华心血管病杂志,2019,47(10):766-783.

[26]颜红兵,向定成,刘红梅,等.ST 段抬高型急性心肌梗死院前溶栓治疗中国专家共识[J].中国医学前沿杂志(电子版),2018,10(4):1-10.

[27]DENG J,WANG X Z,SHI Y N,et al. Prognostic value of the age,creatinine,and ejection fraction score for non-infarct-related chronic total occlusion revascularization after primary percutaneous intervention in acute ST-elevation myocardial infarction patients:a retrospective study[J]. J Interv Cardiol,2018,31(1):33-40.

[28]CHEN H W,YU X F,KONG X Y,et al. Predictive value of ACEF score for clinical prognosis of elderly patients with ST-segment elevation myocardial infarction after percutaneous coronary intervention [J]. Ann Palliat Med,2021,10(2):1380-1387.

[29]叶绍东,李琳,孙中伟,等. ACEF 评分对 75 岁以上急性 ST 段抬高型心肌梗死患者介入治疗预后的分析[J].中华老年心脑血管病杂志,2017,19(12):1260-1263.

[30] CAPODANNO D,CAGGEGI A,MIANO M,et al. Global risk classification and clinical SYNTAX(synergy between percutaneous coronary intervention with TAXUS and cardiac surgery) score in patients undergoing percutaneous or surgical left main revascularization[J]. JACC Cardiovasc Interv,2011,4 (3):287-297.

[31] DI SERAFINO L,BORGIA F,MAEREMANS J,et al. The age,creatinine,and e-jection fraction score to risk stratify patients who underwent percutaneous coronary intervention of coronary chronic total occlusion[J]. Am J Cardiol, 2014,114(8):1158-1164.

[32] BIONDI-ZOCCAI G,ROMAGNOLI E,CASTAGNO D,et al. Simplifying clinical risk prediction for percutaneous coronary intervention of bifurcation lesions: the case for the ACEF(age,creatinine,ejection fraction) score[J]. EuroInt-ervention,2012,8(3):359-367.

[33] PYXARAS S A,MANGIACAPRE F,WIJNS W,et al. ACEF and clinical SYNTAX score in the risk stratification of patients with heavily calcified coronary stenosis undergoing rotational atherectomy with stent implantation[J]. Catheter Cardiovasc Interv,2014,83(7):1067-1073.

[34] RIHAL C,TEXTOR S,GRILL D. Incidence and prognostic importance of acute renal failure after percutaneous coronary intervention [J]. Circulation, 2002,105(19):2259-2264.

[35] GUPTA R,GURM H S,BHATT D L,et al. Renal failure after percutaneous coronary intervention is associated with high mortality[J]. Catheter Cardiovasc Interv,2005,64(4):442-448.

[36] ANDÒ G,MORABITO G,DE GREGORIO C,et al. The ACEF score as predictor of acute kidney injury in patients undergoing primary percutaneous coronary intervention[J]. Int J Cardiol,2013,168(4):4386-4387.

[37] CAPODANNO D,MINISTERI M,DIPASQUA F,et al. Risk prediction of contrast-induced nephropathy by ACEF score in patients undergoing coronary catheterization[J]. J Cardiovasc Med(Hagerstown),2016,17(7): 524-529.

[38] WALTER J,MORTASAWI A,ARNRICH B,et al. Creatinine clearance versus serum creatinine as a risk factor in cardiac surgery[J]. BMC Surg,2003,3:4.

[39] ROBERT A M, BROWN J R, SIDHU M S, et al. The evaluation of creatinine clearance, estimated glomerular filtration rate and serum creatinine in predicting contrast-induced acute kidney injury among patients undergoing percutaneous coronary intervention[J]. Cardiovasc Revasc Med, 2012, 13 (1):3-10.

[40] GARG S, SARNO G, GARCIA-GARCIA H M, et al. A new tool for the risk stratification of patients with complex coronary artery disease: the Clinical SYNTAX Score[J]. Circ Cardiovasc Interv, 2010, 3(4):317-326.

[41] CAPODANNO D, MARCANTONI C, MINISTERI M, et al. Incorporating glomerular filtration rate or creatinine clearance by the modification of diet in renal disease equation or the Cockcroft-Gault equations to improve the global accuracy of the age, creatinine, ejection fraction(ACEF) score in patients undergoing percutaneous coronary intervention [J]. Int J Cardiol, 2013, 168(1):396-402.

[42] KALAYCI A, ODUNCU V, GEÇMEN Ç, et al. A simple risk score in acute ST-elevation myocardial infarction: modified ACEF (age, creatinine, and ejection fraction) score[J]. Turk J Med Sci, 2016, 46(6):1688-1693.

[43] ARAUJO G N, PIVATTO J F, FUHR B, et al. Simplifying contrast-induced acute kidney injury prediction after primary percutaneous coronary intervention: the age, creatinine and ejection fraction score[J]. Cardiovasc Interv Ther, 2018, 33(3):224-231.

[44] TRUFFA A A, GRANGER C B, WHITE K R, et al. Serious infection after acute myocardial infarction: incidence, clinical features, and outcomes[J]. JACC Cardiovasc Interv, 2012, 5(7):769-776.

[45] WANG L, HUANG G, PENG Q, et al. Risk predictive ability of ACEF score for infection in patients with ST-segment elevation myocardial infarction undergoing percutaneous coronary intervention [J]. Eur J Prev Cardiol, 2020, 27(2):220-222.

[46] REINDL M, REINSTADLER S J, TILLER C, et al. ACEF score adapted to ST-elevation myocardial infarction patients: the ACEF-STEMI score[J]. Int J Cardiol, 2018, 264:18-24.

[47] NAKAHASHI T, TADA H, SAKATA K, et al. Additive prognostic value

of carotid plaque score to enhance the age, creatinine, and ejection fraction score in patients with acute coronary syndrome [J]. J Atheroscler Thromb,2018,25(8):709-719.

[48] GAO S,LIU Q B,DING X S,et al. Predictive value of the combination of age,creatinine,and ejection fraction score and diabetes in patients with ST-segment elevation myocardial infarction undergoing percutaneous coronary intervention[J]. Coron Artery Dis,2020,31(2):109-117.

[49] BIONDI-ZOCCAI G G,AGOSTONI P,SANGIORGI G M,et al. Incidence,predictors,and outcomes of coronary dissections left untreated after drug-eluting stent implantation[J]. Eur Heart J,2006,27(5):540-546.

[50] NDREPEPA G,TIROCH K,FUSARO M,et al. 5-year prognostic value of no-reflow phenomenon after percutaneous coronary intervention in patients with acute myocardial infarction[J]. J Am Coll Cardiol,2010,55(21):2383-2389.

[51] HENRIQUE J P,ZIJLSTRA F,OTTERVANGER J P,et al. Incidence and clinical significance of distal embolization during primary angioplasty for acute myocardial infarction[J]. Eur Heart J,2002,23(14):1112-1117.

[52] HADADI L,ŞERBAN R C,SCRIDON A,et al. Clinical risk scores predict procedural complications of primary percutaneous coronary intervention[J]. Anatol J Cardiol,2017,17(4):276-284.

[53] 中国医师协会心血管外科分会大血管外科专业委员会. 主动脉夹层诊断与治疗规范中国专家共识[J]. 中华胸心血管外科杂志,2017,33(11):641-654.

[54] VAGNARELLI F,CORSINI A,LORENZINI M,et al. Acute heart failure in patients with acute aortic syndrome:pathophysiology and clinical-prognostic implications[J]. Eur J Heart Fail,2015,17(9):917-924.

[55] JONKER F H,TRIMARCHI S,MUHS B E,et al. The role of age in complicated acute type B aortic dissection[J]. Ann Thorac Surg,2013,96(6):2129-2134.

[56] SAKAKURA K,KUBO N,AKO J,et al. Determinants of long-term mortality in patients with type B acute aortic dissection[J]. Am J Hypertens,2019,22(4):371-377.

[57] WEI X B, WANG Y, LUO J F, et al. Utility of age, creatinine, and ejection fraction score in patients with type B aortic dissection undergoing thoracic endovascular aortic repair[J]. Int J Cardiol, 2020, 303:69-73.

[58] TOYODA N, CHIKWE J, ITAGAKI S, et al. Trends in infective endocarditis in california and new york state, 1998-2013[J]. JAMA, 2017, 317:1652-1660.

[59] 中华医学会心血管病学分会, 中华心血管病杂志编辑委员会. 成人感染性心内膜炎预防、诊断和治疗专家共识[J]. 中华心血管病杂志, 2014, 42(10):806-816.

[60] CAHILL T J, PRENDERGAST B D. Infective endocarditis[J]. Lancet, 2016, 387(10021):882-893.

[61] RASMUSSEN R V, BRUUN L E, LUND J, et al. The impact of cardiac surgery in native valve infective endocarditis: can EuroSCORE guide patient selection? [J]. Int J Cardiol, 2011, 149(3):304-309.

[62] FERNANDEZ-HIDALGO N, FERRERIA-GONZALEZ I, MARSAL J R, et al. A pragmatic approach for mortality prediction after surgery in infective endocarditis: optimizing and refining EuroSCORE[J]. Clin Microbiol Infect, 2018, 24(10):1102. e7-1102. e15.

[63] HABIB G, LANCELLOTTI P, ANTUNES M J, et al. 2015 ESC guidelines for the management of infective endocarditis: the task force for the management of infective endocarditis of the European Society of Cardiology (ESC). Endorsed by: European Association for Cardio - Thoracic Surgery (EACTS), the European Association of Nuclear Medicine(EANM)[J]. Eur Heart J, 2015, 36(44):3075-3128.

[64] WEI X B, SU Z D, LIU Y H, et al. Age, creatinine and ejection fraction(ACEF) score: a simple risk-stratified method for infective endocarditis[J]. QJM, 2019, 112(12):900-906.

[65] SMITH C R, LEON M B, MACK M J, et al. PARTNER trial investigators. Transcatheter versus surgical aortic-valve replacement in high-risk patients[J]. N Engl J Med, 2011, 364(23):2187-2198.

[66] TAYLOR J. ESC/EACTS guidelines on the management of valvular heart disease[J]. Eur Heart J, 2012, 33(19):2371-2372.

[67] BAUMGARTNER H, FALK V O, BAX J J, et al. 2017 ESC/EACTS Guidelines for the management of valvular heart disease[J]. Eur Heart J, 2017, 38 (36):2739-2791.

[68] D'ASCENZO F, BALLOCCA F, MORETTI C, et al. Inaccuracy of available surgical risk scores to predict outcomes after transcatheter aortic valve replacement[J]. J Cardiovasc Med(Hagerstown), 2013, 14(12):894-898.

[69] WENDT D, THIELMANN M, KAHLERT P, et al. Comparison between different risk scoring algorithms on isolated conventional or transcatheter aortic valve replacement[J]. Ann Thorac Surg, 2014, 97(3):796-802.

[70] BARILI F, PACINI D, GROSSI C, et al. Reliability of new scores in predicting perioperative mortality after mitral valve surgery[J]. J Thorac Cardiovasc Surg, 2014, 147(3):1008-1012.

[71] KORBER M I, SCHERNER M, KUHR K, et al. Acute kidney injury following percutaneous edge-to-edge vs. minimally invasive surgical mitral valve repair: incidence, predictors and prognostic value [J]. EuroIntervention, 2018, 13(14):1645-1651.

[72] ARAI T, LEFEVRE T, HAYASHIDA K, et al. Usefulness of a simple clinical risk prediction method, modified ACEF Score, for transcatheter aortic valve implantation[J]. Circ J, 2015, 79(7):1496-1503.

[73] CHANG C H, LEE C C, CHEN S W, et al. Predicting acute kidney injury following mitral valve repair[J]. Int J Med Sci, 2016, 13(1):19-24.

[74] DENEGRI A, MEHRAN R, HOLY E, et al. Post procedural risk assessment in patients undergoing trans aortic valve implantation according to the age, creatinine, and ejection fraction - 7 score: advantages of age, creatinine, and ejection fraction-7 in stratification of post-procedural outcome[J]. Catheter Cardiovasc Interv, 2019, 93(1):141-148.

[75] 中国医师协会呼吸医师分会危重症医学专业委员会, 中华医学会呼吸病学分会危重症医学学组. 体外膜式氧合治疗成人重症呼吸衰竭推荐意见[J]. 中华结核和呼吸杂志, 2019, 42(9):660-684.

[76] ABRAMS D, COMBES A, BRODIE D. Extracorporeal membrane oxygenation in cardiopulmonary disease in adults[J]. J Am Coll Cardiol, 2014, 63(25):2769-2778.

[77]ZANGRILLO A,LANDONI G,BIONDI−ZOCCAI G,et al. A meta−analysis of complications and mortality of extracorporeal membrane oxygenation[J]. Crit Care Resusc,2013,15(3):172−178.

[78]TSAI T Y,TSAI F C,FAN P C,et al. Application of the age,creatinine,and left ventricular ejection fraction score for patients on extracorporeal membrane oxygenation[J]. Artif Organs,2017,41(2):146−152.

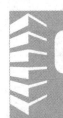

第八章
CHADS$_2$评分和 CHA$_2$DS$_2$-VASc 评分介绍及临床应用

本章主要讲解 CHADS$_2$ 评分和 CHA$_2$DS$_2$-VASc 评分及临床应用,这两个评分主要用于评估房颤患者发生血栓栓塞的风险。CHADS$_2$ 评分简单易行,但对脑卒中低危患者的评估不够准确,故临床上目前多采用 CHA$_2$DS$_2$-VASc 评分。CHA$_2$DS$_2$-VASc 评分≥2 分者,需要进行抗凝治疗;评分为 1 分者,根据获益与风险权衡,优选抗凝治疗;评分为 0 分者,无须抗凝治疗。具体评分内容见表 8-1 和表 8-2,由表可以看出 CHADS$_2$ 评分和 CHA$_2$DS$_2$-VASc 评分不仅简单方便,而且评分中还包含了常见的心血管病的危险因素,如年龄、性别、高血压、糖尿病等。因此目前临床上将 CHADS$_2$ 评分和 CHA$_2$DS$_2$-VASc 评分扩展到了无房颤患者中,本章则主要探讨该评分在冠心病当中的应用。

表 8-1　非瓣膜性房颤患者脑卒中危险 CHADS$_2$ 评分

危险因素	评分
心力衰竭(C)	1
高血压(H)	1
高龄(≥75 岁)(A)	1
糖尿病(D)	1
既往脑卒中/短暂性脑缺血发作(S)	2
总积分	6

表 8-2　非瓣膜病性房颤患者脑卒中危险 CHA_2DS_2-VASc 评分

危险因素	评分
充血性心力衰竭/左室功能不全(C)	1
高血压(H)	1
年龄≥75 岁(A)	2
糖尿病(D)	1
脑卒中/短暂性脑缺血发作/血栓栓塞病史(S)	2
血管疾病(V)	1
年龄在 65～74 岁(A)	1
性别(女性)(Sc)	1
总分	9

注:血管疾病是指心肌梗死、复合型主动脉斑块及外周动脉病变。

一、CHADS₂评分和 CHA_2DS_2-VASc 评分的发展简史

CHADS₂评分最初是 Gage 等[1]在 2001 年提出的,目的是预测房颤患者发生脑卒中的风险。房颤时心房的有效收缩消失,血液淤滞,心排血量比窦性心律时可减少 25% 或更多。因此房颤并发血栓栓塞的危险性甚大,尤以脑栓塞危害最大,常危及生命并严重影响患者的生存质量。非瓣膜性心脏病合并房颤者发生脑卒中的机会较无房颤者高 5～7 倍,二尖瓣狭窄或二尖瓣脱垂合并房颤时,脑栓塞的发生率更高。抗凝治疗是房颤治疗当中的重要内容。

2001 年前人们一致认为,对于脑卒中发生风险高的房颤患者,给予华法林治疗,而风险较低的房颤患者则给予阿司匹林。但是对于如何预测脑卒中发生风险,人们并没有达成一致的意见。当时在临床上使用的有两个脑卒中风险分类方案。其一是房颤研究者(atrial fibrillation investigators, AFI)[2]汇集了 5 个临床随机试验研究的数据后得到的脑卒中风险分类方案,它包括高龄及 3 个临床指标[高血压、脑缺血病史(包括脑卒中/短暂性脑缺血发作)及糖尿病]。高危:至少包括 3 个临床指标当中的 1 个,且未进行抗凝治疗的房颤患者。中危:年龄>65 岁的房颤患者,未包含上述 3 个临

床指标。低危:年龄<65 岁且未包含上述 3 个临床指标的房颤患者。其二为脑卒中预防和房颤(stroke prevention and atrial fibrillation,SPAF)研究者提出的脑卒中风险分类方案[3]。SPAF 研究者根据他们之前的研究提出了 4 个引起脑卒中风险增加的独立危险因素:血压高于 160 mmHg、脑缺血病史、心力衰竭(尤其是在过去 100 d 内出现心力衰竭加重的)或超声心动图提示心力衰竭、75 岁及以上并且为女性。

但这两种方案存在一定的问题:第一,这两种方案存在冲突,许多被一种方案划分为低危的患者在另一种方案中被划分为脑卒中中危或高危,这使得脑卒中风险评估变得复杂化。第二,分类方案中纳入的指标有时是模棱两可的。例如,对于 SPAF 分类方案而言,最初表现为收缩压高于160 mmHg,但在后续评估中血压得到控制的患者,应将其分为哪类 SPAF 风险组? 第三,这两个分类方案都是通过数据分析得出来的,因此它们阐述的并非真实世界中的关联性。第四,这两个分类方案纳入的人群平均年龄为69 岁,因此对于高龄患者而言适应性不高。

考虑到上述因素,Gage 认为发现一个简单易行且精确的评分方案十分重要,他将上述两个分类方案中的危险因素整合并稍加修改,提出了CHADS$_2$评分(表 8-1)。CHADS$_2$评分 ≥2 分提示患者具有高危的血栓栓塞风险,应给予抗凝治疗。CHADS$_2$评分为 0 分的患者无须抗凝治疗,而CHADS$_2$评分为 1 分,根据获益与风险权衡。

2009 年,Lip 等[4]提出 CHADS$_2$评分中的危险因素分析很大程度上来源于非维生素 K 拮抗剂(VKA)试验队列,因此很多潜在的危险因素并没有得到充分的评估,因为并不是所有的潜在危险因素都会被系统地记录在临床试验人群中。而且随着对房颤研究的深入,既往未被识别为危险因素的临床指标目前也会增加房颤患者的脑卒中发生率,因此也应将这些指标纳入脑卒中风险分级当中。例如,在欧洲心脏病研究和其他队列研究中,女性增加了脑卒中风险。血管疾病,包括心肌梗死、外周动脉疾病和复杂的主动脉斑块,均可增加房颤患者发生脑卒中的风险。年龄,越来越多的研究发现对于年龄>65 岁的房颤患者,发生脑卒中的风险随年龄逐年增加,同时年龄作为危险因素并不一定是一个是或否的存在。CHADS$_2$评分虽然简单易行,但它对于低危患者的评估不够准确,临床工作者需要确定那些被归类为低风险的人是真正的低风险,在这类患者中没有脑卒中或血栓栓塞事件发生。综上所述,脑卒中风险分层需要进一步精确化,且考虑到上述危险因素。因此 Lip 提出了 CHA_2DS_2-VASc 评分(表 8-2)。CHA_2DS_2-VASc 评分 ≥2 分者,需要进行抗凝治疗;评分为 1 分者,根据获益与风险权衡,优选抗凝治疗;评分为 0 分者,无须抗凝治疗。2010 年欧洲心脏病学会(ESC)房颤指南中不再强调"人为的"低危、中危和高危分类,而是推荐了新方案——CHA_2DS_2-VASc 评分,将根据评分得到的脑卒中发生风险作为非瓣膜病房颤患者抗凝治疗的指导基础,因为它能更好地识别脑卒中风险较低的患者[5]。

由于 $CHADS_2$ 评分和 CHA_2DS_2-VASc 评分包含的危险因素也同样与动脉粥样硬化有关,因此大量研究将其应用扩展至冠心病患者。随着研究的进展,在 2017 年 Ranjan Modi 提出了一个新的评分系统,即 $CHA_2DS_2-VASc-HSF$ 评分[6]。该评分除了包括 CHA_2DS_2-VASc 评分中的危险因素外,还纳入了 3 个新的变量:高脂血症、吸烟和冠心病家族史。这 3 个变量均为冠心病常见的危险因素,因此该评分更适用于冠心病。

二、$CHADS_2$ 评分和 CHA_2DS_2-VASc 评分在冠心病患者中的应用

冠心病是世界上致残和致死的最主要原因[7]。随着我国经济的发展,国民的生活方式发生了深刻的改变,肥胖、糖尿病等疾病的患病率逐年增加,并且由于老龄人口所占比例上升,心血管病的发病人数持续增多。推算现心血管病的患病人数为 2.9 亿人,其中冠心病患者数约为 1100 万。同时,由心血管病导致的死亡率位居榜首,约占比 45%,远高于肿瘤及其他疾病。根据其发病特点和治疗原则不同,冠心病分为两大类:慢性冠脉疾病和急性冠脉综合征(ACS)。前者包括稳定型心绞痛、缺血性心肌病和隐匿性冠心病等。后者包括不稳定型心绞痛、非 ST 段抬高心肌梗死和 ST 段抬高心肌梗死(STEMI)。

(一)$CHADS_2$ 评分和 CHA_2DS_2-VASc 评分在冠心病中的应用

ACS 为动脉粥样硬化不稳定斑块破裂或糜烂导致冠状动脉内急性血栓形成,引起心肌细胞急性缺血缺氧,从而引起临床症状,是常见的危急重型心血管病,严重影响患者的生活质量和寿命。目前大量研究致力于 ACS 的危险因素、预防和治疗,早期识别高危 ACS 患者具有较为重要的临床意义。

CHADS$_2$ 评分和 CHA$_2$DS$_2$-VASc 评分包括的年龄、性别、高血压、糖尿病等危险因素,同样是冠心病常见的危险因素,因此目前大量临床研究将两个评分系统扩展到了冠心病的使用当中。2017 年 Ranjan Modi 提出了新的评分系统,即 CHA$_2$DS$_2$-VASc-HSF 评分系统[6]。Ranjan Modi 提出可将 CHA$_2$DS$_2$-VASc-HSF 评分用于评估冠心病患者冠状动脉病变的严重程度。Ranjan Modi 共纳入 2976 例进行冠状动脉造影的患者,计算他们的 Gensini 评分和 CHA$_2$DS$_2$-VASc-HSF 评分。结果显示,随着 CHADS$_2$、CHA$_2$DS$_2$-VASc、CHA$_2$DS$_2$-VASc-HSF 评分的增高,冠状动脉病变越严重。且多因素分析显示 CHA$_2$DS$_2$-VASc-HSF 评分能够较好地预测冠状动脉病变的严重程度,评估准确性与常用的 Gensini 评分相似。

有研究发现 CHADS$_2$ 评分可以识别脑卒中或死亡风险较高的 ACS 患者,无论其是否有房颤[8]。有研究纳入了 2335 例 ACS 患者,其中 422 例患者同时患有房颤。结果显示,房颤的 ACS 患者随着 CHADS$_2$ 评分的增加,死亡率逐渐增高($HR = 1.38$),而且发生脑卒中的风险更大($HR = 1.46$)。Scudiero 等[9]进一步探讨了 CHA$_2$DS$_2$-VASc 评分与 ACS 患者的冠状动脉疾病严重性、残余血小板反应性及长期临床预后的关系。还有研究纳入了 1729 例接受侵入性治疗的 ACS 患者,计算他们的 CHA$_2$DS$_2$-VASc 评分,并通过透光率聚集法检测血小板反应性。结果显示,CHA$_2$DS$_2$-VASc 评分高的 ACS 患者有更多的多血管病变。而且,CHA$_2$DS$_2$-VASc 评分与残余血小板反应性之间存在线性相关。多因素分析结果提示,CHA$_2$DS$_2$-VASc 评分是预测冠状动脉疾病严重性、残余血小板反应性及主要不良心脑血管事件(MACCE)发生的独立危险因素。Uehara 等[10]将 CHADS$_2$ 评分用于预测房颤患者发生冠状动脉钙化的可能性。先前研究表明,冠状动脉钙化严重的患者将来发生心血管事件的可能性高,因此早期识别冠状动脉钙化的患者十分重要。Masae 等纳入了 183 例房颤患者,均行冠状动脉 CT 血管成像检查,并使用专门的计算机软件(Agatston 评分)对冠状动脉的钙化情况进行评分。根据 CHADS$_2$ 评分将纳入患者分为 3 组:CHADS$_2$ 评分 = 0 分、CHADS$_2$ 评分 = 1 分、CHADS$_2$ 评分 ≥ 2 分。结果显示,CHADS$_2$ 评分 = 0 分的房颤患者,其 Agatston 评分最低。多因素 Logistic 回归分析提示 CHADS$_2$ 评分 ≥ 2 分是冠状动脉钙化的独立危险因素。Huang 等[11]进一步将 CHADS$_2$ 评分应用于急性心肌梗死患者,提出 CHADS$_2$ 评分可以用于预测急性心肌梗死患者的临床预后。尽管心肌梗死溶栓(thrombolysis in myocardial infarction,TIMI)评分和全球急性冠状动脉事件注册(global registry of acute coronary events,GRACE)评分广泛用于预测急性心肌梗死患者不良心血管事件(adverse cardiovascular event,MACE)的发生率,但相比较而言,$CHADS_2$ 评分更加简单便捷,且精确性较好。且这 3 个评分当中仅 $CHADS_2$ 评分包含了充血性心力衰竭和脑卒中/短暂性脑缺血发作病史。有研究证明,先前患有充血性心力衰竭的急性心肌梗死患者死亡率极高,且有脑卒中/短暂性脑缺血发作病史的急性心肌梗死患者死亡、再梗死的风险明显增加。鉴于 $CHADS_2$ 评分在数字上量化了并发症,并且考虑到并发症与急性心肌梗死的预后的关系,$CHADS_2$ 评分可以作为急性心肌梗死患者风险分层和预后的一种可接受的方法。

Rozenbaum 等[12]研究提出 CHA_2DS_2-VASc 评分可以用于预测 ACS 患者的临床预后。目前临床上常用的几个评估 ACS 患者临床预后的评分系统如下:GRACE 评分系统、TIMI 评分系统及 PURSUIT 评分系统。但由于上述评分系统过程复杂、操作烦琐,因此发现一个简便且有效的评分系统对于临床工作有非常重要的意义。尽管先前有研究发现 $CHADS_2$ 评分和 CHA_2DS_2-VASc 评分与 ACS 患者临床预后相关,但其样本数均偏小。有研究共纳入了 13 422 例 ACS 患者,计算他们的 CHA_2DS_2-VASc 评分,根据该评分将其分为 4 组:0~1 分组、2~3 分组、4~5 分组、>5 分组。结果显示,CHA_2DS_2-VASc 评分高的 ACS 患者 1 年死亡率明显增加。CHA_2DS_2-VASc 评分>5 分的 ACS 患者 1 年死亡率较 CHA_2DS_2-VASc 评分为 0~1 分的患者增加 6 倍 [$HR=6,95\%$ $CI(4.1,8.8)$,$P<0.0001$]。CHA_2DS_2-VASc 评分为 2~3 分的 ACS 患者 1 年死亡率增加 2.6 倍。因此 CHA_2DS_2-VASc 评分较高的患者为 ACS 高危患者,应进一步加强治疗。

急性心肌梗死患者冠状动脉堵塞造成局部心肌的缺血损伤,再灌注时,局部心肌组织结构、电生理功能和心肌完整性恢复不均匀,并且由于大量氧自由基的释放,心肌细胞损伤,均易于促发各种心律失常。其中最常见的室上性心律失常为房颤,在患有心力衰竭和严重左心室损害的老年患者中,房颤的患病率甚至更高。STEMI 患者发生房颤后,其脑卒中发生率及死亡率甚高。大量研究发现,高龄、女性、低血压、快心率、高 Killip 级别、高血压病史、心肌梗死病史、糖尿病和低射血分数可能是引起 STEMI 患者发生房颤的危险因素。Aksoy 等[13]探讨了包含上述危险因素的 $CHADS_2$ 评分和 CHA_2DS_2-VASc 评分是否可以用于评估 STEMI 患者房颤的发生率。他们总共纳入 696 例 STEMI 患者,并将其分为两组:房颤组和无房颤组。计算每个患者的 CHADS$_2$ 评分和 CHA$_2$DS$_2$-VASc 评分。结果发现房颤组患者的 CHADS$_2$ 评分和 CHA$_2$DS$_2$-VASc 评分均显著高于无房颤患者(P 均<0.001)。多因素分析发现 CHA$_2$DS$_2$-VASc 评分与房颤发生相关,受试者操作特征(ROC)曲线分析显示,CHA$_2$DS$_2$-VASc 评分是预测 STEMI 后新发房颤的重要因素(C =0.698, P <0.001)。考虑到 CHA$_2$DS$_2$-VASc 评分计算起来简单易行,Fatih 提出 CHADS$_2$ 评分和 CHA$_2$DS$_2$-VASc 评分可以用于预测 STEMI 后房颤的发生风险,为房颤的筛查提供可靠信息。

Fauchier 等[14]则进一步探讨了 CHA$_2$DS$_2$-VASc 评分、GRACE 评分、SYNTAX 评分、ACSS 评分及 REACH 评分评估 PCI 术后房颤患者的脑卒中/血栓栓塞、非致死性冠状动脉事件、全因死亡及主要不良心血管事件(MACE)的有效性和精确性。有研究共纳入 845 例 PCI 术后的房颤患者,分别计算 5 个评分系统得分。结果发现 CHA$_2$DS$_2$-VASc 评分是预测脑卒中/血栓栓塞最好的评分系统,其预测 C 值为 0.604[95% CI (0.567, 0.639)],最好的临界值为 5 分。而 SYNTAX 评分在预测非致死性冠状动脉事件及 MACE 方面有更好的价值,其预测 C 值分别为 0.634[95% CI (0.598, 0.669)]和 0.612[95% CI (0.575, 0.647)],最好的临界值为 9 分。GRACE 评分是预测全因死亡最好的评分系统,其预测 C 值为 0.682[95% CI (0.646, 0.717)],最好的临界值为 153 分。因此在已验证的评分系统中,目前还没有一种评分系统足够可靠地预测 PCI 术后房颤患者发生脑卒中/血栓栓塞、非致死性冠状动脉事件、全因死亡及 MACE 的风险。但 CHA$_2$DS$_2$-VASc 评分仍然是评估脑卒中/血栓栓塞风险的最佳评分。

Hioki 等[15]研究进一步验证了 CHA$_2$DS$_2$-VASc 评分与无房颤的冠心病患者临床预后的相关性。Hirofumi 等纳入共 1714 例无房颤的冠心病患者,并计算他们的 CHA$_2$DS$_2$-VASc 评分,根据分数将其分为 3 组:CHA$_2$DS$_2$-VASc 评分 0~2 分、3~4 分、≥5 分。结果显示,CHA$_2$DS$_2$-VASc 评分≥5 分的冠心病患者发生 MACE 风险明显高于 CHA$_2$DS$_2$-VASc 评分为 3~4 分和 0~2 分(14.6% vs. 6.8% vs. 5.3%, P <0.001)。多因素 Cox 回归分析结果提示,CHA$_2$DS$_2$-VASc 评分是 MACE 发生的独立危险因素[HR =1.26,95% CI (1.15, 1.39), P <0.001]。

Chan 等[16]研究提出 CHADS$_2$ 评分和 CHA$_2$DS$_2$-VASc 评分可用于预测高危心血管患者发生不良血管功能、缺血性脑卒中和心血管死亡的风险。他们共纳入 579 例高危心血管患者,并计算他们的 CHADS$_2$ 评分和

CHA$_2$DS$_2$-VASc 评分。ROC 曲线分析结果提示 CHADS$_2$ 评分和 CHA$_2$DS$_2$-VASc 评分是缺血性脑卒中、心肌梗死、心血管死亡的独立预测因子。随着 CHADS$_2$ 评分（log-rank = 16.7, $P<0.001$）和 CHA$_2$DS$_2$-VASc 评分（log-rank = 29.2, $P<0.001$）的增加，无事件存活时间逐渐减少。但在预测心血管死亡方面，CHA$_2$DS$_2$-VASc 评分明显优于 CHADS$_2$ 评分。

ACS 患者再发心血管事件或者死亡的风险极高，因此早期识别这些高危患者十分重要。Chua 等[17] 研究发现可以使用 CHADS$_2$ 评分和 CHA$_2$DS$_2$-VASc 评分对 ACS 患者进行危险分层。他们共纳入 3183 例 ACS 患者，并计算他们的 CHADS$_2$ 评分和 CHA$_2$DS$_2$-VASc 评分。分析结果发现 CHADS$_2$ 评分和 CHA$_2$DS$_2$-VASc 评分≥2 分者发生不良事件的风险明显高于<2 分的 ACS 患者，并且 CHA$_2$DS$_2$-VASc 评分预测能力明显好于 CHADS$_2$ 评分（AUC 0.70 vs. 0.66; $P<0.001$）。并且多因素回归分析结果提示，CHADS$_2$ 评分和 CHA$_2$DS$_2$-VASc 评分是 ACS 患者不良事件发生的独立预测因子。

（二）CHADS$_2$ 评分和 CHA$_2$DS$_2$-VASc 评分在冠心病 PCI 中的应用

PCI 已成为治疗冠心病最重要且常用的方法，它是对狭窄或者阻塞的冠状动脉进行血运重建的治疗方法，在控制症状、改善预后及处理紧急状况方面具有明显的收益，在一定程度上能够降低心血管病的死亡率[18]。目前临床上常用的预测 PCI 术后人群发生 MACE 的评分系统为 SYNTAX 评分系统。SYNTAX 评分系统主要根据冠状动脉造影结果，采用冠状动脉树 16 段法，结合冠状动脉分布优势类型、病变部位、狭窄程度、病变数目及病变的具体特征（如完全闭塞病变、三分叉、分叉病变、开口病变、严重迂曲病变、病变长度>20 mm、严重钙化病变、血栓病变、弥散/小血管病变），对直径≥1.5 mm、狭窄程度≥50% 的病变进行综合分析而最终得到的一个评分。SYNTAX 评分计算方法较为复杂，临床上可操作性不佳，尤其不适用于急诊患者。而越来越多的研究提出 CHA$_2$DS$_2$-VASc 评分系统是预测 PCI 术后患者长期临床结局的简单且有效的工具。

Orvin 等[19] 研究了 CHA$_2$DS$_2$-VASc 评分系统与 PCI 术后 MACE 发生的相关性。另有研究纳入了 12 785 例接受 PCI 的冠心病患者，计算他们的 CHA$_2$DS$_2$-VASc 评分。结果发现随着 CHA$_2$DS$_2$-VASc 评分的增加，MACE 的发生率逐渐增加。CHA$_2$DS$_2$-VASc 评分可以有效预测全因死亡或非致死性心肌梗死(C 值分别为 0.73 和 0.72,$P<0.001$)的发生。

Capodanno 等[20]研究同样提出 CHA$_2$DS$_2$–VASc 评分可以用来预测 PCI 术后的无房颤患者发生 MACE 的风险。他们纳入了 1330 例接受 PCI 的患者,结果显示引起 MACE 发生率增加的危险因素为高龄、男性、肾功能损害、血管疾病、左室功能不全及既往心肌梗死/再灌注病史。这些指标与 CHA$_2$DS$_2$–VASc 评分相互重叠,且研究发现 CHA$_2$DS$_2$–VASc 评分高的 PCI 术后患者 MACE 发生率更高。为了进一步确定 CHA$_2$DS$_2$–VASc 评分的实用性,Davide 比较了 CHA$_2$DS$_2$–VASc 评分和 ACEF 评分,结果发现 CHA$_2$DS$_2$–VASc 评分预测效果更好。因此对于无房颤的 PCI 术后患者,可以使用 CHA$_2$DS$_2$–VASc 评分预测其 MACE 的发生风险。Ma 等[21]研究发现,CHA$_2$DS$_2$–VASc 评分可以用于预测接受 PCI 的 ACS 患者发生 MACE 的风险。大量研究显示,ACS 患者即使接受 PCI 术和指南推荐的药物治疗,再发心血管事件的风险仍然很大。因此早期准确地识别 ACS 高危患者十分必要。CHADS$_2$ 评分和 CHA$_2$DS$_2$–VASc 评分包括的危险因素大多也是动脉粥样硬化的危险因素,因此 Ma 等猜测可将这两个评分用于识别 MACE 发生率高的 ACS 患者。他们纳入 915 例 ACS 患者,这些患者均接受 PCI,并计算他们的 CHADS$_2$ 评分及 CHA$_2$DS$_2$–VASc 评分。结果发现 CHADS$_2$ 评分及 CHA$_2$DS$_2$–VASc 评分高的患者无事件生存期(event–free survival,EFS)明显缩短。单因素分析显示 CHADS$_2$ 和 CHA$_2$DS$_2$–VASc 评分都是 MACE 的独立预测因子。而多变量 Cox 比例风险回归分析中,CHA$_2$DS$_2$–VASc 评分[$HR=1.15,95\% \ CI(1.04,1.27),P=0.007$]仍然是 MACE 有用的预测因子,但 CHADS$_2$ 评分不再与 MACE 风险增加相关。同时 Ma 等还比较了 CHA$_2$DS$_2$–VASc 评分与 GRACE 评分和 SYNTAX II 评分(这两个评分为目前常用的评估 ACS 患者预后的评分系统)预测 MACE 的精确性。结果发现 3 个评分的预测效果相似,C 值分别为 0.614、0.598、0.609。因此 CHA$_2$DS$_2$–VASc 评分可以用于预测接受 PCI 的 ACS 患者发生 MACE 的风险。Puurunen 等[22]研究显示 CHADS$_2$ 评分和 CHA$_2$DS$_2$–VASc 评分可以预测接受 PCI 房颤患者的临床预后。他们纳入 929 例接受 PCI 的房颤患者,并计算他们的 CHADS$_2$ 评分和 CHA$_2$DS$_2$–VASc 评分。结果显示 CHA$_2$DS$_2$–VASc 评分高是全因死亡的独立预测因子($P=0.02$),而 CHADS$_2$ 评分并不是。CHADS$_2$ 评分高和 CHA$_2$DS$_2$–VASc 评分高均可预测 MACCE 的发生(HR 值分别为 1.60 和 2.24)。Puurunen 进一步比较了 CHADS$_2$ 评分和 CHA$_2$DS$_2$–VASc 评分,发现

CHA_2DS_2-VASc 评分为 PCI 术后房颤患者发生不良心血管事件的较好的预测因子。

冠心病患者接受 PCI 后,根据临床指南均需进行阿司匹林联合 P2Y12 抑制剂的双联抗血小板药物治疗,以减少缺血性事件的发生。但有大量研究表明,接受氯吡格雷治疗的 PCI 术后患者体内血小板的反应性不同,有 16% ~50% 的患者是无反应者。因此临床上多检测血小板功能用以评估支架内血栓形成和再发缺血性事件的风险。高血小板反应性的患者易于发生缺血性事件,而出血性事件则多发生于低血小板反应性的患者,血小板反应性最佳的患者缺血及出血性事件发生率均比较低。由此 Asher 等[23]提出可根据血小板功能测试(platelet function testing,PFT)结果指导 PCI 术后患者的用药,但目前临床上并不常规进行 PFT。$CHADS_2$ 评分和 CHA_2DS_2-VASc 评分主要用于检测房颤患者血栓栓塞风险,简单且有效。因此 Elad 考虑 $CHADS_2$ 评分和 CHA_2DS_2-VASc 评分是否可以用于评估 ACS 患者体内的血小板活性。研究共纳入了 219 例因 ACS 行 PCI 的患者,计算他们的 $CHADS_2$ 评分、CHA_2DS_2-VASc 评分并进行 PFT。根据 $CHADS_2$ 评分和 CHA_2DS_2-VASc 评分将患者分为 3 组:低风险组(0~1 分)、中风险组(2~6 分)和高风险组(7~9 分)。结果显示,$CHADS_2$ 评分和 CHA_2DS_2-VASc 评分较低的患者体内血小板聚集能力差。Elad 发现 $CHADS_2$ 评分和 CHA_2DS_2-VASc 评分中的危险因素与血小板反应性增加有关,例如充血性心力衰竭,可以增加全血聚集,提高血液中血小板源性分子(血小板/内皮细胞黏附分子-1、血小板源性骨结合蛋白)的含量。此外,糖尿病患者出现的急性和慢性高血糖均可激活蛋白激酶 C 活性,从而激活血小板。同时高血糖可增强血小板 GPⅡb/Ⅲa 和 P 选择素的表达,从而导致血小板反应性增高。衰老与血小板之间通过血管性血友病因子的不稳定连接有一定相关性,从而增加血小板的聚集与黏附。因此 $CHADS_2$ 评分与 CHA_2DS_2-VASc 评分可以用于预测血小板活性。

造影剂肾病(contrast-induced nephropathy,CIN)是指排除其他肾损害因素,使用造影剂后 1~2 d 发生的急性肾功能损害,多由大剂量高渗性含碘造影剂引起。含碘造影剂以原形由肾小球滤过而不被肾小管吸收,故易导致肾小管损伤,引起肾缺血,导致肾损害而发生急性肾衰竭。CIN 的发生可延长住院时间并增加住院期间死亡率,然而目前临床上尚无统一方法鉴别 CIN 的高危患者。尽管人们对 CIN 的病理生理机制尚未完全了解,但研究人员得出结论,CIN 是由肾血管收缩、内皮功能障碍、内皮细胞损伤、肾小管损伤和髓质缺氧引起的。研究发现,高龄、女性、糖尿病、慢性心力衰竭和肾功能不全是引起 CIN 发生率增加的危险因素,这些危险因素与 CHA$_2$DS$_2$-VASc 评分相似。因此 Baydar 等[24] 提出 CHA$_2$DS$_2$-VASc 评分可以用于预测急性非 ST 段抬高心肌梗死患者 PCI 术后发生 CIN 的风险。Baydar 等回顾性地纳入 363 例 PCI 术后的急性非 ST 段抬高心肌梗死患者,计算纳入患者的 CHA$_2$DS$_2$-VASc 评分,将患者分为两组,CHA$_2$DS$_2$-VASc 评分<2 分组和 CHA$_2$DS$_2$-VASc 评分≥2 分组。结果显示评分高的患者发生 CIN 的风险偏高(31.7% vs. 8.9%,$P<0.001$),同时发生 CIN 的患者平均 CHA$_2$DS$_2$-VASc 评分较未发生 CIN 的患者高[(3.94 ± 1.13)分 vs. (1.68 ± 0.46)分,$P<0.001$)。在接受 PCI 的急性非 ST 段抬高心肌梗死患者中,CHA$_2$DS$_2$-VASc 评分与 CIN 风险、住院死亡率和发病率增加相关。因此,CHA$_2$DS$_2$-VASc 评分可作为一种新的、简便、可靠的工具来预测急性非 ST 段抬高心肌梗死急诊 PCI 患者发生 CIN 的风险。

支架内血栓形成(stent thrombosis,ST)是支架植入术后较为严重的并发症。在金属裸支架(BMS)时代,支架内血栓形成的发生率约为 1.2%。随着药物洗脱支架(DES)、药物球囊及强效抗血小板药物的应用,支架内血栓形成的发生率降至 0.7%。尽管支架内血栓形成的发生率低,但后果较为严重,病死率可高达 $20\%\sim25\%$。因此能够早期识别支架内血栓形成的高风险患者十分重要。大量的研究结果显示,多危险因素可以影响支架内血栓形成的发生发展,如糖尿病、肾功能不全、低射血分数、早期停用双联抗血小板药物、分叉病变、受累血管数量、支架总长度、支架总数量等。Ünal 等[25] 并没有研究探讨 CHA$_2$DS$_2$-VASc 评分与支架内血栓形成的关系,尽管 CHA$_2$DS$_2$-VASc 评分中包含了多个上述提及的危险因素。有研究纳入了 1371 例接受 PCI 的患者,计算每个人的 CHA$_2$DS$_2$-VASc 评分。结果发现,发生支架内血栓形成的患者 CHA$_2$DS$_2$-VASc 评分平均值高于未发生支架内血栓形成的患者(3.79 分 vs. 2.16 分,$P<0.001$)。且多因素分析显示 CHA$_2$DS$_2$-VASc 评分>2 分是发生支架内血栓形成的独立危险因素。

STEMI 是目前冠心病中较为严重、死亡率较高的疾病。急诊 PCI 成为 STEMI 患者的首选治疗方案。但在某些患者,尽管阻塞血管成功再通,缺血心肌仍不能获得有效的再灌注,这种被称作无复流现象(no-flow phenomenon,NRP)。NRP 是急诊 PCI 术后较为严重的并发症之一,被认为是患者短期和长期死亡率的独立预测因子。由于 NRP 评估方法缺乏,STEMI 患者中 NRP 发生率可高达 60%。因此,寻找一种简单有效的风险分层方法对预测 NRP 具有重要意义。CHA_2DS_2-VASc 评分与动脉粥样硬化、血管痉挛、微血管功能障碍相关,而这些危险因素则与 NRP 的危险因素相重叠。Zhang 等[26]研究探讨了 $CHADS_2$、CHA_2DS_2-VASc、$CHA_2DS_2-VASc-HSF$ 评分预测 STEMI 患者发生 NRP 的有效性。该研究纳入了 454 例 STEMI 患者,均给予急诊 PCI。根据造影术中观察到的血流速度将患者分为两组:NRP 组和对照组。计算纳入患者的 $CHADS_2$、CHA_2DS_2-VASc、$CHA_2DS_2-VASc-HSF$ 评分。结果发现 $CHA_2DS_2-VASc-HSF$ 评分比其他两个评分具有更高的预测价值,$CHA_2DS_2-VASc-HSF$ 评分≥4 分时,其预测 NRP 的敏感度为 72.5%,特异度为 66.5% [$AUC = 0.755,95\% \ CI(0.702,0.808)$]。因此,$CHA_2DS_2-VASc-HSF$ 评分可能是预测发生 NRP 高危患者的最佳工具。

三、$CHADS_2$ 评分和 CHA_2DS_2-VASc 评分在其他疾病中的应用

越来越多的研究证实,$CHADS_2$ 评分和 CHA_2DS_2-VASc 评分除了可以用于冠心病之外,也可进一步扩展至其他疾病,如心力衰竭、慢性肾脏病等。

(一)$CHADS_2$ 评分和 CHA_2DS_2-VASc 评分在心力衰竭中的应用

心力衰竭(heart failure,HF)是各种结构或功能性疾病导致心室充盈和(或)射血功能受损,心排血量不能满足机体组织代谢需要,以肺循环和(或)体循环淤血,器官、组织血液灌注不足为临床表现的一组综合征。心力衰竭是一种高度复杂的临床综合征,发病率随年龄的增长而增加。根据左室射血分数(LVEF)可将心力衰竭分为 3 种类型:射血分数降低性心力衰竭(HF with reduced EF,HFrEF)、射血分数保留性心力衰竭(HF with preserved EF,HFpEF)及中间范围射血分数心力衰竭(HF with mid-range EF,HFmrEF)。多项研究表明,无论是否存在房颤,心力衰竭患者的脑卒中风险都较高。同时心力衰竭患者有较高的死亡率,因此有必要制定一种简单而实用的风险评分来识别高危心力衰竭患者,优化治疗方案,以减少不良后果的出现。研究发现 CHA_2DS_2-VASc 评分可以用于识别脑卒中风险较高的心力衰竭患者。Zhu 等[27]提出 CHA_2DS_2-VASc 评分可以预测 HFpEF 患者发

生不良心血管事件的风险。Zhu 等纳入 1766 例 HEpEF 患者,计算他们的 CHA$_2$DS$_2$-VASc 评分。结果显示,随着 CHA$_2$DS$_2$-VASc 评分的增加,心力衰竭患者发生脑卒中的风险增加[$HR=1.22$,95% CI(1.06,1.41)]。多因素分析结果显示 CHA$_2$DS$_2$-VASc 评分≥4 分是心力衰竭患者发生脑卒中的独立危险因素。Melgaard 等[28]提出 CHA$_2$DS$_2$-VASc 评分可以用于评估窦性心律的心力衰竭患者出现缺血性脑卒中、血栓栓塞及死亡的风险。Melgaard 等使用当地注册数据库,共纳入 42 987 例诊断为心力衰竭的患者(包括房颤患者,但均未使用抗凝药物治疗),计算他们的 CHA$_2$DS$_2$-VASc 评分。结果显示随着 CHA$_2$DS$_2$-VASc 评分的增加,心力衰竭患者出现缺血性脑卒中、血栓栓塞及死亡的风险逐渐增加。当 CHA$_2$DS$_2$-VASc 评分≥4 分时,不管患者是否同时患有房颤,血栓栓塞的绝对风险极高。但 Melgaard 同时提出 CHA$_2$DS$_2$-VASc 评分预测的精确性一般,尚需要进一步寻找更有效的评分系统。Ye 等[29]进一步探讨了接受华法林或阿司匹林药物治疗的窦性心律心力衰竭患者与 CHA$_2$DS$_2$-VASc 评分之间的关系。他们纳入了 2224 例心力衰竭患者,其中 1101 例患者给予华法林治疗,1123 例患者给予阿司匹林治疗,并计算他们的 CHA$_2$DS$_2$-VASc 评分。结果显示 CHA$_2$DS$_2$-VASc 评分可以预测心力衰竭患者发生死亡、缺血性脑卒中、大出血的风险。随着 CHA$_2$DS$_2$-VASc 评分的增加,缺血性脑卒中的发生风险逐渐增加(华法林组 $HR=1.21$,$P<0.001$;阿司匹林组 $HR=1.20$,$P<0.001$)。但 CHA$_2$DS$_2$-VASc 评分的总体预测效果一般(C 值,从死亡的 0.57 到大出血的 0.68 不等),这与 Melgaard 的研究结果相似。

同时,Berkovitch 等[30]进一步探究 CHA$_2$DS$_2$-VASc 评分与急性心力衰竭患者脑卒中发生风险之间的关系。该研究纳入了 2922 例因急性失代偿性心力衰竭入院的房颤患者,计算他们的 CHA$_2$DS$_2$-VASc 评分。根据心力衰竭类型和 CHA$_2$DS$_2$-VASc 评分将患者分为 4 组:HFpEF 且 CHA$_2$DS$_2$-VASc<5 分组、HFpEF 且 CHA$_2$DS$_2$-VASc≥5 分组、HFrEF 且 CHA$_2$DS$_2$-VASc<5 分组、HFrEF 且 CHA$_2$DS$_2$-VASc≥5 分组。多因素 Cox 回归分析结果显示,CHA$_2$DS$_2$-VASc 评分每增加 1 分,心力衰竭患者发生脑卒中的风险增加 28%。而且研究结果提示尽管心力衰竭患者接受了抗凝治疗,但如若出现加重则发生脑卒中的风险明显增加。另有研究者提出无论心力衰竭类型如何,CHA$_2$DS$_2$-VASc 评分都是预测急性心力衰竭失代偿期患者发生脑卒中的有效且有力的预测因子。

Lin 等[31]提及引起非瓣膜性房颤的可能因素有高血压、糖尿病、冠心病及高龄等,而这些因素同样是动脉粥样硬化的危险因素。房颤和动脉粥样硬化相互影响,且患有颈动脉粥样硬化的房颤患者发生缺血性脑卒中的风险显著增加。$CHADS_2$ 评分可用于评估房颤患者发生脑卒中的风险,但其在颈动脉斑块血栓形成中的预测价值目前尚不清楚。Lin 等共纳入 109 例非瓣膜性房颤患者,根据房颤持续时间分为阵发性房颤、持续性房颤两组,同时匹配 50 例健康人作为对照组。计算他们的 $CHADS_2$ 评分,同时行颈动脉彩超检查。结果显示,房颤患者的颈动脉内中膜厚度明显高于对照组。且研究发现 $CHADS_2$ 评分与颈动脉超声指标的相关性较强,$CHADS_2$ 评分 ≥ 2 分的患者颈动脉粥样硬化程度明显高于低风险 $CHADS_2$ 评分的患者。因此 $CHADS_2$ 评分可以用于预测房颤患者的颈动脉粥样硬化程度。

(二)$CHADS_2$ 评分和 CHA_2DS_2-VASc 评分在慢性肾脏病中的应用

慢性肾脏病是指各种原因引起的肾结构或功能异常 ≥ 3 个月,它是以代谢产物潴留,水、电解质及酸碱平衡失调和全身各系统症状为表现的一种临床综合征。慢性肾脏病是一个公共卫生问题,具有较高的发病率和死亡率,因此如何识别高危慢性肾脏病患者对改善远期预后非常重要。Hsu 等[32]发现 $CHADS_2$ 和 CHA_2DS_2-VASc 评分与慢性肾脏病患者心源性和全因死亡的发生有关。

综上所述,$CHADS_2$ 评分和 CHA_2DS_2-VASc 评分的应用不仅仅局限于评估房颤患者发生血栓栓塞风险,还可用于冠心病、心力衰竭、慢性肾脏病等多种疾病。由于 $CHADS_2$ 评分和 CHA_2DS_2-VASc 评分包括了大量心血管危险因素,并且计算方法简单有效,因此应进一步探讨其在心血管病中的应用。

参考文献

[1]GAGE B F,WATERMAN A D,SHANNON W,et al. Validation of clinical classification schemes for predicting stroke:results from the National Registry of Atrial Fibrillation[J]. JAMA,2001,285(22):2864-2870.

[2]No authors listed]Risk factors for stroke and efficacy of antithrombotic thera-

py in atrial fibrillation. Analysis of pooled data from five randomized controlled trials[J]. Arch Intern Med,1994,154(13):1449-1457.

[3] STROKE PREVENTION IN ATRIAL FIBRILLATION INVESTIGATORS. Risk factors for thromboembolism during aspirin therapy in patients with atrial fibrillation:the stroke prevention in atrial fibrillation study[J]. J Stroke Cerebrovasc Dis,1995,5(3):147-157.

[4] LIP G Y,NIEUWLAAT R,PISTERS R,et al. Refining clinical risk stratification for predicting stroke and thromboembolism in atrial fibrillation using a novel risk factor-based approach:the euro heart survey on atrial fibrillation[J]. Chest, 2010,137(2):263-272.

[5] NEEFS J,KLAMER T A,KRUL S P J,et al. Should every patient with atrial fibrillation and a CHA$_2$DS$_2$-VASc Score of 1 be anticoagulated? A systematic review of 37030 patients[J]. Cardiol Rev,2019,27(5):249-255.

[6] MODI R,PATTED S V,HALKATI P C,et al. CHA$_2$DS$_2$-VASc-HSF score—new predictor of severity of coronary artery disease in 2976 patients[J]. Int J Cardiol,2017,228:1002-1006.

[7] 胡盛寿,高润霖,刘力生,等.《中国心血管病报告2018》概要[J].中国循环杂志,2019,34(3):209-220.

[8] POCI D,HARTFORD M,KARLSSON T,et al. Role of the CHADS$_2$ score in acute coronary syndromes:risk of subsequent death or stroke in patients with and without atrial fibrillation[J]. Chest,2012,141(6):1431-1440.

[9] SCUDIERO F,ZOCCHI C,DE VITO E,et al. Relationship between CHA$_2$DS$_2$-VASc score,coronary artery disease severity,residual platelet reactivity and long-term clinical outcomes in patients with acute coronary syndrome[J]. Int J Cardiol,2018,262:9-13.

[10] UEHARA M,FUNABASHI N,TAKAOKA H,et al. The CHADS$_2$ score is a useful predictor of coronary arteriosclerosis on 320 slice CT and may correlate with prognosis in subjects with atrial fibrillation[J]. Int J Cardiol, 2015,179:84-89.

[11] HUANG S S,CHEN Y H,CHAN W L,et al. Usefulness of the CHADS$_2$ score for prognostic stratification of patients with acute myocardial infarction[J]. Am J Cardiol,2014,114(9):1309-1314.

[12] ROZENBAUM Z, ELIS A, SHUVY M, et al. CHA_2DS_2 – VASc score and clinical outcomes of patients with acute coronary syndrome[J]. Eur J Intern Med,2016,36:57–61.

[13] AKSOY F,BAŞH A,BAGCI A,et al. The CHA_2DS_2–VASc score for predicting atrial fibrillation in patients presenting with ST elevation myocardial infarction:prospective observational study[J]. Sao Paulo Med J,2019,137 (3):248–254.

[14] FAUCHIER L, LECOQ C, ANCEDY Y, et al. Evaluation of 5 prognostic scores for prediction of stroke, thromboembolic and coronary events, all–cause mortality,and major adverse cardiac events in patients with atrial fibrillation and coronary stenting[J]. Am J Cardiol, 2016, 118(5):700– 707.

[15] HIOKI H, MIURA T, MIYASHITA Y, et al. Risk stratification using the CHA_2DS_2 – VASc score in patients with coronary heart disease undergoing percutaneous coronary intervention:sub–analysis of SHINANO registry[J]. Int J Cardiol Heart Vasc,2015,7:76–81.

[16] CHAN Y H,YIU K H,LAU K K,et al. The $CHADS_2$ and CHA_2DS_2–VASc scores predict adverse vascular function,ischemic stroke and cardiovascular death in high–risk patients without atrial fibrillation:role of incorporating PR prolongation[J]. Atherosclerosis,2014,237(2):504–513.

[17] CHUA S K,LO H M,CHIU C Z, et al. Use of $CHADS_2$ and CHA_2DS_2 – VASc scores to predict subsequent myocardial infarction, stroke, and death in patients with acute coronary syndrome:data from Taiwan acute coronary syndrome full spectrum registry[J]. PLoS One,2014,9(10):e111167.

[18] MACH F,BAIGENT C,CATAPANO A L,et al. 2019 ESC/EAS guidelines for the management of dyslipidaemias:lipid modification to reduce cardiovascular risk[J]. Eur Heart J,2020,41(1):111–188.

[19] ORVIN K,BENTAL T,ASSALI A,et al. Usefulness of the CHA_2DS_2–VASc score to predict adverse outcomes in patients having percutaneous coronary intervention[J]. Am J Cardiol,2016,117(9):1433–1438.

[20] CAPODANNO D,ROSSINI R,MUSUMECI G,et al. Predictive accuracy of CHA_2DS_2–VASc and HAS–BLED scores in patients without atrial fibrilla-

tion undergoing percutaneous coronary intervention and discharged on dual antiplatelet therapy[J]. Int J Cardiol,2015,199:319-325.

[21] MA X T,SHAO Q Y,DONG L S, et al. Prognostic value of CHADS$_2$ and CHA$_2$DS$_2$-VASc scores for post-discharge outcomes in patients with acute coronary syndrome undergoing percutaneous coronary intervention[J]. Medicine (Baltimore),2020,99(30):e21321.

[22] PUURUNEN M K,KIVINIEMI T,SCHLITT A, et al. CHADS$_2$,CHA$_2$DS$_2$-VASc and HAS-BLED as predictors of outcome in patients with atrial fibrillation undergoing percutaneous coronary intervention [J]. Thromb Res, 2014,133(4):560-566.

[23] ASHER E, ABU - MUCH A, BRAGAZZI N L, et al. CHADS$_2$ and CHA$_2$DS$_2$-VASc scores as predictors of platelet reactivity in acute coronary syndrome[J]. J Cardiol,2021,77(4):375-379.

[24] BAYDAR O,KILIC A. CHA$_2$DS$_2$-VASC score predicts risk of contrast-induced nephropathy in non-ST elevation myocardial infarction patients undergoing percutaneous coronary interventions [J]. Kidney Dis (Basel), 2019,5(4):266-271.

[25] ÜNAL S,ACAR B,YAYLA Ç, et al. Importance and usage of the CHA$_2$DS$_2$-VASc score in predicting acute stent thrombosis [J]. Coron Artery Dis, 2016,27(6):478-482.

[26] ZHANG Q Y,MA S M,SUN J Y. New CHA$_2$DS$_2$-VASc-HSF score predicts the no-reflow phenomenon after primary percutaneous coronary intervention in patients with ST - segment elevation myocardial infarction [J]. BMC Cardiovasc Disord,2020,20(1):346.

[27] ZHU W G,WU Y Z,ZHOU Y Y, et al. CHA$_2$DS$_2$-VASc and ATRIA scores and clinical outcomes in patients with heart failure with preserved ejection fraction[J]. Cardiovasc Drugs Ther,2020,34(6):763-772.

[28] MELGAARD L,GORST-RASMUSSEN A,LANE D A, et al. Assessment of the CHA$_2$DS$_2$-VASc score in predicting ischemic stroke, thromboembolism, and death in patients with heart failure with and without atrial fibrillation[J]. JAMA,2015,314(10):1030-1038.

[29] YE S, QIAN M, ZHAO B, et al. CHA$_2$DS$_2$-VASc score and adverse out-

comes in patients with heart failure with reduced ejection fraction and sinus rhythm[J]. Eur J Heart Fail,2016,18(10):1261-1266.

[30]BERKOVITCH A,MAZIN I,YOUNIS A,et al. CHA$_2$DS$_2$-VASc score performance to predict stroke after acute decompensated heart failure with and without reduced ejection fraction[J]. Europace,2019,21(11):1639-1645.

[31]LIN L Y,YANG L W,SHANG Y Y,et al. Role of the CHADS$_2$ score in the evaluation of carotid atherosclerosis in patients with atrial fibrillation undergoing carotid artery ultrasonography [J]. Biomed Res Int, 2018, 2018: 4074286.

[32]HSU P C,LEE W H,CHEN S C,et al. Using CHADS$_2$ and CHA$_2$DS$_2$-VASc scores for mortality prediction in patients with chronic kidney disease[J]. Sci Rep,2020,10(1):18942.

第九章
血常规相关指标与冠心病患者 PCI 术后预后的关系

接受 PCI 的患者其预后通常受到数种理化因素,包括临床因素、解剖因素、操作因素等在内的共同影响。目前学术界已发现数种血液相关可检测因子对 PCI 术后患者的预后有预测作用,如肌酸激酶同工酶(CK-MB)除了可帮助确诊心肌梗死之外,其升高幅度还与患者心肌梗死的面积相关,并与患者主要不良心血管事件(MACE)发生率相关。除此之外,患者的血脂水平、C 反应蛋白水平、血清肌酐水平等均与其预后有一定的相关性。这些血液标志物的大规模临床应用为临床医师判读患者的疾病严重程度、制订后续治疗方案提供了切实可靠的参考。

自显微镜发明并被应用于观察血液中的有形物质起,血常规检测就已成为临床中重要的实验室检查。库尔特兄弟于 1949 年发明了世界上第一台血细胞自动计数仪,血细胞数目的检测便摆脱了以往人工计数的低效率,这项检验成为一项更加简便的技术。随着电子科学技术的进步,血细胞检测仪器的检测广度、精度及效率亦愈发强大,血常规检测无疑已成为目前临床工作中一项基础且常用的检验项目。一组完整的血常规检查应当包括对白细胞系统、红细胞系统及血小板系统进行的血细胞数目计数、体积测定及形态分布的分析。血常规结果常因生理状态、病理反应及外界刺激而发生动态改变,其结果常常可反映机体的炎症状态,对血常规结果的解读可为医师判断受检者的临床状态提供重要的参考依据。

本章将分别介绍近年来关于红细胞系、粒细胞系及巨核细胞系相关检测指标与 PCI 术后患者的预后相关性的研究成果,展示血常规相关指标在预测 PCI 术后患者预后中的应用潜力。

一、红细胞系与 PCI 患者的预后

(一)红细胞分布宽度与 PCI 患者的预后

红细胞分布宽度(RBDW)反映了外周血中红细胞大小的异质性,当其升高时,表明单个红细胞间体积大小的差异度增大,红细胞体积相对多样化。多项研究发现,RBDW 是 PCI 患者术后支架内血栓形成发生率、心源性死亡率及全因死亡率的预测因子[1-4]。Poludasu 等[5]研究发现,在单变量分析中,较高的 RBDW 是死亡率的重要预测指标($P<0.001$)。在多变量分析中,RBDW 和血红蛋白(hemoglobin,Hb)之间存在显著的双向相互作用。Hb<10.4 g/dL 的患者,RBDW 并不是死亡率的独立预测因子。但是 Hb≥10.4 g/dL 的患者,高 RBDW 是死亡率的强而独立的预测因子。对于10.4 g/dL≤Hb<12.7 g/dL 的患者,相对于低 RBDW 而言,高 RBDW 患者的死亡 HR 为 5.2[95% CI(2.0,13.3)]。对于 Hb≥12.7 g/dL 的患者,相对于低 RBDW 而言,高 RBDW 患者的死亡 HR 为 8.6[95% C(2.8,28.6)]。在基线时没有贫血且接受 PCI 的患者中,较高的 RBDW 是长期死亡率的有力且独立的预测指标。Kurtul 等[6]研究发现,对于植入药物洗脱支架的患者,基线 RBDW 值较高的组支架内再狭窄率明显更高。而与没有支架内再狭窄的患者比较,支架内再狭窄组患者的基线 RBDW 更高。Wu 等[7]指出,RBDW 是冠心病 PCI 术后心源性死亡的独立预测因子;与低值组比较,RBDW≥13.1% 的患者心源性死亡的风险增加 1.203 倍,发生 MACE 的风险增加1.155倍。目前尚未有一个明确的机制来解释高 RBDW 与 PCI 术后并发症间的相关性,有学者认为[8-9],RBDW 反映了机体的炎症水平,炎症细胞因子的分泌增加抑制了红细胞的成熟,并允许不成熟的红细胞提前进入外周血,继而造成 RBDW 的升高,而高炎症水平在冠心病粥样斑块的形成、破裂,以及缺血梗死事件发生后心肌凋亡中占据重要地位。可以看出,RBDW是一种间接反映炎症状态的血常规参数,这在一定程度上预示着其预测能力较其他直接反映炎症状态的因子可能存在着天然的劣势,然而,从更多角度观察血常规结果,并联合应用术中预测因子来建立对患者预后的判断是可行且必要的。

(二)血红蛋白与 PCI 患者的预后

Hb 可独立、强有力地预测患者的 MACE 发生率。Archbold 等[10]研究发现,在 ACS 患者中,基线 Hb 水平越低,则患者发生心力衰竭的风险越高。Sabatine 等[11]研究发现,基线 Hb 值与临床事件呈"J"形曲线的关系,在 ST 抬高心肌梗死患者中,Hb 水平降至 14 g/dL 以下,心血管病死亡率增加,Hb>17 g/dL 的患者其死亡率亦增加。对于非 ST 段抬高 ACS 患者,Hb 降至 11 g/dL 以下,心血管死亡、心肌梗死或复发性缺血的可能性增加,Hb>16 g/dL 的患者死亡或缺血事件的发生率也增加。这可能是由于当 Hb 降低时,血液携氧能力下降,组织氧运输减少;当 Hb 过高时,则增加了血液黏稠度,同样不利于患者的预后。大规模的临床研究也证实了其与接受 PCI 的患者预后间的相关性。Numasawa 等[12]在研究中也发现了该现象,在这项纳入了 13 010 例接受 PCI 的患者的研究中,基线 Hb<120 g/L 和>140 g/L 的患者其手术总并发症、院内死亡率和出血性事件都多于 Hb 120～140 g/L 患者;与 Hb 120～140 g/L 患者比较,Hb<100 g/L 的患者发生手术并发症风险、住院死亡率和出血并发症风险分别上升了 2.57 倍、3.46 倍和 2.36 倍,且该组患者的上述风险远高于其他患者。一项共纳入 230 795 例接受 PCI 的患者的荟萃分析结果表明,Hb 每降低 10 g/L,患者死亡风险升高 1.19 倍;血细胞比容每降低 1%,患者死亡风险升高 1.07 倍,MACE 和再梗死的风险分别升高 1.09 倍和 1.06 倍[13]。Nabais 等[14]研究发现,ACS 患者住院期间 Hb 的降低值与其预后亦有一定关联,Hb 下降≤8 g/L 者、9～15 g/L 者、16～23 g/L 者、≥24 g/L 者,其半年死亡率依次升高(8.0%、9.4%、9.6%、15.7%),而 PCI 是 Hb 下降的常见因素。

有研究认为,对于老年的急性心肌梗死患者,入院时红细胞压积<33.0% 的患者输血可能有效降低其 30 d 死亡率[15]。CRIT 研究发现,当急性心肌梗死患者红细胞压积降至 30% 就给予输血时,患者的死亡、再发梗死或心力衰竭发生率超过了只在红细胞压积降至 24% 时才给予输血的患者[16]。Aronson 等[17]则认为 Hb≤80 g/L 的 ACS 患者的输血治疗对降低患者的死亡率有正面影响($HR=0.13$),而 Hb>80 g/L 的患者接受输血治疗的死亡 HR 为 2.2。美国血库协会在指南中提出:①对于重症监护室的成人或儿童患者,推荐使用保守性的输血策略,当 Hb≤7 g/dL 时应当考虑输注红细胞,当 PCI 术后患者的 Hb 降至 8 g/dL 或以下时,或伴随胸痛、体位性低血压、心动过速或充血性心力衰竭等症状且输液无效时,应当考虑输注红细胞(证据等级:高。推荐强度:强)。②对于既往存在心血管病的血流动力学稳定的住院患者,建议采用保守性的输血策略,当 Hb 降至 8 g/dL 或以下,或存在胸痛、体位性低血压、心动过速或充血性心力衰竭症状且输液无效时,应当考虑输注红细胞(证据等级:中。推荐强度:弱)。③对于存在 ACS 的血流动力学稳定的住院患者,无法就是否应当采用保守性或不保守性的输血策略给出推荐意见(证据等级:非常低。推荐强度:不确定)。④对于血流动力学稳定的住院患者,建议应当根据症状和 Hb 水平共同决定是否应当输注红细胞(证据等级:低。推荐强度:弱)。综上所述,基线红细胞的降低或 PCI 术后 Hb 较基线值降低,都预示着患者的不良预后风险升高,当评估贫血患者的输血必要性时,选择更保守的输血策略对患者的预后是有益的[18]。

(三)血红蛋白/血清肌酐比值与 PCI 患者的预后

血清肌酐水平从侧面反映了肾的代谢能力,当肾功能受损、代谢能力降低的时候,血清肌酐水平上升。在接受 PCI 的冠心病患者中,血清肌酐水平的上升常预示着长期的不良预后风险的升高。多项研究都证实了当接受 PCI 的患者合并贫血或肾功能损伤时,患者的不良预后增多。对于肾功能受损的患者,贫血可能是肾功能降低的结果,这也从侧面佐证了肾功能受损对患者预后的不利影响[19-22]。Numasawa 等[23]提出可以使用血红蛋白/血清肌酐比值(hemoglobin to serum creatinine ratio,HSCrR)(Hb 单位为 g/dL,血清肌酐单位为 mg/dL)作为一个复合指标来评估肾功能受损、贫血对患者预后的影响。这项涵盖了全日本范围内 157 978 例接受 PCI 的患者的研究发现,与高 HSCrR 的患者比较,低 HSCrR 的患者年龄更大且高血压、糖尿病、既往 PCI 史、CABG 史,以及心力衰竭、心肌梗死、外周动脉疾病、慢性阻塞性肺疾病和慢性肾脏病等合并症更多。相反,HSCrR 较高的患者患高脂血症和吸烟的比例更高。HSCrR 较低的患者入院时心源性休克、急性心力衰竭和呼吸循环骤停的发生率高于 HSCrR 较高的患者。HSCrR 较低的患者冠状动脉病变程度更加严重。HSCrR 较低的患者 PCI 术中血管再通率明显低于 HSCrR 高的患者。HSCrR 较低的患者院内死亡率、PCI 后心源性休克和出血并发症发生率更高。当 HSCrR<10 时,PCI 术后出血与院内死亡的风险均显著升高。该研究的缺陷在于未能对入选患者进行长期随访,未观察该比值与患者长期预后间的相关性。从理论上讲,肾功能受损的患者由于其排泄

代谢功能的异常,往往体内生理环境恶化,不只循环中的各种细胞寿命与功能会受到影响,恶化的肾功能容易导致体内水、电解质、酸碱平衡紊乱,在尿毒症患者中常见的高钾血症也是引起心律失常的常见原因。目前,尽管关于肌酐与其他血常规相关指标间的复合指标对于 PCI 患者预后的大规模研究尚待完成,但联合使用血肌酐水平与其他任意一项或几项血常规相关指标来预测患者的预后仍是有意义的。

二、白细胞系与 PCI 患者的预后

(一)白细胞计数与 PCI 患者的预后

炎症在冠心病及急性心肌梗死的发生及进展中发挥着重要的作用,有赖于多种炎症因子的释放、机体炎症反应的升高,患者的冠状动脉病变程度及预后均受到影响。早在 20 世纪 80 年代,Schlant 等[24] 就已发现可将白细胞计数作为预测心肌梗死患者死亡率的指标。Lao 等[25] 则在前人研究的基础上证实了白细胞计数是 PCI 患者术后预后的预测指标。Barron 等[26] 指出,动脉闭塞患者 60 min 和 90 min 的白细胞计数高于动脉开放患者,血管造影显示的明显血栓与较高的白细胞计数相关。此外,较高的白细胞计数与较差的心肌梗死溶栓(TIMI)心肌灌注等级相关。白细胞计数较高的患者更易于发生充血性心力衰竭或休克。其认为,患者就诊时白细胞的升高,往往与病变血管造影形态较差、不良临床转归危险增加相关。一项多中心的观察性研究发现,白细胞值与 MACE 发生率独立相关;在急性冠脉综合征和非急性冠脉综合征中,二者的相关性是一致的[27]。Grzybowski 等[28] 通过一项纳入了 115 273 例急性心肌梗死患者的研究发现,患者的白细胞计数与院内死亡率呈“J”形曲线的关系,而当患者的基线白细胞计数 $>5.0 \times 10^9/L$ 时,白细胞升高与患者的住院死亡率呈线性升高,白细胞计数 $>8.0 \times 10^9/L$ 的患者死亡率是 $(4.0 \sim 5.0) \times 10^9/L$ 患者的 2.71 倍。Menon 等[29] 研究发现急性心肌梗死患者的基线白细胞计数每增加 $1.0 \times 10^9/L$,发生心力衰竭的概率大约增加 4%,院内死亡概率增加了 3%。Ono 等[30] 则研究了 PCI 患者白细胞计数对替格瑞洛抗血小板治疗的影响,发现白细胞计数 $<7.8 \times 10^9/L$ 的患者,其 2 年后发生出血与缺血性事件的风险更低,全因死亡率也更低(2.8% vs. 4.8%)。白细胞作为机体免疫系统最重要的一类细胞群,其在炎症反应的

进程中发挥着重要地位,通过释放多种炎症介质与细胞因子,通过分化成不同功能的炎症细胞与局部浸润,白细胞几乎参与了粥样斑块形成、发展、破裂,以及心肌损伤、细胞凋亡、修复的全部步骤。除此之外,白细胞计数升高往往也意味着患者可能合并其他部位的急性或慢性感染,这也为患者的预后带来了负面影响。综上所述,白细胞计数升高与患者冠心病病变进展、心肌梗死或接受 PCI 后的不良预后有着密切的关联。

(二)淋巴细胞计数与 PCI 患者的预后

当患者处于应激状态时,机体皮质醇分泌增加,并使得白细胞的分化朝着淋巴细胞减少的方向进行,淋巴细胞尤其是 CD4[+]淋巴细胞数量,在心肌细胞缺血再灌注的进程中发挥着关键作用。浸润缺血心肌和再灌注心肌的淋巴细胞表达白介素-10,并可能通过调节单核细胞表型和诱导组织抑制物金属蛋白酶-1 的表达来帮助愈合。有研究者发现,在 ACS 的患者中出现了淋巴细胞降低的现象[31]。多项研究证实,淋巴细胞计数或淋巴细胞比率的降低都预示着不良预后事件风险的增加。Shiyovich 等[32]研究发现急性心肌梗死患者的淋巴细胞计数越高,患者的 10 年死亡率越低。Zouridakis 等[33]则通过分析不稳定型心绞痛患者淋巴细胞计数与患者出现心肌梗死或心源性死亡的相关性发现,当淋巴细胞计数$<2.4\times10^9$时,患者 1 年内出现心肌梗死或心源性死亡的风险提高了 5.9 倍。淋巴细胞比率则是指淋巴细胞占白细胞所有亚群的百分比,前文已介绍了白细胞升高与冠心病患者不良预后的相关性,当淋巴细胞比率降低时,可能意味着淋巴细胞减少或其他白细胞亚型增多,或二者均有。另有研究发现淋巴细胞比率疑似与冠心病患者预后相关,并得出结论:淋巴细胞比率≥20.3 的患者 5 年生存率为 92%,<20.3 的患者 5 年生存率仅为 83%。比例风险模型显示,淋巴细胞计数每减少 10%,死亡风险便增加 1.8 倍。

(三)中性粒细胞计数与 PCI 患者的预后

缺血后的再灌注虽然可以恢复缺血区的血流供应,但会为最初缺血的心肌带来再灌注损伤,中性粒细胞在这一进程中发挥着关键作用,其在缺血边缘区产生并释放活性氧,继而导致急性炎症与心肌细胞凋亡。然而,中性粒细胞在心肌梗死后的修复进程中却发挥着重要的调节作用,巨噬细胞吞噬凋亡的中性粒细胞,通过抑制促炎细胞因子、诱导生成白介素-10 和转化

生长因子 β 来激活抗炎反应[34]。研究发现,中性粒细胞可分为 N1 型(促炎性)和 N2 型(抗炎型),在心肌梗死发生数小时内,中性粒细胞便在梗死区域浸润,在第 3 天达高峰,并于第 5 天开始回落,在第 7 天时便下降至相对较低水平[35]。在前 24 h 内浸润的主要是 N1 型中性粒细胞,释放大量炎症介质与活性氧促进炎症进展,分泌大量基质金属蛋白酶使基质降解,使得梗死区域室壁变薄,破坏心脏结构;随着疾病的进展,N2 型中性粒细胞则在梗死区域大量聚集,并分泌抗炎介质参与损伤修复进程。2 种中性粒细胞寿命都较短,N1 型可由循环中的中性粒细胞直接转化,也可由浸润的中性粒细胞转化,N2 型则只能从浸润的中性粒细胞转化而来。有研究者认为,患者的中性粒细胞计数可以反映其出现心肌梗死后 3 年内的心力衰竭和死亡风险[36],急性心肌梗死后中性粒细胞计数<$5.7×10^9$/L 的患者与($5.7 \sim 8.5$)×10^9/L 的患者和≥$8.5×10^9$/L 的患者相比,死亡 HR 分别为 1.44 和2.60,出现心力衰竭的 HR 分别为 1.32 和2.12。直接升高的中性粒细胞计数在急性心肌梗死的发生中更多地升高了 N1 型中性粒细胞的数目,从而对急性心肌梗死患者的缺血心肌造成更大的损伤,而更大面积、更重程度的心肌损伤同时也预示着患者幸存心肌数目减少,从而影响患者再灌注治疗后整体的心脏功能与近、远期生存能力。

(四)中性粒细胞/淋巴细胞比值与 PCI 患者的预后

中性粒细胞和淋巴细胞作为体内白细胞类群中的两种细胞,均参与了体内的炎症反应,在动脉粥样硬化进展与斑块破裂、细胞凋亡和器官修复中都发挥着重要的作用,中性粒细胞增多或淋巴细胞减少都与患者的不良预后相关。中性粒细胞/淋巴细胞比值(neutrophil to lymphocyte ratio, NLR)升高意味着二者都在向预后恶化的方向转变,一项大型荟萃分析结果表明,冠心病患者的 NLR 高于正常对照组[37]。近年来,有学者发现 NLR 可以预测 STEMI 患者行 PCI 术后的近、远期预后。一项荟萃分析证实,与 PCI 术前 NLR>3.30 的患者比较,NLR≤3.30 的患者住院期间发生全因死亡、主要不良心血管事件、非致命性心肌梗死、支架内血栓形成和术后冠状动脉血流<TIMI 3 级的风险均较低(P<0.01 或<0.05);NLR≤3.30 的患者远期发生死亡和 MACE 的概率也较低(P 均<0.01)[38]。多项研究发现,患者 NLR 升高与其发生支架内再狭窄的风险呈正相关,并且可作为进行该项预测的独立预测因子[39-41]。其主要机制可能是氧自由基的释放,大量与内皮损伤、凝血

激活和血管平滑肌细胞增殖有关的炎症介质,通过触发炎症过程,进而改变了白细胞的分布比率[42],因此 NLR 可以作为一种反应全身性炎症程度的炎症指标。在冠心病的发生中,中性粒细胞在内皮损伤中起重要作用,中性粒细胞分泌的各种糖蛋白酶,如中性粒细胞弹性蛋白酶对血管内皮的稳定有着破坏作用;而淋巴细胞则参与了急性心肌梗死后心肌的修复。Bian 等[43]认为,患者的淋巴细胞计数降低是皮质醇生理性应激的结果,并且它的降低与预后较差相关。此外,Malhotra 等[44]研究发现,NLR 与患者体内的 C 反应蛋白水平相关,NLR 较高的患者其 C 反应蛋白这一经典的直接反映体内炎症状态的标志物升高的可能性较高,这提示 NLR 在炎症反应中的价值。因此,相较于单纯应用中性粒细胞计数或淋巴细胞计数预测患者 PCI 术后不良事件的发生,检测并计算 NLR 或许更具有实用价值。

(五)单核细胞/高密度脂蛋白比值与 PCI 患者的预后

作为一种炎症细胞,循环单核细胞参与了机体内多数炎症进程的发展,与血小板和内皮细胞相互作用,导致炎症反应并促进血栓形成。高密度脂蛋白可以从细胞膜上摄取胆固醇,再由卵磷脂胆固醇酰基转移酶催化而成胆固醇酯,并将其转运至肝进行代谢,即胆固醇逆向转运机制;除此之外,其还可以通过发挥抗氧化[45]、抗炎[46]作用影响粥样斑块的进展。单核细胞/高密度脂蛋白比值(monocyte/high density lipoprotein – cholesterol ratio,MHR)近年来已被证实在预测 ACS 患者预后中的可靠性。Karataş 等[47]研究发现,在诊断为 STEMI 并接受 PCI 的患者中,入院 MHR 是患者 MACE 与死亡率的一种独立预测因子。Cetin 等[48]指出,对于 STEMI 并行 PCI 的患者,高 MHR 是支架内血栓形成的独立预测因子。Zhang 等[49]通过一项包含了 5679 例受试者的回顾性的队列研究发现,在 MHR<0.40 和 0.40≤MHR≤0.61 的患者中,其全因死亡率明显低于 MHR>0.61 的患者,且 3 组患者中的心源性死亡率亦有着显著的差异。Wu 等[50]研究发现,MHR 是 MACE 和 PCI 患者全因死亡率的独立预测因子,且 0.33≤MHR≤0.53 的患者 MACE 风险升高了 2.83 倍,这一数字在 MHR>0.53 的患者中为 3.26 倍。由此不难看出,作为一种反映了两种参与机体炎症反应并在其中发挥相反作用的因子间比值的参数,其在参与临床决策的制定中发挥着重要的作用。

（六）白细胞/载脂蛋白 A1 比值与 PCI 患者的预后

载脂蛋白 A1 是 HDL 的主要蛋白质成分,其可通过数种途径调控机体内的氧化、炎症反应及胆固醇代谢。白细胞/载脂蛋白 A1 比值（white blood cell count/apolipoprotein A1 ratio,WAR）是一个反映了两种参与机体炎症反应与冠心病进程,并在其中发挥相反功效的因子间的比值,然而,关于 WAR 在预测 PCI 术后患者预后中的价值的相关研究较少。Pan 等[51]通过一项纳入了 5678 例患者的研究证实,WAR 升高会增高患者的全因死亡率及 MACE 发生率。WAR≥7.15 的患者中,其全因死亡率、心源性死亡率及 MACE 发生率较 WAR<4.635 的患者分别增加了 92.3%、81.3% 和 58.2%；在 10 年的随访中,每增加 1 单位的 WAR,分别使全因死亡、心源性死亡和 MACE 风险增加 3.4%、3.2% 和 2.2%。与单独应用白细胞、HDL 相比,WAR 对冠心病 PCI 术后不良事件的预测能力显著提高。

（七）丙氨酸氨基转移酶/淋巴细胞计数比值与 PCI 患者的预后

丙氨酸氨基转移酶（alanine aminotransferase, ALT）又称为谷丙转氨酶,由肝细胞合成,临床上常用来检测肝细胞的损伤。有研究发现,ALT 水平升高与急性心肌梗死患者 PCI 术后的不良事件相关。前文已经介绍了淋巴细胞计数降低与冠心病患者 PCI 术后预后的相关性,即淋巴细胞计数降低对患者的预后有着不良影响[52-54]。有研究显示,可通过测算行 PCI 的冠心病患者入院后的丙氨酸氨基转移酶/淋巴细胞计数比值（ALT-to-lymphocyte ratio,ALR）来预测患者预后[55]。这项纳入了 2714 例冠心病患者的回顾性队列研究显示,经过最长 80 个月的随访调查,在 ALR<14.06 的患者中,全因死亡率（2.7%）和心源性死亡率（1.7%）较 ALR≥14.06 的患者（全因死亡率 5.5%,心源性死亡率 3.2%）更低,高 ALR 组的患者远期全因死亡和心源性死亡风险增加了 101.7% 和 86.2%。目前关于 ALR 与冠心病患者预后的相关性仍需更多大规模流行病学研究发掘,但从另一方面讲,ALR 的提出为我们指明了一个新的研究血常规指标与 PCI 术后预后的方向,即传统的被认为与心血管病不相关的血液标志物与心血管病间可能存在隐性的关联,通过结合相应的、与心血管病特别是与 PCI 预后相关的血液标志物,可能会提高这类标志物在冠心病患者综合诊治中的作用。

三、巨核细胞系与 PCI 患者的预后

(一)平均血小板体积与 PCI 患者的预后

血小板来源于骨髓中的巨核细胞,其在正常生理活动中主要发挥止血的功能,除此之外它也参与动脉粥样硬化中的慢性炎症反应、粥样斑块破裂、冠状动脉血栓形成等进程,冠心病患者的抗血小板治疗目前已经成为一项临床共识,抗血小板药物的应用对于 PCI 术后患者预后有着积极的效果。平均血小板体积(MPV)反映了机体中血小板的平均大小,尽管 MPV 由巨核细胞碎片的大小决定,但其他因素包括细胞因子、生长因子和内皮功能障碍也可能影响其体积和随后的反应性。较大的血小板具有更多的颗粒,因此具有更强的有效舒缩血管、促炎和止血功能,因此其可能导致更多的心血管事件发生,进而影响 PCI 术后患者的预后[56]。与较小的血小板比较,较大的血小板含有更多的血栓前物质,如血栓素 A_2、血小板因子 4、阿尔法颗粒、P 选择素和血小板衍生生长因子,因此其更容易结成网状[57]。Yang 等[58]研究发现,在接受 PCI 的患者中,发生支架内再狭窄的患者其 MPV 较未发生再狭窄的患者显著增高。Seyyed-Mohammadzad 等[59]研究发现,接受择期 PCI 的患者中,MPV≥9.6 fL 的患者 MACE 发生率是 MPV<9.6 fL 的患者的 2 倍,且术前 MPV 升高是 1 年随访期发生 MACE 的独立预测指标。然而,基线 MPV 与 PCI 患者临床结局的相关性存在着一定的争议。Shah 等[60]认为基线 MPV 水平不能反映患者的临床结局,但当患者接受 PCI 后 MPV 随时间增加时,其死亡率则增加。而有的研究认为,术前 MPV 与肌钙蛋白对预后的预测价值相似,是预测患者 PCI 术后 1 年 MACE 的独立预测指标[61]。Huczek 等[62]研究发现,在接受 PCI 的 STEMI 患者中,基线 MPV≥10.3 fL 的患者较 MPV<10.3 fL 的患者术后 6 个月死亡率显著增高(12.1% vs. 5.1%)。尽管对于基线 MPV 是否能作为预测患者 PCI 术后生存率的预测指标仍有争议,但毋庸置疑的一点是术后患者 MACE 发生率会随着 MPV 的升高而增加。

除此之外,一些研究发现在患有糖尿病、高血压、高胆固醇血症,以及吸烟、肥胖的患者中,其 MPV 亦相对较高[63-65],这从侧面佐证了在高 MPV 患者中,可能有多种因素在除了改变血小板活性以外亦通过其他的途径影响

急性缺血事件的发生及疾病进展,进而共同影响 PCI 患者的预后。

(二)血小板分布宽度与 PCI 患者的预后

与 RBDW 类似,血小板分布宽度(platelet distribution width,PDW)代表着单个血小板之间体积的差异性,当 PDW 升高时,意味着外周血中的血小板间的体积差异更大。有研究者认为,单纯的血小板肿大并不会影响 PDW,只有在血小板活化时它才会增大[66],活化诱导血小板形态发生改变,伪足增多,或呈球形,其对 PDW 的改变多于对 MPV 的改变。Bekler 等[67]认为 PDW 升高与 ACS 患者的 Gensini 评分呈正相关。发生 STEMI 的患者其 PDW 值高于稳定型冠心病患者[68]。然而,也有研究者认为 PDW 与稳定型冠心病患者的冠状动脉病变程度无关[69],尽管同一研究发现 PDW 是这些患者接受 PCI 术后 2 年心源性死亡的独立危险因素。同样,De Luca 等[70]通过研究发现 PDW 不能作为预测冠状动脉病变程度的因子。有研究发现急性冠状动脉事件可以增加粥样斑块处的炎症反应,当缺血事件发生后,粥样斑块增长更快;当机体经历了额外的急性炎症刺激时,原有的慢性炎症则会爆发;心肌梗死后交感神经的兴奋也会诱使骨髓释放上游祖细胞,迁移至脾脏并进行髓外造髓[71]。这或许可以解释 PDW 在稳定型冠心病患者及 ACS 患者中与病变程度相关性的差异。Verdoia 等[72]研究发现,入院时的 PDW 水平与 PCI 围手术期患者的心肌梗死风险不相关,其认为这与临床广泛应用抗血小板药物及血管紧张素受体阻滞剂相关。Celik 等[73]称,PDW 升高是 STEMI 患者行 PCI 术后院内 MACE 的独立危险因素。在冠心病合并 2 型糖尿病并接受 PCI 的患者中,PDW 是发生支架内再狭窄的独立危险因素[74]。一项为期 1 年的研究发现,ACS 患者入院时的 PDW 与 PCI 术后 1 年发生 LVEF≤35% 的收缩期心力衰竭及 1 年死亡率均独立相关[75]。

综上所述,PDW 能否预测冠心病患者的冠状动脉病变程度存在着争议,但其作为 PCI 术后患者远期死亡率及 MACE 发生率的预测因子的潜力已得到多项临床试验证实。

(三)血小板计数与 PCI 患者的预后

血小板计数是一种最简易、最直观地表示了血小板在外周血循环中数目的检验项目,其变化受到多种因素的影响。正常生理条件下,血小板从骨髓生成并进入外周血后,其寿命为 7~14 d,血小板减少多见于以下几种原因:生成减少、消耗增加、破坏增多、分布异常和血液稀释[76]。有研究认为,围手术期应用肝素[77-78]或 GPⅡb/Ⅲa 受体拮抗剂[79-80]及术中应用主动脉内球囊反搏[81]可降低患者术后的血小板计数,在围手术期发生血小板计数降低的患者中,单纯应用血小板计数的减少值或最低值的绝对值存在着一定的缺陷,当患者血小板计数降低的数值绝对值并不显著,或是患者血小板计数降低的绝对值较高但其最低值的绝对值仍相对较高时,这类患者的数据常常未被注意,因此 De Labriolle 等[82]提出依据血小板计数减少量(decline in platelet count,DPC)评估患者术后血小板的降低水平,其含义为较之于基线血小板计数,术后血小板计数最低值的降低量的百分比,即 DPC=(基线血小板计数−术后最低值)/基线血小板计数×100%。这项研究共纳入 10 146 位接受 PCI 的冠心病患者,结果显示,将 DPC≥25% 作为对患者产生不良预后影响的阈值,DPC≥25% 是发生术后不良出血及 30 d 全因死亡或非致命性心肌梗死的独立预测因子。Wang 等[83]通过一项纳入 36 182 例入院时血小板基线在正常值的 ACS 患者的研究发现,术后血小板计数降低与出血并发症和住院死亡率升高相关,定义血小板减少症为血小板计数<150×10^9/L 或 DPC≥50% 时,心力衰竭、低血压、肾功能受损、血小板计数基线值低的患者更易出现血小板减少症,且出现血小板减少症的患者其死亡率升高 2.5 倍,而出血风险升高 4 倍。同时该研究还建议使用血小板计数绝对值下降至血小板计数<150×10^9/L 且 DPC≥50% 的组合以增加预测患者不良事件风险的敏感度。Merlini 等[84]则在 TARGET 研究中证实,应用阿昔单抗的患者较应用替罗非班的患者更容易出现术后血小板计数<100×10^9/L,且以该目标为阈值,出现血小板降低的患者其缺血性事件及出血性事件发生率都更高。Nikolsky 等[85]研究发现在接受 PCI 的急性心肌梗死患者中,患有 2 型糖尿病、术中应用阿昔单抗、既往应用他汀类药物的基线血小板计数正常的患者,其术后血小板计数<100×10^9/L 的概率更高,且发生血小板减少的患者其院内出血性并发症、输血需求、住院时间与费用、30 d 和 1 年全因死亡率都更高。ACUTIY 研究(纳入 10 836 例基线血小板计数正常并行 PCI 的 ACS 患者)发现,老年、男性、肾功能受损、基线血小板计数低或存在陈旧性心肌梗死、CABG 史的患者更容易出现血小板计数<150×10^9/L,且应用比伐卢定加 GPⅡb/Ⅲa 抑制剂与肝素加 GPⅡb/Ⅲa 抑制剂的患者之间,获得性血小板减少的发生率相当。与肝素加 GPⅡb/Ⅲa 抑制剂比较,比伐卢定单药治疗后获得性血小板减少的患者比例更低,出现血小板降低的

患者其 30 d 大出血率和 1 年死亡率均明显增加,因此可将其作为二者的独立预测因子[86]。

　　除此之外,基线血小板计数与患者 PCI 术后不良事件的发生率亦相关。基线血小板计数越高的患者术后 30 d 死亡率则越高[87]。CADILLAC 试验(纳入 2021 例接受 PCI 的患者)发现,基线血小板计数越高,患者 30 d 内支架内再狭窄率及 1 年内死亡与再梗死率越高[88]。该研究认为基线血小板计数是急性心肌梗死患者 PCI 术后 1 年内死亡率与再狭窄率的有力的独立预测指标。另有研究发现,接受 PCI 的 STEMI 患者中,基线血小板计数越高者,其造影结果显示血管病变越重,且 9 个月后的 MACE 发生率越高。还有研究发现,对于诊断为不稳定型心绞痛/急性非 ST 段抬高心肌梗死并接受 PCI 的患者,其基线血小板计数与死亡率呈"J"形曲线关系,在基线血小板计数 $<181 \times 10^9/L$、$(181 \sim 210) \times 10^9/L$、$(211 \sim 241) \times 10^9/L$、$(242 \sim 280) \times 10^9/L$ 及 $>281 \times 10^9/L$ 的 5 组患者中,4 年累积死亡率分别为 12.5%、3.8%、10.4、9.8% 和 11.4%。基线血小板计数较低的患者,其炎症因子水平可能相对较低[89],较低的炎症因子水平与冠心病患者的预后相关,但基线血小板计数过低的患者,其可能合并其他影响预后的疾病,反而对患者的预后造成不良影响,过高的血小板水平则反映着较高的炎症状态或血栓形成,且有研究认为较高的血小板计数会导致抗血小板药物如阿司匹林的抗血小板效果降低[90]。因此其与预后呈现复杂的非线性关系。综上所述,通过检测患者的基线血小板计数,可以筛选出相对低风险患者,并可以综合考量患者 PCI 术后血小板计数的绝对值与血小板计数降低率,从而帮助我们选择治疗策略并进行合理化用药。

(四)大血小板比率与 PCI 患者的预后

　　血小板的体积与其功能相关,更大的血小板有着更高的代谢与酶活性[91],大血小板比率(platelet-large contrast ratio,P-LCR)即大血小板占总的血小板的比例,大血小板是指体积 ≥12 fL 的血小板。当 P-LCR 升高时,往往意味着可能存在血小板聚集或小红细胞、巨大血小板数目的上升。目前,关于 P-LCR 与冠心病患者预后的相关研究较少。有研究称,发生不稳定型心绞痛或急性心肌梗死的患者,其 P-LCR 高于稳定型冠心病或健康对照人群[92]。De Luca 等[93]则提出了相反的见解,通过研究 P-LCR 与入院行造影检查的患者间的关系,其认为 P-LCR 与冠心病患病率及冠状动脉病变严重程度间并无明显相关性。而在另一项探讨 PCI 患者术后预后的研究中,研究者发现经过平均 2 年的随访,高 P-LCR 组(≥38.1%)的患者死亡率高于低 P-LCR 组的患者(13.8% vs. 5.8%),且高 P-LCR 组的患者再次接受有创性血管再通治疗的比例更高(8.5% vs. 4.2%)[94]。但考虑到 P-LCR 变化对于 MPV 及 PDW 的影响,P-LCR、MPV 及 PDW 联合应用的价值,以及最重要的一点,P-LCR 与 PCI 患者术后预后的相关性,其是否有临床应用价值仍有待更多临床试验发掘。

抗血小板治疗作为冠心病及相关疾病治疗中重要的一环,从侧面反映着血小板在参与冠心病与急性心肌梗死发生中的重要地位,目前对于血小板的研究也不仅仅只是局限于其数目形态的变化,比浊法(light transmittance aggregation,LTA)、血栓弹力图(thromboelastography,TEG)、血管扩张刺激磷蛋白磷酸化测定(vasodilator-stimulated phosphoprotein,VASP)、全血电阻抗法(mutipleelectrode aggregometry,MEA)和 VerifyNow 抗血小板治疗监测(VerifyNow P2Y12 assay)等直接或间接展示血小板功能或抗血小板治疗效果的检验方法已大规模地应用于临床实践中,尽管其能较准确且特异地反映血小板活化及功能的状态,但由于其耗费较高,因此临床中有时并不将其作为普遍筛查所应用的首选指标,血常规中的血小板相关检测仍然具有十分重要的意义,其必要性也随着人们对于疾病的认识而越来越高。

(五)血小板/血红蛋白比值与 PCI 患者的预后

既往研究发现,血小板计数升高对于 PCI 患者的预后有着不利影响,除此之外,先前的研究也发现基线血红蛋白值的降低对于患者的预后有着不利的影响。Zheng 等[95]首次描述了血小板/血红蛋白比值(platelet/hemoglobin ratio,PHR)作为 PCI 患者预后的预测因子的可行性。这项研究接纳了 6046 例患者,中位随访时间为 32 个月(2~10 年),依据 HPR 将患者分为 4 个组,分别为第一组(PHR<1.22,$n=1505$)、第二组(PHR 1.22~1.49,$n=1520$)、第三组(PHR 1.49~1.85,$n=1574$)和第四组(PHR≥1.85,$n=1447$)。4 组患者在年龄、性别、吸烟史、饮酒史、高血压病史、心率、血肌酐和尿酸值间有显著差异,在 PHR≥1.85 的患者中,其全因死亡率、心源性死亡率、主要不良心脑血管事件、MACE 与再入院风险均高于其他组,而在调整了差异值并进行连续变量分析后,发现 PHR 每增加 1,在 10 年间的随访中,患者发生全因死亡、心源性死亡、主要不良脑血管事件、MACE、出血

和再入院的风险分别增加 2.27、2.89、2.336、2.387、3.125 和 2.188 倍,患者 PCI 术后发生全因死亡、心源性死亡、主要不良脑血管事件、MACE 和再入院风险在 PHR ≥1.92 时显著增加。Zheng 等认为,相较于单独应用血红蛋白值与血小板计数,综合计算得出的 PHR 或许是预测 PCI 术后不良事件的最佳预测因子。该研究是首个研究并揭示了 PHR 与 PCI 术后不良事件相关性的研究,但在将 PHR 广泛应用于临床之前,应当需要更多支持该结论的多中心的研究成果。尽管如此,这项研究仍然为临床医师指明了一个新方向,数个相关性较低但预后变化相反的血常规指标之间的比值的变化或许能提高预测价值。

(六)血小板/淋巴细胞比值与 PCI 患者的预后

前文已经介绍了血小板计数与心血管不良事件之间的关联,而淋巴细胞计数降低也与冠心病患者的发病率及死亡率相关,其可能反映不受控制的炎症状态[96]。已有多项研究证实了血小板/淋巴细胞比值(platelet/lymphocyte ratio,PLR)与心血管病间的相关性,Temiz 等[97]研究发现,高 PLR 是 STEMI 患者院内死亡的影响因子,并且与 ACS 患者的远期死亡率相关。在一项纳入了 5886 例 STEMI 患者的研究中,使用 PLR ≥132.6 来预测患者复发心肌梗死、心力衰竭、缺血性脑卒中和全因死亡的风险有 71.3% 的灵敏度和 68.5% 的特异度[98]。Azab 等[99]通过一项为期 4 年的随访调查研究发现,在 PLR ≥176 的患者中,PLR 每升高 10,则患者的长期死亡率增加 2%。升高的 PLR 同时也与 STEMI 患者术后无复流现象的发生呈正相关[100-101]。Yildiz 等[102]认为当 PLR ≥160 时,其预测患者出现术后无复流现象时的灵敏度和特异度分别为 75% 和 74%。在入院行 PCI 的 STEMI 患者中,患者的左室血栓风险与 PLR 呈正相关[103]。

而在 PCI 术中应用金属裸支架的冠心病患者,其术前 PLR 越高,术后发生支架内再狭窄的风险越高[104]。Li 等[105]则研究发现,应用药物涂层支架的存在慢性完全闭塞的患者,较高的 PLR 与 NLR 是发生支架内再狭窄的独立危险因素。且当 PLR>154.9 时,再狭窄的预测敏感度为 54.2%,特异度为 88.7%。除此之外,Oylumlu 等[106]人研究后认为,对于 STEMI 患者,术前 PLR>150 预测患者发生支架内再狭窄的敏感度和特异度分别为 63% 和 70%。在接受 PCI 的急性心肌梗死患者中,患者术前 Syntax 评分>22 分、术后无复流与院内死亡或出现 MACE 均与高 PLR 相关。另有研究者认为,可使用 PLR>137 预测患者术后无复流(特异度为 71%,敏感度为 85%)、SXS>22 分(特异度为 52%,敏感度为 61%)和院内不良事件(特异度为 67%,敏感度为 63%)的发生。接受 PCI 的稳定型冠心病患者的预后也与术前 PLR 相关,但在校正 eGFR 与血红蛋白值的影响后,其预测价值消失[107]。考虑联合应用多个血常规相关比值来预测患者的预后或许能提高预测的准确性。Cho 等[108]认为联合应用 PLR 与 NLR 可独立预测接受 PCI 的不稳定型心绞痛与急性非 ST 段抬高心肌梗死患者的长期不良事件。而在 STEMI 患者的相关研究中,PLR 与 NLR 联合使用的预测价值也得到了验证[109]。

(七)γ-谷氨酰转肽酶/血小板比率与 PCI 患者的预后

γ-谷氨酰转肽酶是谷胱甘肽代谢途径中的重要酶,常常在临床中被当作肝病或胆道疾病的标志,近年来有研究发现其参与冠心病的疾病进程[110],多项临床研究也已证实其与冠心病患者的病变发生和不良预后密切相关[111-114]。前文已经详述血小板在参与动脉粥样硬化中的重要地位,血小板计数与冠心病患者术后不良事件及预后的相关性与其预测价值也已得到诸多研究的肯定,因此,γ-谷氨酰转肽酶/血小板比率(gamma – glutamyl transpeptidase/platelet ratio,GPR)或许与 PCI 术后预后相关。Zheng 等[115]通过研究首次证实了 GPR 与冠心病患者预后间存在相关性。在这项共纳入 5636 例包含了非 ST 段抬高急性冠脉综合征(NSTE–ACS)、ST 段抬高急性冠脉综合征(ST–ACS)或稳定型心绞痛(SAP)的冠心病患者的研究中,研究者发现 GPR<0.12 的患者,其 10 年全因死亡率(5.9%)、心源性死亡率(5.1%)均高于 PGR≥0.12 的患者(4.4% 和 3.3%)。而在 MACE(14.0% vs. 11.9%)、MACCE(15.2% vs. 13.1%)和出血性事件(3.5% vs. 2.2%)的发生率上也有着显著差异。当单独比较稳定型冠心病患者内部数据时,发现以 GPR=0.12 为分界线时,GPR 较低组患者的全因死亡、心源性死亡、MACCE、MACE 和出血性事件的风险分别增加了 43.6%、63.4%、25.5%、27.2% 和 71.9%。而在 ACS 患者中则仅出血风险有显著差异,GPR<0.12 时风险增加 2.588 倍。尽管 PHR 和 PCI 术后不良事件发生的相关性有着充分的理论支持,然而,和 ALR、PHR 类似,目前还缺少类似的多中心、大样本的流行病学研究来证实 GPR 用来预测 PCI 术后患者预后的应用价值。

四、全身免疫炎症指数与 PCI 患者的预后

炎症在冠心病的发生发展、粥样斑块的破裂、心肌缺血再灌注损伤及梗死后心脏的修复中占据着重要地位,前文已介绍了血常规中一些常用的冠心病相关因子及相应的计数/比值与接受 PCI 的冠心病患者预后的相关性,并介绍了其在患者预后预测中的应用价值。有研究者依据血小板计数与 NLR 提出了全身免疫炎症指数(systemic immune-inflammation index, SII)的概念,SII = PLT×NLR(PLT 为血小板计数,NLR 为中性粒细胞/淋巴细胞比值),以此综合考量患者的免疫与炎症状态。有研究揭示了 SII 与慢性心力衰竭患者不良预后间的相关性[116]:SII 升高预示着慢性心力衰竭患者的不良预后增加。Erdogan 等[117]则研究发现,SII 是慢性冠脉综合征患者病变严重程度的预测因子。Yang 等[118]的研究则进一步揭示了 SII 对接受 PCI 的冠心病患者预后的预测效果:SII≥694.3 的患者患糖尿病或吸烟率更高,肾功能更差,更少使用他汀类药物、血管紧张素转换酶抑制剂或血管紧张素受体阻滞剂类药物,且病变更狭窄、病变长度更长,更易于发生 ACS。在平均4.5 年的随访期中,高 SII 的患者心源性死亡率(6.3%)、非致死性心肌梗死率(6.8%)、非致死性脑卒中率(2.7%)、心力衰竭并住院率(11.6%)均高于低 SII 组(2.2%、4.6%、1.8%、7.7%)。这表明高 SII 的患者未来发生心源性死亡的风险增加 1.55 倍,非致死性心肌梗死风险增加 1.39 倍,非致死性脑卒中风险增加 1.59 倍,MACE 风险增加 1.49 倍。目前尚缺乏更多相关的研究佐证 Yang 等的结论,但分析 SII 与冠心病患者 PCI 术后预后相关性背后的病理生理学机制,SII 无疑展现出了在预测 PCI 术后预后中的广阔的应用前景,然而和前文所述的多种联合因素一样,更多的相关的研究是必要的。

自冠心病的概念提出起,学术界就从未停止对一种准确特异、廉价、易得的可用于预测患者预后的因子的寻找,无论是总体反映患者炎症状态的各种炎症因子,直接反映心肌细胞损伤的 cTnI、CK-MB,间接反映患者神经-体液轴调控水平的体内分泌物,抑或是评估患者心血管解剖、功能改变程度的各种影像学结果,在临床上都或多或少地被用于评估患者的疾病状态和预测患者的临床结局。血常规作为一项经典的检测项目可最直观反映患者血细胞数目与形态,具有检测容易、回示迅速、价格低廉的优点。较之单纯

应用某一单项血细胞计数或形态指标,使用如 NLR、PLR、SII 等复合计量指标无疑更加有利于提高预后预测的准确性与特异度。

C 反应蛋白是一种炎症标志物,它的升高预示着机体炎症反应的发生与程度。其由 de-novo 肝细胞与上皮细胞受白介素-6、白介素-1β 或肿瘤坏死因子-α 刺激下合成。它参与了淋巴细胞和单核/巨噬细胞的活化过程,它能激活补体、增强巨噬细胞的吞噬功能,并能促进巨噬细胞组织因子的生成。作为一种慢性炎症性疾病,冠心病的发生发展受 C 反应蛋白的影响,而作为一种急性炎症,急性心肌梗死与缺血再灌注损伤也同样与 C 反应蛋白相关。目前临床上常常通过检测超敏 C 反应蛋白的方法来判断患者体内炎症水平的高低。美国心脏协会(AHA)和疾病控制与预防中心曾于 2003 年明确指出:可结合传统的危险标志物,将超敏 C 反应蛋白值作为筛查总体危险因素的指标,但不能将其作为低密度脂蛋白胆固醇或高密度脂蛋白胆固醇的替代指标[119]。相较于超敏 C 反应蛋白这一经典的炎症标志物,本文所论述的诸多血常规相关指标在一定程度上都被相关研究验证了其与 PCI 患者预后间的相关性,然而,由于缺乏更多的大规模、多中心的研究,其并未获得比超敏 C 反应蛋白在临床应用中更高的地位。除此之外,上述相关指标目前尚未有统一的指南性质的文件来规范、界定其用于预测患者术后并发症时应当使用的阈值,虽然过高或者过低的某项指标的确预示着患者发生不良预后的风险越高,但模糊化是我们在临床工作中应当规避的一种不良的思考方法。尽管如此,这并不能说相关的研究是无必要或没有意义的,因为发掘血常规这一最便捷、最易得、最廉价的血液标志物与 PCI 患者预后间的联系,无疑在提高诊治能力与降低患者治疗费用、提高患者生存能力及生活质量中起着其他血液学相关因子难以比拟的优势。通过对血常规相关指标与 PCI 患者预后相关研究成果的系统介绍,或许可以为临床医师评估患者并及时合理调整治疗方案、规避临床风险提供一定的思路。

参考文献

[1]ISIK T,UYREL H,TANBOGA I H,et al. Relation of red cell distribution width with the presence,severity,and complexity of coronary artery disease[J]. Coron Artery Dis,2012,23(1):51-56.

[2]TANINDI A,TOPAL F E,TOPAL F,et al. Red cell distribution width in

patients with prehypertension and hypertension[J]. Blood Press, 2012, 21 (3):177–181.

[3]AZAB B, TORBEY E, HATOUM H, et al. Usefulness of red cell distribution width in predicting all – cause long – term mortality after non – ST – elevation myocardial infarction[J]. Cardiology, 2011, 119(2):72–80.

[4]DABBAH S, HAMMERMAN H, MARKIEWICZ W, et al. Relation between red cell distribution width and clinical outcomes after acute myocardial infarction[J]. Am J Cardiol, 2010, 105(3):312–317.

[5]POLUDASU S, MARMUR J D, WEEDON J, et al. Red cell distribution width (RDW) as a predictor of long–term mortality in patients undergoing percutaneous coronary intervention[J]. Thromb Haemost, 2009, 102(3):581–587.

[6]KURTUL A, MURAT S N, YARLIOGLUES M, et al. The association of red cell distribution width with in – stent restenosis in patients with stable coronary artery disease[J]. Platelets, 2015, 26(1):48–52.

[7]WU T T, ZHENG Y Y, HOU X G, et al. Red blood cell distribution width as long–term prognostic markers in patients with coronary artery disease undergoing percutaneous coronary intervention[J]. Lipids Health Dis, 2019, 18 (1):140.

[8]TONELLI M, SACKS F, ARNOLD M, et al. Relation between red blood cell distribution width and cardiovascular event rate in people with coronary disease[J]. Circulation, 2008, 117(2):163–168.

[9]CELIK A, AYDIN N, OZCIRPICI B, et al. Elevated red blood cell distribution width and inflammation in printing workers[J]. Med Sci Monit, 2013, 19:1001–1005.

[10]ARCHBOLD R A, BALAMI D, AL–HAJIRI A, et al. Hemoglobin concentration is an independent determinant of heart failure in acute coronary syndromes:cohort analysis of 2310 patients[J]. Am Heart J, 2006, 152(6):1091–1095.

[11]SABATINE M S, MORROW D A, GIUGLIANO R P, et al. Association of hemoglobin levels with clinical outcomes in acute coronary syndromes[J]. Circulation, 2005, 111(16):2042–2049.

[12]NUMASAWA Y, UEDA I, SAWANO M, et al. Relation of baseline hemoglo-

bin level to in – hospital outcomes in patients who undergo percutaneous coronary intervention(from a Japanese Multicenter Registry)[J]. Am J Cardiol,2018,121(6):695–702.

[13] KWOK C S,TIONG D,PRADHAN A,et al. Meta–analysis of the prognostic impact of anemia in patients undergoing percutaneous coronary intervention[J]. Am J Cardiol,2016,118(4):610–620.

[14] NABAIS S, GASPAR A, COSTA J, et al. Prognostic impact of hemoglobin drop during hospital stay in patients with acute coronary syndromes[J]. Rev Port Cardiol,2009,28(4):383–395.

[15] WU W C, RATHORE S S, WANG Y, et al. Blood transfusion in elderly patients with acute myocardial infarction [J]. N Engl J Med,2001,345 (17):1230–1236.

[16] COOPER H A,RAO S V, GREENBERG M D, et al. Conservative versus liberal red cell transfusion in acute myocardial infarction(the CRIT Randomized Pilot Study)[J]. Am J Cardiol,2011,108(8):1108–1111.

[17] ARONSON D,DANN E J,BONSTEIN L,et al. Impact of red blood cell transfusion on clinical outcomes in patients with acute myocardial infarction[J]. Am J Cardiol,2008,102(2):115–119.

[18] CARSON J L,GROSSMAN B J,KLEINMAN S,et al. Red blood cell transfusion:a clinical practice guideline from the AABB[J]. Annals of Internal Medicine,2012,157(1):49–58.

[19] MATSUE Y, MATSUMURA A, ABE M, et al. Prognostic implications of chronic kidney disease and anemia after percutaneous coronary intervention in acute myocardial infarction patients [J]. Heart Vessels,2013,28 (1):19–26.

[20] SHIRAISHI J,KOHNO Y,NAKAMURA T,et al. Prognostic impact of chronic kidney disease and anemia at admission on in–hospital outcomes after primary percutaneous coronary intervention for acute myocardial infarction[J]. Int Heart J,2014,55(4):301–306.

[21] PILGRIM T, ROTHENBÜHLER M, KALESAN B, et al. Additive effect of anemia and renal impairment on long–term outcome after percutaneous coronary intervention[J]. PLoS One,2014,9(12):e114846.

[22] KITAI Y, OZASA N, MORIMOTO T, et al. Prognostic implications of anemia with or without chronic kidney disease in patients undergoing elective percutaneous coronary intervention[J]. Int J Cardiol, 2013, 168(6): 5221-5228.

[23] NUMASAWA Y, INOHARA T, ISHII H, et al. Association of the hemoglobin to serum creatinine ratio with in-hospital adverse outcomes after percutaneous coronary intervention among non-dialysis patients: insights from a Japanese Nationwide Registry(J-PCI Registry)[J]. J Clin Med, 2020, 9(11): 3612.

[24] SCHLANT R C, FORMAN S, STAMLER J, et al. The natural history of coronary heart disease: prognostic factors after recovery from myocardial infarction in 2789 men. The 5-year findings of the coronary drug project[J]. Circulation, 1982, 66(2): 401-414.

[25] LAO D, YEGHIAZARIANS Y. Pre-PCI white blood cell count: should we care? [J]. J Invasive Cardiol, 2009, 21(5): 207-208.

[26] BARRON H V, CANNON C P, MURPHY S A, et al. Association between white blood cell count, epicardial blood flow, myocardial perfusion, and clinical outcomes in the setting of acute myocardial infarction: a thrombolysis in myocardial infarction 10 substudy[J]. Circulation, 2000, 102(19): 2329-2334.

[27] SHAH B, BABER U, POCOCK S J, et al. White blood cell count and major adverse cardiovascular events after percutaneous coronary intervention in the contemporary era: insights from the PARIS study(Patterns of Non-Adherence to Anti-Platelet Regimens in Stented Patients Registry)[J]. Circ Cardiovasc Interv, 2017, 10(9): e004981.

[28] GRZYBOWSKI M, WELCH R D, PARSONS L, et al. The association between white blood cell count and acute myocardial infarction in-hospital mortality: findings from the National Registry of Myocardial Infarction[J]. Acad Emerg Med, 2004, 11(10): 1049-1060.

[29] MENON V, LESSARD D, YARZEBSKI J, et al. Leukocytosis and adverse hospital outcomes after acute myocardial infarction[J]. Am J Cardiol, 2003, 92(4): 368-372.

[30] ONO M, TOMANIAK M, KOENIG W, et al. Impact of white blood cell count

on clinical outcomes in patients treated with aspirin-free ticagrelor mono-therapy after percutaneous coronary intervention: insights from the GLOBAL LEADERS trial[J]. Eur Heart J Cardiovasc Pharmacother,2022,8(1):39-47.

[31]MOR A,LUBOSHITS G,PLANER D,et al. Altered status of CD4(+)CD25 (+) regulatory T cells in patients with acute coronary syndromes[J]. Eur Heart J,2006,27(21):2530-2537.

[32]SHIYOVICH A,GILUTZ H,PLAKHT Y. White blood cell subtypes are associated with a greater long-term risk of death after acute myocardial infarction[J]. Tex Heart Inst J,2017,44(3):176-188.

[33]ZOURIDAKIS E G,GARCIA-MOLL X,KASKI J C. Usefulness of the blood lymphocyte count in predicting recurrent instability and death in patients with unstable angina pectoris[J]. Am J Cardiol,2000,86(4):449-451.

[34]FRANGOGIANNIS N G. Regulation of the inflammatory response in cardiac repair[J]. Circ Res,2012,110(1):159-173.

[35]MA Y,YABLUCHANSKIY A,IYER R P,et al. Temporal neutrophil polarization following myocardial infarction [J]. Cardiovascular Research, 2016,110(1):51-61.

[36]ARRUDA-OLSON A M,REEDER G S,BELL M R,et al. Neutrophilia predicts death and heart failure after myocardial infarction:a community-based study[J]. Circ Cardiovasc Qual Outcomes,2009,2(6):656-662.

[37]ANGKANANARD T,ANOTHAISINTAWEE T,MCEVOY M,et al. Neutrophil lymphocyte ratio and cardiovascular disease risk:a systematic review and meta-analysis[J]. Biomed Res Int,2018,2018:2703518.

[38]张上仕,朱红艳,赵若池,等. 中性粒细胞与淋巴细胞比值对介入治疗后 ST 段抬高型心肌梗死患者预后预测价值的荟萃分析[J]. 中华心血管病杂志,2015,43(3):264-268.

[39]CHANG Z H,ZHENG J H,LIU Z Y,et al. The relationship between the neutrophil-lymphocyte ratio and in-stent restenosis in patients with femoropopliteal chronic total occlusions[J]. Angiology,2018,69(2):177-182.

[40]TURAK O,OZCAN F,ISLEYEN A,et al. Usefulness of the neutrophil-to-lymphocyte ratio to predict bare-metal stent restenosis [J]. Am J

Cardiol,2012,110(10):1405-1410.

[41] GABBASOV Z, KOZLOV S, BYAZROVA S, et al. Blood level of CD45[+] platelets and development of restenosis after drug-eluting stent implantation in patients with stable coronary artery disease [J]. Wien Klin Wochenschr,2016,128(23/24):898-905.

[42] DEMIRKOL S, BALTA S, UNLU M, et al. Neutrophils/lymphocytes ratio in patients with cardiac syndrome X and its association with carotid intima-media thickness[J]. Clin Appl Thromb Hemost,2014,20(3):250-255.

[43] BIAN C, WU Y H, SHI Y, et al. Predictive value of the relative lymphocyte count in coronary heart disease[J]. Heart Vessels,2010,25(6):469-473.

[44] MALHOTRA R, MARCELLI D, VON GERSDORFF G, et al. Relationship of neutrophil-to-lymphocyte ratio and serum albumin levels with C-reactive protein in hemodialysis patients:results from 2 international cohort studies[J]. Nephron,2015,130(4):263-270.

[45] XEPAPADAKI E, ZVINTZOU E, KALOGEROPOULOU C, et al. The antioxidant function of HDL in atherosclerosis[J]. Angiology,2020,71(2):112-121.

[46] NAMIRI-KALANTARI R, GAO F, CHATTOPADHYAY A, et al. The dual nature of HDL:anti-inflammatory and pro-inflammatory[J]. Biofactors, 2015,41(3):153-159.

[47] KARATAŞ M B, ÇANGA Y, ÖZCAN K S, et al. Monocyte to high-density lipoprotein ratio as a new prognostic marker in patients with STEMI undergoing primary percutaneous coronary intervention[J]. Am J Emerg Med, 2016,34(2):240-244.

[48] CETIN E H, CETIN M S, CANPOLAT U, et al. Monocyte/HDL-cholesterol ratio predicts the definite stent thrombosis after primary percutaneous coronary intervention for ST-segment elevation myocardial infarction[J]. Biomark Med,2015,9(10):967-977.

[49] ZHANG D P, BAITUOLA G, WU T T, et al. An elevated monocyte-to-high-density lipoprotein-cholesterol ratio is associated with mortality in pa-

tients with coronary artery disease who have undergone PCI[J]. Biosci Rep,2020,40(8):BSR20201108. .

[50]WU T T,ZHENG Y Y,CHEN Y,et al. Monocyte to high-density lipoprotein cholesterol ratio as long-term prognostic marker in patients with coronary artery disease undergoing percutaneous coronary intervention[J]. Lipids Health Dis,2019,18(1):180.

[51]PAN Y,ZHANG J,WU T T,et al. Baseline white blood cell count-to-apolipoprotein A1 ratio as a novel predictor of long-term adverse outcomes in patients who underwent percutaneous coronary intervention:a retrospective cohort study[J]. Lipids Health Dis,2020,19(1):43.

[52]MADAN S A,SINGAL D,PATEL S R,et al. Serum aminotransferase levels and angiographic coronary artery disease in octogenarians[J]. Endocrine,2015,50(2):512-515.

[53]MOON J,KANG W,OH P C,et al. Serum transaminase determined in the emergency room predicts outcomes in patients with acute ST-segment elevation myocardial infarction who undergo primary percutaneous coronary intervention[J]. Int J Cardiol,2014,177(2):442-447.

[54]GAO M,CHENG Y,ZHENG Y,et al. Association of serum transaminases with short- and long-term outcomes in patients with ST-elevation myocardial infarction undergoing primary percutaneous coronary intervention[J]. BMC Cardiovasc Disord,2017,17(1):43.

[55]ZHENG R J,GUO Q Q,TANG J N,et al. ALT-to-lymphocyte ratio as a predictor of long-term mortality in patients with normal liver function presenting coronary artery disease after undergoing PCI:a retrospective cohort study[J]. J Interv Cardiol,2020,2020:4713591.

[56]MUSCARI A, DE PASCALIS S, CENNI A, et al. Determinants of mean platelet volume(MPV) in an elderly population:relevance of body fat, blood glucose and ischaemic electrocardiographic changes[J]. Thromb Haemost,2008,99(6):1079-1084.

[57]CESARI F, MARCUCCI R, GORI A M, et al. Reticulated platelets predict cardiovascular death in acute coronary syndrome patients. Insights from the AMI-Florence 2 Study[J]. Thromb Haemost,2013,109(5):846-853.

[58]YANG A, PIZZULLI L, LÜDERITZ B. Mean platelet volume as marker of restenosis after percutaneous transluminal coronary angioplasty in patients with stable and unstable angina pectoris[J]. Thromb Res, 2006, 117(4): 371-377.

[59]SEYYED-MOHAMMADZAD M H, ESKANDARI R, REZAEI Y, et al. Prognostic value of mean platelet volume in patients undergoing elective percutaneous coronary intervention[J]. Anatol J Cardiol, 2015, 15(1): 25-30.

[60]SHAH B, OBERWEIS B, TUMMALA L, et al. Mean platelet volume and long-term mortality in patients undergoing percutaneous coronary intervention[J]. Am J Cardiol, 2013, 111(2): 185-189.

[61]GONCALVES S C, LABINAZ M, LE MAY M, et al. Usefulness of mean platelet volume as a biomarker for long-term outcomes after percutaneous coronary intervention[J]. Am J Cardiol, 2011, 107(2): 204-209.

[62]HUCZEK Z, KOCHMAN J, FILIPIAK K J, et al. Mean platelet volume on admission predicts impaired reperfusion and long – term mortality in acute myocardial infarction treated with primary percutaneous coronary intervention[J]. J Am Coll Cardiol, 2005, 46(2): 284-290.

[63]CHU S G, BECKER R C, BERGER P B, et al. Mean platelet volume as a predictor of cardiovascular risk: a systematic review and meta-analysis[J]. J Thromb Haemost, 2010, 8(1): 148-156.

[64]PAPANAS N, SYMEONIDIS G, MALTEZOS E, et al. Mean platelet volume in patients with type 2 diabetes mellitus[J]. Platelets, 2004, 15(8): 475-478.

[65]KARIO K, MATSUO T, NAKAO K. Cigarette smoking increases the mean platelet volume in elderly patients with risk factors for atherosclerosis[J]. Clin Lab Haematol, 1992, 14(4): 281-287.

[66]VAGDATLI E, GOUNARI E, LAZARIDOU E, et al. Platelet distribution width: a simple, practical and specific marker of activation of coagulation[J]. Hippokratia, 2010, 14(1): 28-32.

[67]BEKLER A, OZKAN M T, TENEKECIOGLU E, et al. Increased platelet distribution width is associated with severity of coronary artery disease in patients with acute coronary syndrome[J]. Angiology, 2015, 66(7): 638-643.

[68] CETIN M,BAKIRCI E M,BAYSAL E,et al. Increased platelet distribution width is associated with ST-segment elevation myocardial infarction and thrombolysis failure[J]. Angiology,2014,65(8):737-743.

[69] JIANG P,SONG Y,XU J J,et al. Impact of platelet distribution width on the extent and long-term outcome of patients with stable coronary artery disease post percutaneous coronary intervention[J]. Zhonghua Xin Xue Guan Bing Za Zhi,2017,45(10):862-866.

[70] DE LUCA G,VENEGONI L,IORIO S,et al. Platelet distribution width and the extent of coronary artery disease:results from a large prospective study[J]. Platelets,2010,21(7):508-514.

[71] DUTTA P,COURTIES G,WEI Y,et al. Myocardial infarction accelerates atherosclerosis[J]. Nature,2012,487(7407):325-329.

[72] VERDOIA M,BARBIERI L,SCHAFFER A,et al. Platelet distribution width and the risk of periprocedural myocardial infarction in patients undergoing percutaneous coronary intervention[J]. J Thromb Thrombolysis,2014,37(3):345-352.

[73] CELIK T,KAYA M G,AKPEK M,et al. Predictive value of admission platelet volume indices for in-hospital major adverse cardiovascular events in acute ST-segment elevation myocardial infarction[J]. Angiology,2015,66(2):155-162.

[74] HU C P,DU Y,ZHU Y,et al. Platelet distribution width on admission predicts in-stent restenosis in patients with coronary artery disease and type 2 diabetes mellitus treated with percutaneous coronary intervention[J]. Chin Med J(Engl),2018,131(7):757-763.

[75] KOWARA M,GRODECKI K,HUCZEK Z,et al. Platelet distribution width predicts left ventricular dysfunction in patients with acute coronary syndromes treated with percutaneous coronary intervention[J]. Kardiol Pol,2017,75(1):42-47.

[76] 全军重症医学专业委员会,中华医学会检验医学分会. 中国成人重症患者血小板减少诊疗专家共识[J]. 解放军医学杂志,2020,45(5):457-474.

[77] BELL W R,ROYALL R M. Heparin-associated thrombocytopenia:a com-

parison of three heparin preparations[J]. N Engl J Med,1980,303(16):902-907.

[78] WARKENTIN T E, KELTON J G. Temporal aspects of heparin – induced thrombocytopenia[J]. N Engl J Med,2001,344(17):1286-1292.

[79] EPILOG INVESTIGATORS. Platelet glycoprotein Ⅱb/Ⅲa receptor blockade and low-dose heparin during percutaneous coronary revascularization[J]. N Engl J Med,1997,336(24):1689-1696.

[80] EPISTENT INVESTIGATORS. Randomised placebo – controlled and balloon-angioplasty-controlled trial to assess safety of coronary stenting with use of platelet glycoprotein – Ⅱb/Ⅲa blockade[J]. Lancet,1998,352(9122):87-92.

[81] VONDERHEIDE R H,THADHANI R,KUTER D J. Association of thrombocytopenia with the use of intra – aortic balloon pumps[J]. Am J Med, 1998,105(1):27-32.

[82] DE LABRIOLLE A, BONELLO L, LEMESLE G, et al. Decline in platelet count in patients treated by percutaneous coronary intervention: definition,incidence,prognostic importance,and predictive factors[J]. Eur Heart J,2010,31(9):1079-1087.

[83] WANG T Y,OU F S,ROE M T,et al. Incidence and prognostic significance of thrombocytopenia developed during acute coronary syndrome in contemporary clinical practice[J]. Circulation,2009,119(18):2454-2462.

[84] MERLINI P A,ROSSI M,MENOZZI A,et al. Thrombocytopenia caused by abciximab or tirofiban and its association with clinical outcome in patients undergoing coronary stenting[J]. Circulation,2004,109(18):2203-2206.

[85] NIKOLSKY E,SADEGHI H M,EFFRON M B,et al. Impact of in-hospital acquired thrombocytopenia in patients undergoing primary angioplasty for acute myocardial infarction[J]. Am J Cardiol,2005,96(4):474-481.

[86] CAIXETA A,DANGAS G D,MEHRAN R,et al. Incidence and clinical consequences of acquired thrombocytopenia after antithrombotic therapies in patients with acute coronary syndromes:results from the Acute Catheterization and Urgent Intervention Triage Strategy (ACUITY) trial[J]. Am Heart J,2011,161(2):298-306.

[87] IIJIMA R, NDREPEPA G, MEHILLI J, et al. Relationship between plate-let count and 30–day clinical outcomes after percutaneous coronary inter-ventions. Pooled analysis of four ISAR trials[J]. Thromb Haemost, 2007, 98 (4): 852–857.

[88] NIKOLSKY E, GRINES C L, COX D A, et al. Impact of baseline plate-let count in patients undergoing primary percutaneous coronary intervention in acute myocardial infarction (from the CADILLAC trial) [J]. Am J Cardiol, 2007, 99 (8): 1055–1061.

[89] GARLICHS C, ESKAFI S, RAAZ D, et al. Patients with acute coronary syn-dromes express enhanced CD40 ligand/CD154 on platelets [J]. Heart, 2001, 86 (6): 649–655.

[90] LORDKIPANIDZÉ M, DIODATI J G, TURGEON J, et al. Platelet count, not oxi-dative stress, may contribute to inadequate platelet inhibition by aspirin[J]. Int J Cardiol, 2010, 143 (1): 43–50.

[91] THOMPSON C B, JAKUBOWSKI J A, QUINN P G, et al. Platelet size as a determinant of platelet function[J]. J Lab Clin Med, 1983, 101 (2): 205–213.

[92] KHANDEKAR M M, KHURANA A S, DESHMUKH S D, et al. Platelet vol-ume indices in patients with coronary artery disease and acute myocardial infarction: an Indian scenario[J]. J Clin Pathol, 2006, 59 (2): 146–149.

[93] DE LUCA G, SANTAGOSTINO M, SECCO G G, et al. Platelet–large cell ra-tio and the extent of coronary artery disease: results from a large prospective study[J]. J Thromb Thrombolysis, 2010, 30 (4): 426–433.

[94] RECHCIŃSKI T, JASIŃSKA A, FORYŚ J, et al. Prognostic value of plate-let indices after acute myocardial infarction treated with primary percutane-ous coronary intervention[J]. Cardiol J, 2013, 20 (5): 491–498.

[95] ZHENG Y Y, WU T T, CHEN Y, et al. Platelet–to–hemoglobin ratio as a novel predictor of long–term adverse outcomes in patients after percutane-ous coronary intervention: a retrospective cohort study [J]. Eur J Prev Cardiol, 2020, 27 (19): 2216–2219.

[96] DAMÅS J K, WAEHRE T, YNDESTAD A, et al. Interleukin–7–mediated in-flammation in unstable angina: possible role of chemokines and platelets[J].

Circulation,2003,107(21):2670-2676.

[97] TEMIZ A,GAZI E,GÜNGÖR Ö,et al. Platelet/lymphocyte ratio and risk of in-hospital mortality in patients with ST-elevated myocardial infarction[J]. Med Sci Monit,2014,20:660-665.

[98] SUN X P,LI J,ZHU W W,et al. Impact of platelet-to-lymphocyte ratio on clinical outcomes in patients with ST-segment elevation myocardial infarction[J]. Angiology,2017,68(4):346-353.

[99] AZAB B,SHAH N,AKERMAN M,et al. Value of platelet/lymphocyte ratio as a predictor of all-cause mortality after non-ST-elevation myocardial infarction[J]. J Thromb Thrombolysis,2012,34(3):326-334.

[100] VAKILI H,SHIRAZI M,CHARKHKAR M,et al. Correlation of platelet-to-lymphocyte ratio and neutrophil-to-lymphocyte ratio with thrombolysis in myocardial infarction frame count in ST-segment elevation myocardial infarction[J]. Eur J Clin Invest,2017,47(4):322-327.

[101] BADRAN H M,FATAH A A,SOLTAN G. Platelet/lymphocyte ratio for prediction of no-reflow phenomenon in ST-elevation myocardial infarction managed with primary percutaneous coronary intervention[J]. J Clin Transl Res,2020,6(1):20-26.

[102] YILDIZ A,YUKSEL M,OYLUMLU M,et al. The utility of the platelet-lymphocyte ratio for predicting no reflow in patients with ST-segment elevation myocardial infarction[J]. Clin Appl Thromb Hemost,2015,21(3):223-228.

[103] ZHANG Q,SI D Y,ZHANG Z F,et al. Value of the platelet-to-lymphocyte ratio in the prediction of left ventricular thrombus in anterior ST-elevation myocardial infarction with left ventricular dysfunction[J]. BMC Cardiovasc Disord,2020,20(1):428.

[104] YILMAZ S,SEN F,ÜNAL S,et al. Usefulness of the platelet-to-lymphocyte ratio in predicting bare-metal stent restenosis[J]. Scand Cardiovasc J,2015,49(1):39-44.

[105] LI C,SHEN Y,XU R,et al. Evaluation of preprocedural laboratory parameters as predictors of drug-eluting stent restenosis in coronary chronic total occlusion lesions[J]. Angiology,2019,70(3):272-278.

［106］OYLUMLU M,YILDIZ A,YÜKSEL M,et al. Usefulness of platelet-lymphocyte ratio to predict stent thrombosis in patients with ST elevation myocardial infarction［J］. Koşuyolu Kalp Dergisi,2014,17:81-85.

［107］OSADNIK T,WASILEWSKI J,LEKSTON A,et al. The platelet-to-lymphocyte ratio as a predictor of all-cause mortality in patients with coronary artery disease undergoing elective percutaneous coronary intervention and stent implantation［J］. J Saudi Heart Assoc,2015,27(3):144-151.

［108］CHO K I,ANN S H,SINGH G B,et al. Combined usefulness of the platelet-to-lymphocyte ratio and the neutrophil-to-lymphocyte ratio in predicting the long-term adverse events in patients who have undergone percutaneous coronary intervention with a drug-eluting stent［J］. PLoS One,2015,10(7):e0133934.

［109］ÇIÇEK G,AÇIKGOZ S K,BOZBAY M,et al. Neutrophil-lymphocyte ratio and platelet-lymphocyte ratio combination can predict prognosis in patients with ST-segment elevation myocardial infarction undergoing primary percutaneous coronary intervention［J］. Angiology,2015,66(5):441-447.

［110］NDREPEPA G,COLLERAN R,KASTRATI A. Gamma-glutamyl transferase and the risk of atherosclerosis and coronary heart disease［J］. Clin Chim Acta,2018,476:130-138.

［111］NDREPEPA G,BRAUN S,SCHUNKERT H,et al. Gamma-glutamyl transferase and prognosis in patients with coronary artery disease［J］. Clin Chim Acta,2016,452:155-160.

［112］BHARANI V,RAMESH V,RAO R N,et al. Evaluation of gamma glutamyl transferase as a marker of cardiovascular risk,in 200 angiographically proven coronary artery disease patients［J］. Indian Heart J,2017,69(3):325-327.

［113］MAO Y,QI X L,XU W J,et al. Serum gamma-glutamyl transferase:a novel biomarker for coronary artery disease［J］. Med Sci Monit,2014,20:706-710.

［114］AKSAKAL E,TANBOGA I H,KURT M,et al. The relation of serum gamma-glutamyl transferase levels with coronary lesion complexity and long-term outcome in patients with stable coronary artery disease［J］. Atherosclerosis,2012,221(2):596-601.

[115]ZHENG Y Y,WU T T,CHEN Y,et al. Gamma-glutamyl transferase-to-platelet ratio as a novel predictor of long-term adverse outcomes in patients after undergoing percutaneous coronary intervention:a retrospective cohort study[J]. Thromb Haemost,2019,119(6):1021-1030.

[116]HAKUI H,YAMADA T,TAMAKI T,et al. Usefulness of cardiac metaiodo-benzylguanidine imaging to improve prognostic power of the model for end-stage liver disease scoring system in patients with mild-to-moderate chronic heart failure. [J]. Am J Cardiol,2016,117(12):1947-1952.

[117]ERDOGAN M,ERDÖL M A,ÖZTÜRK S,et al. Systemic immune-inflammation index is a novel marker to predict functionally significant coronary artery stenosis[J]. Biomark Med,2020,14(16):1553-1561.

[118]YANG Y L,WU C H,HSU P F,et al. Systemic immune-inflammation index (SII) predicted clinical outcome in patients with coronary artery disease[J]. Eur J Clin Invest,2020,50(5):e13230.

[119]PEARSON T A,MENSAH G A,ALEXANDER R W,et al. Markers of inflammation and cardiovascular disease:application to clinical and public health practice:a statement for healthcare professionals from the Centers for Disease Control and Prevention and the American Heart Association [J]. Circulation,2003,107(3):499-511.

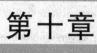

第十章
营养指数与冠心病患者 PCI 术后预后的关系

大量研究表明,营养不良在多种疾病是预后不良的独立预测因素,如终末期肾病、顽固性心力衰竭或恶性肿瘤等。既往大量研究探讨了不同评价营养状态的相关指标对疾病预后的影响。如 2002 年提出的营养风险筛查评分(NRS)、主观全面营养评估法(SGA)和营养不良通用筛查工具(MUST)等,这些工具主要是关于日常食物摄入和体育活动的问卷及患者主观感受指标。但考虑到部分疾病患者意识及思维恶化等因素,通过问卷方式去获得准确信息比较困难,因此,如果通过一些能够通过客观参数评价营养状况将更加合适。因此,近年来大量研究关注客观可测量的参数所制定的营养指数在疾病病情评估及预后的作用,这些营养指数主要包括老年营养风险指数、预后营养指数,以及新提出的营养控制状态(CONUT)评分和 TCBI 等评价指标。因此,本节就这些客观营养指数在冠心病 PCI 术后患者中临床结局的预测作用做一梳理。

一、老年营养风险指数

(一)老年营养风险指数的定义

老年营养风险指数(GNRI)主要考虑了患者入院的血清白蛋白、体重及身高 3 个因素,其计算公式为 GNRI = 1.489×血清白蛋白(g/dL) +41.7×(实际体重/理想体重)。当患者实际体重超过理想体重时,实际体重/理想体重设定为 1。其中理想体重根据性别分为男性理想体重和女性理想体重。男性理想体重=0.75×身高（cm）-62.5，而女性理想体重=0.60×身高（cm）-40。而对于长期卧床且直立困难的患者，因为其身高难以测量，可通过测量膝高估算身高。根据性别，其计算方法分别为：男性身高=2.02×膝高（cm）-0.04×年龄+64.19；女性身高=1.83×膝高（cm）-0.24×年龄+84.88[1]。

GNRI 是 Bouillanne 等[2]于 2005 年提出的针对老年患者的营养评估方法。他们定义了 4 级营养相关风险：主要风险（GNRI<82）、中度风险（82≤GNRI<92）、低风险（92≤GNRI≤98）、无风险（GNRI>98）。据此，诸多研究采用 92 或 98 作为 GNRI 的定义营养不良的临界点。

（二）老年营养风险指数的临床研究

GNRI 是将血清白蛋白作为内脏蛋白质组分和实际与理想体重的比值作为人体测量组分的营养相关风险指数。多年来，大量研究表明，GNRI 作为营养不良的评价指标，优于单一指标如白蛋白或体重指数，也可用于评估回顾性营养状况。近年来大量中外研究探讨了 GNRI 与疾病临床危险因素及预后的关系，包括恶性肿瘤、慢性肾脏病及心血管病等，并且表明其与老年患者并发症和长期死亡率具有很好的预测价值[3]。舒显竹等[4]对中老年食管癌患者的预后营养指数和 GNRI 进行相关分析，GNRI 是监测中老年食管癌患者营养状况的良好指标，GNRI 与预后营养指数具有依存关系，可作为筛查营养风险的基本指标。王静等[5]对老年慢性肾脏病 3~4 期非透析患者的营养状态进行评价，并探讨了 GNRI 的应用价值，结果发现 GNRI 与 SGA 在评价老年慢性肾脏病患者营养风险方面具有良好一致性，并且 GNRI 与人体成分指标具有一定相关性，GNRI 越高，住院时间越长。侯煜等[1]探讨了 GNRI 在年龄>80 岁的高龄患者的营养评估中的效果，结果发现 GNRI 评分与体重指数、上臂围、三头肌皮褶厚度、小腿围、总蛋白、前白蛋白等营养指标具有明显的相关性，因此他们认为 GNRI 同样适用于高龄老年患者的营养评估。

（三）老年营养风险指数与心血管病的相关研究

近年来多项研究更多地表明了老年患者营养不良与心血管病患者预后不良具有密切关系，基线营养不良是住院期间死亡率及长期累积死亡率的重要危险因素。潘汉超等[6]选取了行冠状动脉造影且年龄>65 岁的 448 例患者，探讨了 GNRI 与老年 2 型糖尿病患者造影剂相关急性肾损伤发生的关系,该研究发现随着 GNRI 等级升高,无营养风险、轻度营养风险和中重度营养风险患者造影剂相关急性肾损伤的发生率和住院时间呈上升趋势。该作者指出,营养不良与造影剂相关急性肾损伤的相关机制,一方面可能是慢性营养不良患者肾小球滤过率会下降,因此此类营养不良患者在接触造影剂后,更容易发生肾髓质的缺血缺氧;另一方面,营养不良患者对有创治疗的耐受性及损伤后组织修复能力较正常人下降,因此这些慢性营养不良患者肾小管上皮细胞面对造影剂的直接毒性作用时,机体不能有效地进行修复,最终导致造影剂相关急性肾损伤的发生。林红等[7]评价了多种客观营养指数在心力衰竭患者营养评价中的应用价值,研究发现 GNRI 的评价效果相对其他营养指数更加准确可靠。Kumada 等[8]探讨 GNRI 与慢性血液透析患者冠状动脉血运重建术后死亡率的关系,该研究共纳入了 721 例择期接受冠状动脉血运重建术的常规血液透析患者,发现慢性血液透析患者术前 GNRI 下降与冠状动脉血运重建术后的死亡率密切相关。接受 PCI 的患者如果需要同时口服抗凝剂和抗血小板治疗,将面临严重的出血风险。Yoshida 等[9]对 302 例同时接受了口服抗凝剂和抗血小板治疗的 PCI 术后患者进行了为期 3 年的出血性事件随访,并且评估了 GNRI 和超敏 C 反应蛋白对预测此类患者出血性事件发生的能力,研究发现在 3 年的随访中,53 例(17.5%)患者观察到出血性事件,低 GnRI+超敏 C 反应蛋白组出血性事件发生率为正常组的 5.12 倍,因此该作者提出 GNRI 和超敏 C 反应蛋白是预测需要同时口服抗凝剂和抗血小板治疗的患者 PCI 术后长期出血风险的新指标。有研究探讨了营养不良对接受 PCI 的冠心病患者预后的影响,该研究对 2000—2011 年接受首次 PCI 的 2853 例冠心病患者的营养状态进行了评估,探讨了 GNRI 与冠心病 PCI 术后全因死亡和心源性死亡的关系。该研究发现较低的 GNRI 水平与高龄、急性冠脉综合征和慢性肾脏病的患病率具有显著相关性,在 7.4 年的中位随访期内,无论年龄是否>65 岁,低 GNRI 值都与 PCI 术后高死亡风险有关,因此作者提出营养状况与冠心病患者 PCI 术后的长期临床结果相关,GNRI 对评估 PCI 术后长期临床事件具有重要意义。并且,Kunimura 等[10]探讨了稳定型冠状动脉疾病患者营养不良与心血管预后之间的关系,该研究纳入了 802 例择期 PCI 稳定型冠心病患者,结果发现 GNRI<92 和 92≤GNRI≤98 两组患者的心源性死亡或非致命性心肌梗死的发生率分别是 GNRI>98 组的 6.76 倍和 3.03 倍,因此该作者进一步提出 GNRI 与稳定型冠心病择期 PCI 术后心血管事件的发生显著相关。Huang

等[11]同样提出 GNRI 与冠心病长期死亡风险密切相关,该研究纳入就诊于华西医院的 1772 例冠状动脉造影确诊的年龄>65 岁的冠心病患者,研究表明营养不良与冠心病长期全因死亡风险密切相关。Zhao 等[12]研究了营养状况差是否预示接受 PCI 的非 ST 段抬高急性冠脉综合征(NSTE-ACS)患者的不良结局,该研究纳入接受 PCI 的 2299 例 NSTE-ACS 患者,使用 GNRI 评估营养状况,该研究提示较低的 GNRI 是 NSTE-ACS 患者 PCI 术后不良预后的重要预测因素。

二、预后营养指数

(一)预后营养指数的定义

预后营养指数(PNI)是评估手术患者营养状况、预测手术风险及进行预后判断的指标。预后营养指数概念最早是由 Buzby 等[13]学者设计提出的,其设计预后营养指数是为了评估胃肠道手术患者的免疫调节能力及营养状况以估计患者的手术相关风险。但是最早的预后营养指数有着许多较为复杂的参数,且需要复杂运算得出。日本学者 Onodera 等在 1984 年发表的学术论文中提议将预后营养指数改为由血浆白蛋白水平及单位体积外周血中淋巴细胞总数计算。其计算公式为 PNI=淋巴细胞计数($\times 10^9$/L)$\times 5+$血清白蛋白水平(g/L)。

(二)预后营养指数的临床研究

随着对营养状况与疾病进展和预后研究不断深入,PNI 的应用范围也在不断扩大,不仅用于胃肠道肿瘤患者营养状态的评估,大量的研究开始关注 PNI 在胃肠道疾病以外患者的预后生存、术后生活质量及并发症等方面的评估意义。李建等[14]探讨 PNI 在预测高血压性脑出血术后 30 d 死亡率的价值,发现术前 PNI 对高血压性脑出血患者术后 30 d 死亡具有较高预测价值,并且术前 PNI 为影响高血压性脑出血患者术后 30 d 预后的独立危险因素。梁玉灵等[15]探讨 PNI 对急性肺栓塞患者预后的预测价值,发现 PNI 是急性肺栓塞预后的独立影响因素,对肺栓塞患者的预后有一定的预测价值,敏感度和特异度分别达到 87.34% 和 66.67%。杨洋等[16]研究术前 PNI 对贲门腺癌术后预后的评价价值,研究发现 PNI<45.5 是贲门腺癌患者术后

预后的独立危险因素,并提出术前 PNI 可用于贲门腺癌患者术后预后的判定,PNI≥45.5 的患者预后相对较好。

(三)预后营养指数在心血管病中的应用

近年来大量研究探讨了 PNI 在心血管病中的应用价值,指出预后指数与心血管病变程度、病情进展及预后有密切关系。饶利等[17]纳入 544 例 ST 段抬高心肌梗死(STsegment elevation myocardial infarction,STEMI)患者且行急诊 PCI 的患者,探讨了 PNI 和 STEMI 患者疾病严重程度的相关性,该研究将患者分为 PNI≥45 组和 PNI<45 组。该研究发现 PNI<45 组 Gensini 评分和 GRACE 评分均显著高于 PNI≥45 组,并且多因素回归分析结果表明 PNI 是 Gensini 评分和 GRACE 评分的独立影响因素。因此提示 PNI 与 STEMI 患者疾病严重程度密切相关。Cheng 等[18]评估 PNI 所代表的营养状况与急性心力衰竭住院患者的生存率之间的关系,该研究共纳入 1673 例急性心力衰竭患者,表明在平均 31.5 个月的随访期间,低 PNI 三分位数与急性心力衰竭患者的全因死亡风险、心源性死亡风险增加有关,并且指出 PNI 是左室射血分数降低或不变的心力衰竭住院患者的远期生存率的独立影响因素。Wada 等[19]评估了 PNI 与稳定型冠心病患者心血管结局之间的关系,该研究共纳入 1988 例接受择期 PCI 的稳定型冠心病患者,根据 PNI 将患者分为 3 组,主要终点事件包括主要不良心脏事件(MACE)的发生率、全因死亡和非致命性心肌梗死。该研究提示 PNI 与稳定型冠心病患者的长期心血管结局显著相关。屈会娟[20]探讨了 PNI 与急性 STEMI 患者急诊 PCI 术后全因死亡率的关系,共计 309 例急性 STEMI 患者被纳入该研究,结果发现 PNI 1 分组的患者相对于 PNI 0 分组的患者具有较高的住院和随访死亡及较低的累积生存率。Chen 等[21]研究 PNI 在预测急性 STEMI 患者接受直接经皮冠状动脉介入治疗(PPCI)后死亡风险评估中的作用。该研究纳入 309 例 STEMI 患者,结果显示与 PNI 值为 0 分的患者比较,PNI 值为 1 的住院患者死亡率和长期随访死亡率均显著增加,提示 PNI 对 STEMI 患者行 PPCI 的风险分层具有重要意义。Keskin 等[22]纳入 1823 例接受 PPCI 的 STEMI 住院患者,并对其进行了为期 3 年的随访,评估了 PNI 对 STEMI 患者的预后价值。结果显示,较低 PNI 水平的住院死亡率是较高 PNI 水平的 7.9 倍。低 PNI 水平的长期死亡率也是高 PNI 水平的 6.4 倍,因此该作者提出根据血清白蛋白水平和淋巴细胞计数计算的 PNI 是 STEMI 患者死亡的独立预后因素。

三、营养控制状态评分

(一)营养控制状态评分的定义

随着大量的研究关注营养不良与心血管病预后的关系,更加简便、全面的营养指数评分受到越来越多的关注。营养控制状态(CONUT)评分作为一个评估营养状态的简便而全面的指数,最初是由 Ignacio 等[23]于 2005 年提出并适用于患者营养评估与预后的预测,被近年多项研究证实其在疾病预后预测方面具有重要意义。CONUT 评分主要由血清白蛋白、血清总胆固醇及外周血总淋巴细胞计数 3 个参数计算所得(表 10-1)。其中血清白蛋白作为机体蛋白质储存和利用的指标、总胆固醇作为体内血脂水平的指标及淋巴细胞计数作为机体免疫防御受损的指标,全面评估机体营养状况。评分总分共计 12 分,分为 4 组:0 ~ 1 分为正常营养,2 ~ 4 分为轻度营养不良,5 ~ 8 分为中度营养不良,9 ~ 12 分为重度营养不良,评分越高,营养状态越差。

表 10-1 CONUT 评分标准

营养状态	血清白蛋白		血清总胆固醇		淋巴细胞计数	
	水平/ (g/dL)	CONUT 评分/分	水平/ (mg/dL)	CONUT 评分/分	总值/ (个/mL)	CONUT 评分/分
正常营养	3.5 ~ 4.5	0	>180	0	>1600	0
轻度营养不良	3.0 ~ 3.5	2	140 ~ 180	1	1200 ~ 1599	1
中度营养不良	2.5 ~ 2.9	4	100 ~ 139	2	800 ~ 1199	2
重度营养不良	<2.5	6	<100	3	<800	3

(二)营养控制状态评分的临床研究

近年来,CONUT 评分在疾病预后的预测作用受到越来越多的关注。李海英等[24]利用 CONUT 评分评价住院老年慢性心功能不全患者营养状态对短期不良预后的预测价值,CONUT 评分预测 6 个月不良预后的最佳临界值值为 5.43,灵敏度为 82.8%,特异度为 77.9%,提示 CONUT 评分是老年慢性心功能不全患者 6 个月出现不良预后的独立危险因素。杨珍珍等[25]应用 CONUT 评分评估急性心肌梗死患者入院时的营养状态,分析营养状态与死亡事件的相关性。该研究纳入 838 例急性心肌梗死行 PCI 的患者,研究结果提示轻度、中度、重度营养不良组患者死亡率均高于正常组。Basta 等[26]对采用 CONUT 评分和营养预后指数量表(PNI)对 945 例急性 STEMI 患者行经皮腔内冠状动脉成形术(PTCA)后的预后进行分析,结果发现 CONUT 评分与 PNI 评分增高均与死亡风险相关,而 CONUT 评分与死亡率的相关性优于 PNI 评分。Chen 等[27]探讨了急性心肌梗死患者 CONUT 评分与中性粒细胞/淋巴细胞比率(NLR)之间的关系,并且评估该评分对急性心肌梗死预后的预测意义。该研究使用 CONUT 评分和 NLR 来评估患者营养状态和炎症状态,结果显示主要不良心血管事件(MACE)阳性患者的 NLR 和 CONUT 评分显著高于 MACE 阴性患者,并且 NLR 和 CONUT 评分的受试者操作特征(ROC)曲线下面积(AUC)分别为 0.71 和 0.77,该研究者指出 CONUT 评分是急性心肌梗死患者临床预后的重要预测因素。Deng 等[28]同样评估了 CONUT 评分在预测 STEMI 患者预后的作用,结果提示 CONUT 评分预测 MACE 的 C 值为 0.692。Chen 等[29]纳入了 3118 例接受 PCI 的冠心病患者,采用 CONUT 评分评估患者营养状况,得分越高反映营养状况越差,结果提示高 CONUT 评分与急性心肌梗死、心源性死亡、充血性心力衰竭、MACE 和总心血管事件等预后密切相关;并且指出,与传统危险因素比较,CONUT 评分提高了冠心病患者 PCI 术后不良事件的风险预测。Wada 等[30]同时在接受择期 PCI 的 1987 例稳定型 CAD 患者入院时,评估 CONUT 评分对患者预后的预测意义,相比于低 CONUT 评分患者,高 CONUT 评分患者 MACE 的发生率显著增加。

四、TCBI 营养指数

(一)TCBI 的定义

尽管近年来诸多研究者证实了新的应用指数(如 GNRI、CONUT 评分等)对 PCI 术后患者临床预后的预测作用,但是由于计算过程复杂,在临床应用中受到较大限制。近年来,有学者提出了一种新的简单的营养指标,即

TCBI,计算公式为 TCBI = 甘油三酯(mg/dL)×总胆固醇(mg/dL)×体重(kg)/1000。

(二)TCBI 的临床研究

TCBI 于 2018 年由 Doi 等提出以后,诸多研究对该营养指数在疾病评估和预后的作用进行深入探讨。Doi 等[31]纳入 3567 例首次进行 PCI 的冠心病患者,结果显示 TCBI 与最常用的传统营养指标 GNRI 之间呈中度相关,并且相比于高 TCBI 患者,低 TCBI 患者的全因死亡率、心血管死亡率和癌症死亡率较高。因此该研究提出 TCBI 是一种新的、易于计算的营养指标,是预测冠心病患者预后的有效指标。另有研究探讨了 TCBI 对接受放疗的中老年胸段食管鳞状细胞癌患者的预后价值,该研究显示 TCBI 与患者的 GNRI 存在相关关系,TCBI<749 是影响中老年胸段食管鳞状细胞癌患者生存预后的独立危险因素,AUC 为 0.619,敏感度为 0.742,特异度为 0.496。Ishiwata 等[32]探讨了 TCBI 与急性失代偿性心力衰竭患者长期死亡率的关系,该研究纳入 417 例急性失代偿性心力衰竭患者,根据 TCBI 的中位数将患者分为两组,结果提示在全因死亡、心血管和癌症相关死亡率方面,低 TCBI 患者的累积存活率比高 TCBI 患者低,因此该研究指出 TCBI 作为一种新的、计算简单的营养指标,可用于对长期总死亡率较低的急性失代偿性心力衰竭患者进行分层。Maruyama 等[33]纳入了 1501 例连续接受择期或急诊 PCI 的患者,根据 TCBI 四分位数将患者分为 4 组,探讨 TCBI 与 PCI 术后 5 年内主要不良心脑血管事件(MACCE)的关系,结果显示在 TCBI 最低四分位数组中,61 例(40.9%)患者出现了 MACCE,提示低 TCBI 可显著预测 MACCE 的发生。Minami-Takano 等[34]探讨了 TCBI 在重症监护室经皮植入机械辅助循环装置的血流动力学不稳定患者预后预测中的作用,纳入 439 例接受机械辅助循环装置(包括主动脉内球囊反搏加或不加静脉-动脉体外膜氧合)的患者,结果显示高 TCBI 与降低全因死亡率和心血管死亡率密切相关。

参考文献

[1]侯煜,杨艳,郑婷婷,等.老年营养风险指数用于消化内科住院老年患者营养评估[J].实用老年医学,2014,28(1):29-32.

[2]BOUILLANNE O,MORINEAU G,DUPONT C,et al. Geriatric Nutritional

Risk Index:a new index for evaluating at-risk elderly medical patients[J].
Am J Clin Nutr,2005,82(4):777-783.

[3] MINAMI-TAKANO, IWATA H, MIYOSAWA K, et al. A novel nutritional
index serves as a useful prognostic indicator in cardiac critical patients requi-
ring mechanical circulatory support[J]. Nutrients,2019,11(6):1420.

[4] 舒显竹,马晓洁. 老年食管癌患者预后营养指数与老年营养风险指数的
相关分析[J]. 现代肿瘤医学,2019,27(5):783-786.

[5] 王静,王晓慧,彭清平,等. 老年营养风险指数在慢性肾脏病 3-4 期病人
中的应用[J]. 肠外与肠内营养,2019,26(6):356-361.

[6] 潘汉超,马梦青,张思越,等. 老年营养风险指数与老年 2 型糖尿病患者
造影剂相关急性肾损伤发生的关系[J]. 中华老年心脑血管病杂志,
2020,22(3):232-235.

[7] 林红,孙国珍,马潇然,等. 客观营养指数在慢性心力衰竭患者营养评价
中的应用价值[J]. 南京医科大学学报(自然科学版),2015,35(7):
1037-1040.

[8] KUMADA Y,ISHII H,OSHIMA S,et al. Association of protein-energy wast-
ing and inflammation status with mortality after coronary revascularisation in
patients on haemodialysis[J]. Open Heart,2020,7(2):e001276.

[9] YOSHIDA R, ISHII H, MORISHIMA I, et al. Impact of nutritional and in-
flammation status on long-term bleeding in patients undergoing percutane-
ous coronary intervention with an oral anticoagulant [J]. J Atheroscler
Thromb,2019,26(8):728-737.

[10] KUNIMURA A, ISHII H, UETANI T, et al. Impact of geriatric nutritional
risk index on cardiovascular outcomes in patients with stable coronary artery
disease[J]. J Cardiol,2017,69(1):383-388.

[11] HUANG B T, PENG Y, LIU W, et al. Nutritional state predicts all-cause
death independent of comorbidities in geriatric patients with coronary artery
disease[J]. J Nutr Health Aging,2016,20(2):199-204.

[12] ZHAO Q, ZHANG T Y, CHENG Y J, et al. Impacts of geriatric nutritional
index on prognosis of patients with non-ST-segment elevation acute coronary
syndrome:results from an observational cohort study in China[J]. Nutr Metab
Cardiovasc Dis,2020,30(10):1685-1696.

[13] BUZBY G P,MULLEN J L,MATTHEWS D C,et al. Prognostic nutritional index in gastrointestinal surgery[J]. Am J Surg,1980,139(1):160-167.

[14] 李建,张旭东. 预后营养指数及淋巴细胞与单核细胞比值预测高血压性脑出血术后的价值[J]. 国际医药卫生导报,2020,26(16):2411-2415.

[15] 梁玉灵,王文军,姚宇. 预后营养指数对急性肺栓塞患者预后的预测价值[J]. 中国现代医学杂志,2011,32(5):20-25.

[16] 杨洋,靳艳,毛伟敏,等. 术前预后营养指数对贲门腺癌患者术后预后评价的价值[J]. 郑州大学学报(医学版),2019,54(2):168-171.

[17] 饶利,吴海燕,王红,等. 预后营养指数对 ST 段抬高型心肌梗死患者疾病严重程度的早期评估价值的初步研究[J]. 四川大学学报(医学版),2019,50(1):102-105.

[18] CHENG Y L,SUNG S H,CHENG H M,et al. Prognostic Nutritional Index and the Risk of Mortality in Patients With Acute Heart Failure[J]. J Am Heart Assoc,2017,6(6):e004876.

[19] WADA H,DOHI T,MIYAUCHI K,et al. Relationship between the prognostic nutritional index and long-term clinical outcomes in patients with stable coronary artery disease[J]. J Cardiol,2018,72(2):155-161.

[20] 屈会娟. 营养预后评分对急性 ST 段抬高型心肌梗死患者急诊冠状动脉支架植入术后临床结果的预测价值[D]. 乌鲁木齐:新疆医科大学,2016.

[21] CHEN Q J,QU H J,LI D Z,et al. Prognostic nutritional index predicts clinical outcome in patients with acute ST-segment elevation myocardial infarction undergoing primary percutaneous coronary intervention[J]. Sci Rep,2017,7(1):3285.

[22] KESKIN M,HAYROGLU M I,KESKIN T,et al. A novel and useful predictive indicator of prognosis in ST-segment elevation myocardial infarction,the prognostic nutritional index[J]. Nutr Metab Cardiovasc Dis,2017,27(5):438-446.

[23] IGNACIO DE ULÍBARRI J,GONZÁLEZ-MADROÕA A,DE VILLAR N G P,et al. CONUT:a tool for controlling nutritional status. First validation in a hospital population[J]. Nutr Hosp,2005,20(1):38-45.

[24]李海英,王艳艳,李雅丹,等.住院老年慢性心功能不全患者营养状态对于短期不良预后的预测价值[J].浙江医学,2019,41(24):2627-2630.

[25]杨珍珍,赵晶,彭瑜,等.CONUT 评分与急性心肌梗死患者死亡的相关性研究[J].中国循环杂志,2018,33(10):978-983.

[26]BASTA G,CHATZIANAGNOSTOU K,PARADOSSI U,et al. The prognostic impact of objective nutritional indices in elderly patients with ST-elevation myocardial infarction undergoing primary coronary intervention[J]. Int J Cardiol,2016,221:987-992.

[27]CHEN B,YUAN L,CHEN X,et al. Correlations and prognostic roles of the nutritional status and neutrophil-to-lymphocyte ratio in elderly patients with acute myocardial infarction undergoing primary coronary intervention[J]. Int Heart J,2020,61(6):1114-1120.

[28]DENG X,ZHANG S,SHEN S,et al. Association of Controlling Nutritional Status Score With 2-Year Clinical Outcomes in Patients With ST Elevation Myocardial Infarction Undergoing Primary Percutaneous Coronary Intervention[J]. Heart Lung Circ,2020,29(12):1758-1765.

[29]CHEN S C,YANG Y L,WU C H,et al. Association between preoperative nutritional status and clinical outcomes of patients with coronary artery disease undergoing percutaneous coronary intervention[J]. Nutrients,2020,12(5):1295.

[30]WADA H,DOHI T,MIYAUCHI K,et al. Prognostic impact of nutritional status assessed by the Controlling Nutritional Status score in patients with stable coronary artery disease undergoing percutaneous coronary intervention[J]. Clin Res Cardiol,2017,106(11):875-883.

[31]DOI S,IWATA H,WADA H,et al. A novel and simply calculated nutritional index serves as a useful prognostic indicator in patients with coronary artery disease[J]. Int J Cardiol,2018,262:92-98.

[32]ISHIWATA S,YATSU S,KASAI T,et al. Prognostic effect of a novel simply calculated nutritional index in acute decompensated heart failure[J]. Nutrients,2020,12(11):3311.

[33]MARUYAMA S,EBISAWA S,MIURA T,et al. Impact of nutritional index on long-term outcomes of elderly patients with coronary artery disease:sub-

analysis of the SHINANO 5year registry[J]. Heart Vessels,2021,36(1):7-13.

[34] MINAMI-TAKANO A,IWATA H,MIYOSAWA K,et al. A novel nutritional index serves as a useful prognostic indicator in cardiac critical patients requiring mechanical circulatory support[J]. Nutrients,2019,11(6):1420.

附:营养指数与心力衰竭的关系

近年来我国心血管病的患病率和病死率持续走高,而心力衰竭是心血管病的终末期表现和最主要的死因,大量研究表明,营养不良是心力衰竭预后不良的独立预测因素,客观营养指数可以预测心血管病的临床结局及其预后。在临床上除了提高对心力衰竭的诊疗技术外,许多专家表示对早期心力衰竭患者及早地进行营养评估及合理的临床干预,或将是改善心力衰竭患者临床结局的一个重要研究方向[1]。

研究发现营养不良会增加心力衰竭患者的死亡风险,而心力衰竭患者一旦进入恶病质阶段,其疾病进程不能逆转,并且临床干预的效果比较差,因此研究心力衰竭患者营养水平对于其预后的预测有很大的价值。Yoshihisa 等[2]对这些客观营养指数预测心力衰竭患者预后的能力作了相应的研究,他们选取了 1307 例心力衰竭患者,对比研究了其预后营养指数(PNI)、老年营养风险指数(GNRI)和营养控制状态(CONUT)评分,在Kaplan-Meier 分析(随访 1146 d)中,发现全因死亡率从正常上升变为受到轻度、中度及严重干扰(log-rank,$P<0.01$);在 Cox 比例危险分析中,每个指标都是心力衰竭患者全因死亡率的独立预测因子(P 均<0.001),由 PNI、GNRI 和 CONUT 评分确定(这 3 种评分可以预测客观营养指数心力衰竭患者营养不良发生率,PNI 为 21.1%,GNRI 为 26.8%,CONUT 评分为20.1%),其中低 PNI 和 GNRI、高 CONUT 评分表明营养紊乱。此外,PNI 和GNRI 的 ROC 曲线下面积(AUC)>CONUT 评分($P<0.05$)。此研究第一次在同一队列中比较 PIN、GNRI 和 CONUT 评分,并强调了 PNI 和 GNRI 在预测心力衰竭患者死亡率方面优于 CONUT 评分。为了评价客观营养指数在心力衰竭患者营养评价中的应用价值,林红等[3]也就不同客观营养指数对心力衰竭患者预后预测效果进行了研究,他们收集了 100 例年龄≥18 岁[平均年龄为(61.8±15.0)岁]的慢性心力衰竭住院患者,以微型营养评价为金标

准,评价 CONUT 评分、PNI、GNRI 的特异度、敏感度及其对相关预后的预测价值。该研究详细阐述了上述 3 个客观营养指数对心力衰竭患者预后的评价效果,发现 3 个客观营养指数在心力衰竭营养评价中均有较好的应用价值,3 个指数评价心力衰竭患者营养不良的发生率分别为 30%、31%、49%,其中 GNRI 约登指数高达 0.738,特异度、敏感度分别为 0.922、0.816,而 PNI、CONUT 评分特异度相对较低,阴性预测值高,容易出现假阳性结果,结果说明 GNRI 在心力衰竭营养评价中更为可靠、有效[4]。

几乎所有的心血管病最终都会导致心力衰竭的发生,心肌梗死、心肌病、血流动力学负荷过重、炎症等原因引起的心肌损伤,均可造成心肌结构和功能的变化,最后导致心室泵血和(或)充盈功能低下。根据射血分数将心力衰竭分为射血分数保留性心力衰竭(HFpEF,LVEF≥50%)和射血分数降低性心力衰竭(HFrEF,LVEF≤40%)。近年来越来越多的研究表明,心力衰竭的发病率在老年人中日益上升,并且老年人中营养不良较为多见,GNRI 是一个对于老年心力衰竭患者来说简单而有效的营养筛查工具。Nishi 等[5]研究了 GNRI 预测 HFpEF 的预后,从 Ibaraki 心血管评估研究中选取了 110 例 HFpEF 老年患者(≥65 岁),将低 GNRI(<92)、中度或重度营养风险组与高 GNRI(≥92)、无营养风险组进行全因死亡率比较。Bouillanne 等[6]的研究中也采用了 GNRI 截止值,定义了 4 个营养相关风险等级:主要风险(GNRI<82)、中度风险(82≤GNRI<92)、低风险(92≤GNRI<98)和无风险(GNRI≥98)。此研究中,我们将 GNRI 截止值定义为 92。比较低 GNRI 的临床特点和死亡率,低 GNRI(<92)具有中度或重度营养风险,高 GNRI(≥92)具有低或无营养风险,结果表明中度或主要营养相关风险的 HFpEF 患者全因死亡率高于低或无营养风险的患者,使用 GNRI 筛选营养状况进一步完善了 HFpEF 住院患者的风险评估[7]。

研究表明,近年来 HFpEF 的患病率在逐渐增加,流行病学调查显示心力衰竭患者中有高达 50% 为 HFpEF。在观察性研究中,HFpEF 患者的住院率和死亡率与 HFrEF 患者是相近的,但在临床研究中,HFpEF 患者的临床结局较 HFrEF 患者要好,HFpEF 患者更容易发生非心源性死亡,因此 HFpEF 患者的临床预后受到越来越多的研究人员的重视。对于营养不良是心力衰竭患者预后不良的一个重要危险因素这一事实,大家已经达成共识,但是就 GNRI 对 HFpEF 患者临床结局预后的预测效果这一问题,我们进行了很多研究。近年来我们在治疗心力衰竭方面取得了一些进展,但心力衰竭仍然是增加住院率和死亡风险率的主要原因之一,HFpEF 在老年心力衰竭患者中普遍存在,这仍然是一个需要关注的问题[8-10]。Hirose 等[11]对 451 例(HFrEF,201 例;HFpEF,250 例)于 2007—2011 年收治的急性失代偿性心力衰竭患者进行了调查,探讨了 GNRI 对于 HFrEF 和 HFpEF 住院死亡率和住院时间的预测价值。结果显示,在 HFrEF 患者中,GNRI<92 和 GNRI≥92 在预测住院死亡率和住院时间方面无显著差异[中位数(四分位数间距)分别为 24.0(23.8)d 和 20.0(15.0)d,$P=0.32$];但 GNRI<92 的患者住院时间明显长于 GNRI≥92 的患者[中位数(四分位数间距)分别为 20.0(22.3)d 和 17.0(16.0)d,$P=0.04$]。结果表明,在急性失代偿性心力衰竭患者中,GNRI 对于评估 HFpEF 患者住院时间的高危患者分层较为有用,而在 HFrEF 中则不是。

近年来许多研究发现心力衰竭患者反复发生心血管事件的风险很高,包括死亡、心肌梗死、脑卒中和恶化住院的心力衰竭。Minamisawa 等[12]回顾性地调查了 1823 例有心力衰竭(A/B 期)风险的患者,对其进行了 4.7 年(中位数)的随访,以探讨 GNRI 对心血管事件发生率的预测。Kaplan-Meier 分析结果显示,低 GNRI(<107.1)患者($n=904$)的预后好于高 GNRI(≥107.1)患者($n=919$)(20.2% vs. 12.4%;$P<0.001$);多变量 Cox 比例危险分析结果显示,低 GNRI 与心血管事件的发生率显著相关[$HR=1.48,95\%\ CI(1.02,2.14),P=0.040$]。结果表明,与高 GNRI 心力衰竭患者比较,低 GNRI 心力衰竭患者心血管事件的发生率较高,而且 GNRI 越高,心力衰竭患者的预后越好。

参考文献

[1]张兰.老年心力衰竭患者营养风险筛查及营养支持治疗应用分析[J].中国药物与临床,2018,18(7):1112-1113.

[2]YOSHIHISA A,KANNO Y,WATANABE S,et al. Impact of nutritional indices on mortality in patients with heart failure[J]. Open Heart,2018,5(1):e000730.

[3]林红,孙国珍,马潇然,等.客观营养指数在慢性心力衰竭患者营养评价中的应用价值[J].南京医科大学学报(自然科学版),2015,35(7):1037-1040.

[4]VON HAEHLING S,DOEHNER W,ANKER S D. Nutrition,metabolism,and the complex pathophysiology of cachexia in chronic heart failure[J]. Cardio-vasc Res,2007,73(2):298-309.

[5]NISHI I,SEO Y,HAMADA-HARIMURA Y,et al. Ibaraki cardiovascular as-sessment study-heart failure investigators. Geriatric nutritional risk index pre-dicts all-cause deaths in heart failure with preserved ejection fraction[J]. ESC Heart Fail,2019,6(2):396-405.

[6]BOUILLANNE O,MORINEAU G,DUPONT C,et al. Geriatric nutritional risk index:a new index for evaluating at-risk elderly medical patients[J]. Am J Clin Nutr,2005,82(4):777-783.

[7]KANEKO H,SUZUKI S,GOTO M,et al. Geriatric nutritional risk index in hospitalized heart failure patients[J]. Int J Cardiol,2015,181:213-215.

[8]KINUGASA Y,KATO M,SUGIHARA S,et al. Geriatric nutritional risk index predicts functional dependency and mortality in patients with heart failure with preserved ejection fraction[J]. Circ J,2013,77(3):705-711.

[9]HONDA Y,NAGAI T,IWAKAMI N,et al. Usefulness of geriatric nutritional risk index for assessing nutritional status and its prognostic impact in patients aged ≥65 years with acute heart failure[J]. Am J Cardiol,2016,118(4): 550-555.

[10]HUNT S A,ABRAHAM W T,CHIN M H,et al. 2009 focused update incor-porated into the ACC/AHA 2005 guidelines for the diagnosis and manage-ment of heart failure in adults:a report of the American College of Cardiolo-gy Foundation/American Heart Association Task Force on practice guide-lines:developed in collaboration with the International Society for Heart and Lung Transplantation[J]. Circulation,2009,119(14):e391-e479.

[11]HIROSE H,NOGUCHI C,INABA H,et al. The role of EuroSCORE in pa-tients undergoing off-pump coronary artery bypass[J]. Interact Cardiovasc Thorac Surg,2010,10(5):771-776.

[12]MINAMISAWA M,MIURA T,MOYOKI H,et al. Geriatric nutritional risk index predicts cardiovascular events in patients at risk for heart failure[J]. Circ J,2018,82(6):1614-1622.

第十一章

TyG 指数介绍及临床应用

甘油三酯葡萄糖乘积(TyG)指数结合了甘油三酯水平和空腹血糖,近年来研究表明,其与胰岛素抵抗显著相关,是胰岛素抵抗的可靠替代标记物[1-3]。TyG 指数=ln[TG(mg/dL)×空腹血糖(mg/dL)/2]。

一、TyG 指数与胰岛素抵抗

胰岛素抵抗被认为是糖尿病和心血管病等多种疾病发生发展的重要生理病理学基础。胰岛素抵抗是指胰岛素在葡萄糖代谢中的胰岛素作用的主要靶组织(如骨骼肌、脂肪组织和肝等)中不能发挥其正常作用。目前评价胰岛素抵抗的"金标准"为高胰岛素正葡萄糖钳夹试验[4],但此法操作复杂,价格昂贵,未能在临床中得到广泛使用。TyG 指数不仅是一种简单可靠的评价胰岛素抵抗的替代标志物,而且与代谢异常有关。Simental-Mendía等[5]通过对 748 例受试者采取随机抽样的办法,研究发现健康受试者的 TyG 指数与胰岛素抵抗指数(HOMA-IR)评估的胰岛素抵抗呈正相关。

有项研究对印度南部 105 例正常血糖男性[平均体重指数(BMI)为 $(19.2\pm2.6)\,kg/m^2$]进行研究。计算胰岛素抵抗的替代指标 TyG 指数、甘油三酯-葡萄糖指数、McAuley's 指数、HOMA-IR、QUICKI、空腹血糖-胰岛素比(FG-IR)、空腹 C 肽指数,并与 M 值进行相关性分析,发现 TyG 指数可以作为一个可靠的替代指标来筛选来自印度南部的正常体重、正常血糖的男性胰岛素抵抗风险[4]。

二、TyG 指数与 2 型糖尿病

胰岛素抵抗是 2 型糖尿病发生的重要原因。1990—2010 年，全球糖尿病死亡人数几乎翻了一番。2015 年，国际糖尿病联合会估计，75% 的糖尿病患者生活在中低收入国家，特别是世界上糖尿病患者人数最多的中国（1.096 亿人）。Zhang 等[6]纳入了 5706 名中国农村人群的数据，BMI 正常（$18.5 \sim 23.9 \text{ kg/m}^2$），没有 2 型糖尿病。采用 Cox 比例风险模型，通过 TyG 指数的四分位数及随访与基线 TyG 指数之间的差异（TyG-d）来评估 2 型糖尿病事件的风险，估计 HR 和 95% CI。结果显示，2 型糖尿病发病风险在 TyG 指数（调整后的 HR）的四分位数为 2、3、4 时高于四分位数为 1 时 [$HR=$ 2.48，95% CI（1.20，5.11）；$HR=3.77$，95% CI（1.83，7.79）；$HR=5.30$，95% CI（2.21，12.71）；$P<0.001$]。2 型糖尿病发病风险在四分位数 4 组和四分位数 1 组中均增加（估计 $HR=3.91$，95% CI（2.22，6.87）]。结果是当分析限于没有基线代谢综合征和空腹血糖受损的参与者时，结果是一致的。广义加性图显示，随着 TyG 指数的增加，2 型糖尿病的累积发病风险增加。中国农村人群 2 型糖尿病发病风险随着 TyG 指数的升高而升高，TyG 指数可能成为判断 2 型糖尿病高危人群的重要指标[7]。

Chamroonkiadtikun 等[8]对 617 名无糖尿病的受试者进行了检查和平均 9.2 年的随访。采用多元 Cox 回归分析来评估 TyG 指数的四分位数，以 ln [甘油三酯（mg/dL）×FPG（mg/dL）/2] 计算糖尿病的发生风险，绘制受试者操作特征（ROC）曲线来评估 TyG、FPG 和 TG 之间的区别。结果：在 4 871.56 人年的随访中，共发生糖尿病 163 例。TyG 最高四分位数组的患者比最低四分位数组患糖尿病的风险更高 [校正 $HR=3.38$，95% CI（2.38，4.8），$P<0.001$]。AUC：FPG 为 0.79 [95% CI（0.74，0.83）]，TyG 指数为 0.64 [95% CI（0.60，0.69）]，TG 为 0.59 [95% CI（0.54，0.64）]。TyG 指数与糖尿病发病风险显著相关，可能是糖尿病发生的一个有价值的生物标志物。

Wen 等[9]对 4543 例没有糖尿病前期或糖尿病的患者进行了 3.25 年的随访。采用多变量 Logistic 回归模型，分析基线肥胖指数、脂质谱等非胰岛素性胰岛素抵抗指数与糖尿病前期发病率之间的关系。为评价哪一种指标能较好地预测糖尿病前期的发生，采用 AUC 对不同指标的预测价值进行评价和比较。结果:在这 3.25 年的时间里,4543 例参与者中有 1071 例出现了糖尿病前期。通过对一些潜在混杂因素进行调整的 Logistic 回归分析,发现 TyG 指数每增加 1 个标准差,糖尿病前期发病风险增加 1.38(1.28,1.48)倍。通过 ROC AUC 评估,TyG 指数对糖尿病前期的预测能力为 0.60(0.58,0.62),优于肥胖指数、脂质谱等非胰岛素性胰岛素抵抗指数。虽然 TyG 指数的预测能力总体上与空腹血糖(FPG)相似($P = 0.4340$),但在女性 [0.62(0.59,0.64) vs. 0.59(0.57,0.61),$P = 0.0872$] 和肥胖者 [0.59(0.57,0.62) vs. 0.57(0.54,0.59),$P = 0.1313$)] 中,TyG 指数有高于 FPG 的趋势。TyG 指数对单纯糖耐量受损糖尿病前期表型的预测能力优于 FPG($P < 0.05$)。TyG 指数对预测糖尿病前期的 C 值 [0.62(0.60,0.64)]、综合判别改善 [1.89%(1.44%,2.33%)]、净重分指数 [28.76%(21.84%,35.67%)] 较其他指标有显著提高,TyG 可能是识别糖尿病前期高危个体的一个潜在预测因子。

Park 等[10]对体型正常的人进行了 12 年的纵向研究,发现未确诊的 2 型糖尿病的发病率在体型较瘦的韩国人中趋于增加,且提议将 TyG 指数作为外周胰岛素抵抗的替代指标。该研究调查了表面健康的韩国成人中 TyG 指数与 2 型糖尿病之间的纵向关系,从韩国基因组和流行病学研究中评估了 4285 名 40~69 岁无糖尿病的体型瘦的成人,根据 TyG 指数的四分位数将参与者分为 4 组,TyG 指数 = ln[空腹甘油三酯(mg/dL)×空腹血糖(mg/dL)/2]。他们在基线调查后的 12 年内,基于美国糖尿病协会标准,使用多变量 Cox 比例风险回归模型,以 95% CI 对偶发 2 型糖尿病的 HR 进行前瞻性评估。在随访期间,631 名(14.7%)参与者中有新发的 2 型糖尿病。在调整年龄、性别、体重指数、腰围、吸烟状况、酒精摄入量和体力活动后,每个 TyG 指数四分位数组中发生的 2 型糖尿病的小时数分别为 1.00、1.63[95% CI(1.18,2.24)]、2.30[95% CI(1.68,3.14)] 和 3.67[95% CI(2.71,4.98)]。在社区居住的中老年人中,较高的 TyG 指数能显著预测 2 型糖尿病。

Su 等[11]从 2009 年高雄医学大学研究数据库中选取 3524 例 2 型糖尿病患者进行纵向研究,并随访至 2015 年。TyG 指数 = ln[空腹甘油三酯(mg/dL)×空腹血糖(mg/dL)/2]。心血管事件包括心肌梗死、不稳定型心绞痛、脑卒中、因冠状动脉疾病和外周动脉病变住院、心血管相关死亡。变量和心血管事件之间的关联使用多变量逐步 Cox 比例风险分析进行评估。平均随访 5.93 年,有 215 例(6.1%)发生心血管事件。多变量逐步 Cox 比例风险分析显示,患者的空腹血糖($HR=1.007,P<0.001$)、TyG 指数($HR=1.521,P=0.004$)较高,糖化血红蛋白或甘油三酯与心血管事件发生率无关。在基础模型中加入空腹血糖和 TyG 指数提高了心血管事件的预测能力($P<0.001$和 $P=0.018$),高于糖化血红蛋白($P=0.084$)和甘油三酯($P=0.221$)的预测能力。与糖化血红蛋白和甘油三酯比较,空腹血糖和 TyG 指数是心血管事件的有用参数和更强的预测因素。

三、TyG 指数与肝病

Yu 等[12]对来自随机选择家庭的 5824 名城市(南京)和 20 269 名农村(合肥)的中国成人提供了临床病史、血糖、血脂、人体测量和血压测量。用丙氨酸氨基转移酶(ALT)评估肝功能。采用线性回归分析 TyG 指数与谷丙转氨酶的剂量-反应关系,Logistic 回归分析 TyG 指数与肝功能异常的关系。采用 3 次样条模型研究 TyG 指数与肝功能异常的剂量-反应关系,C 统计学方法比较甘油三酯、葡萄糖和 TyG 指数的判别能力。TyG 指数与 ALT 呈线性剂量-反应关系,TyG 指数每增加 1 个单位,ALT 增加 1.222 IU(城市人口增加 1.242 IU,农村人口增加 1.210 IU)。6.0% 的城市和 11.0% 的农村成人存在肝功能异常。TyG 指数单位升高(城镇 2.334,农村 1.990)与肝功能异常的线性相关性为 $OR=2.044[95\% \ CI(1.930,2.165)]$。与空腹血糖和甘油三酯比较,TyG 指数在中国城市和农村人群中均有较高的 C 值。研究提示,在中国城乡成人中,TyG 指数均与肝功能异常相关。TyG 指数是识别代谢紊乱高危个体的潜在指标,如中国人群,特别是中国城市人群肝功能受损。

四、TyG 指数与肾病

Okamura 等[13]对 11 712 名参与者(6026 名男性和 5686 名女性)的回顾性队列研究中,调查了 TyG 指数对 CKD 事件的影响。CKD 的定义为 GFR<60 mL/(min·1.73 m²)和(或)空腹晨尿测得蛋白尿。TyG 指数计算为 ln[空腹甘油三酯(mg/dL)×空腹血糖(mg/dL)/2]。采用 Cox 比例风险模型探讨 CKD 患者 TyG 指数的影响,调整了年龄、BMI、腰围、吸烟状态、运动、饮酒的度数、收缩压、血清白蛋白、糖化血红蛋白、血尿酸、低密度脂蛋白胆固

醇、高密度脂蛋白胆固醇、C 反应蛋白、肌酐等。结果：在男性平均 4.0 年随访期和女性平均 3.7 年随访期，有 261 名参与者(120 名男性和 141 名女性)发生 CKD。在 Cox 比例风险模型中，TyG 指数显示了男性和女性 CKD 事件的显著风险[男性 $HR=1.32,95\%$ $CI(1.02,1.70),P=0.036$；女性 $HR=1.50,95\%$ $CI(1.05,2.13),P=0.024$]。TyG 指数可作为 CKD 发病的预测因子。

五、TyG 指数与肌肉减少

Ahn 等[14]使用来自 2008—2011 年韩国国家健康和营养检查调查数据，研究了 15 741 名 19 岁以上的非糖尿病成人，这项研究中参与者根据 TyG 指数的变化被分为 3 组。低骨骼肌指数(LSMI)由美国国立卫生研究院骨骼肌减少症项目标准定义。采用加权多元 Logistic 回归模型分析 TyG 指数与 LSMI 之间的关系。结果显示校正混杂因素后，第 2、3 期 LSMI 患者的 OR 与第 1 期相比，分别为 1.463[95% $CI(1.131,1.892)$]和 1.816[95% $CI(1.394,2.366)$]。较高的 TyG 指数也与 65 岁以下没有定期锻炼，每天饮酒少于 30 g，目前不吸烟，每天蛋白质摄入量少于 1.5 g 的成人患 LSMI 的概率增加有关。认为 TyG 指数与韩国成人 LSMI 呈显著正相关。

六、TyG 指数与脑血管疾病

Zhang 等[15]回顾性研究纳入脑卒中患者，所有数据均取自 eICU 协作研究数据库。结果包括医院和重症监护室死亡。采用多变量 Logistic 回归分析独立危险因素，并对平滑曲线和森林图进行了说明。结果显示，共 4570 例符合条件的受试者入选。TyG 指数平均为(9.1±0.7)。医院和 ICU 死亡率分别为 10.3% 和 5.0%。在单变量分析[$OR=1.723,95\%$ $CI(1.524,1.948),P<0.001$]、调整模型 1[$OR=1.861,95\%$ $CI(1.637,2.116),P<0.001$]和调整模型 2[$OR=2.543,95\%$ $CI(1.588,4.073),P<0.001$]中，TyG 指数作为一个连续变量与医院死亡率相关。在单因素分析[$OR=2.146,95\%$ $CI(1.826,2.523),P<0.001$]、调整模型 1[$OR=2.183,95\%$ $CI(1.847,2.580),P<0.001$]和调整模型 2[$OR=2.672,95\%$ $CI(1.376,5.188),P<0.001$]中，TyG 指数也与 ICU 死亡率相关。平滑曲线观察到，在

调整所有的协变量后,TyG 指数与医院和 ICU 死亡率呈连续线性相关。亚组分析显示,TyG 指数与危重患者 IS 住院和 ICU 死亡风险增高有关($P<0.05$),与出血性脑卒中无关($P>0.05$)。认为 TyG 指数是危重症脑卒中患者,特别是 IS 患者医院和 ICU 病死率的潜在预测指标。

Du 等[16]利用两个中国普通人群调查——中国东北农村心血管健康研究(NCRCHS,$n = 11\ 097$)和国家脑卒中筛查和干预项目(NSSIPL,$n = 10\ 862$),评估了 TyG-BMI 和缺血性脑卒中的关系。采用无分类分析来确定 TyG-BMI 是否增强了对缺血性脑卒中的估计能力。结果:在 NSSIPL 和 NCRCHS 中,分别有 596 例和 347 例患者是缺血性脑卒中的幸存者。在 NSSIPL 中,TyG-BMI 与缺血性脑卒中呈线性关系,根据限制性 3 次样条结果,没有阈值或饱和效应。回归分析表明,多因素调整后,TyG-BMI 每增加 1 个标准差,发生缺血性脑卒中的风险增加 20% [$OR = 1.20, 95\%\ CI(1.10, 1.32)$]。与最低年龄组比较,中和高 TyG-BMI 组发生缺血性脑卒中的风险显著增高[$OR = 1.39, 95\%\ CI(1.10, 1.74)$;$OR = 1.72, 95\%\ CI(1.37, 2.17)$]。无分类分析显示,TyG-BMI 在估计流行缺血性脑卒中的能力上有显著提高[$NRI = 0.188, 95\%\ CI(0.105, 0.270)$]。上述关系在 NCRCHS 中得到了证实。认为 TyG-BMI 与缺血性脑卒中之间存在着很强的相关性。

Sánchez-Iñigo 等[17]根据血管-代谢队列 5171 名参与者的代谢健康和肥胖状况来评估缺血性脑卒中的发生率。在 9.1 年的随访中,根据 TyG 指数和成人治疗小组 III 标准,根据代谢健康和肥胖状态,进行 Cox 比例危险分析,估计脑卒中的 HR 及其 95% CI。结果:在 50 056.2 人年随访后,162 例患者发生缺血性脑卒中(发病率为 3.23/1000 人年)。新陈代谢健康的肥胖受试者并没有显示出更大的脑卒中风险,而新陈代谢不健康的受试者,肥胖和非肥胖,与健康的非肥胖受试者比较,脑卒中风险增加。多变量调整模型的 HR 值分别为 1.55[95% $CI(1.36, 1.77)$]和 1.86[95% $CI(1.57, 2.21)$]。认为代谢不健康的个体比代谢健康的肥胖个体表现出更大的缺血性脑卒中风险。

七、TyG 指数与心血管病

（一）高血压

Zheng 等[18]对 4686 例患者（男 3177 例，女 1509 例）进行随访 9 年。根据 TyG 指数将受试者分为 4 组。采用单因素 Cox 回归模型和多因素 Cox 回归模型分析高血压危险因素。结果显示，经过 9 年的随访，2047 例受试者出现高血压。总体 9 年累积高血压发病率为 43.7%，范围为 28.5%（1/4）至 36.9%（2/4）、49.2%（3/4）和 59.8%（趋势 $P<0.001$）。Cox 回归分析表明，较高的 TyG 指数与随后发生高血压的风险增加有关。TyG 指数可以预测中国人群高血压的发生。

（二）血管弹性

Li 等[19]纳入 4718 例成年高血压患者，通过测量臂踝脉搏波传导速度（baPWV）测定动脉弹性。结果显示总体平均 TyG 指数为 8.84。多元线性回归分析显示，TyG 指数与 baPWV 呈正相关。多重逻辑分析显示，TyG 指数升高 baPWV 的风险[$OR=2.12,95\%$ CI（1.80,2.50）]。限制 3 次样条的分析证实了 TyG 指数与 baPWV 和 baPWV 升高呈线性关系。亚组分析显示，男性 TyG 指数和 baPWV 之间存在较强的相关性（交互作用 $P<0.05$）。TyG 指数与高血压患者，尤其是男性患者的 baPWV 及 baPWV 升高呈独立正相关。提示在日常临床实践中，TyG 指数可作为一种简单而有效的动脉弹性风险评估工具。

Lee 等[20]研究共纳入 3587 名受试者。测量了人体测量指标和心血管危险因素。将 TyG 指数计算为 ln[空腹甘油三酯（mg/dL）×空腹葡萄糖（mg/dL）/2]，并估算稳态模型胰岛素抵抗指数（HOMA-IR）。通过测量 baPWV 测定动脉弹性。根据 TyG 指数将受试者分为 4 组。结果：各组间心血管参数存在显著差异；平均 baPWV 随 TyG 指数的增加而显著增加；韩国成人 TyG 指数比 HOMA-IR 能更好地提示动脉弹性变化。

Zhao 等[21]选取上海北部地区 2830 名老年人作为研究对象，测量并计算血管损伤的参数，包括颈动脉-股动脉脉搏波传导速度（cf-PWV）、臂踝脉搏波传导速度（ba-PWV）、踝-臂指数（ABI）、颈动脉内中膜厚度（CMT）、颈动脉斑块、估计肾小球滤过率（eGFR）和尿白蛋白-肌酐比值（UACR）。结果发现在单变量 Logistic 回归中，TyG 指数升高与 cf-PWV>10 m/s、ba-PWV>1800 cm/s、ABI<0.9、微量白蛋白尿（MAU）和慢性肾脏病（CKD）风险增高相关。在多变量 Logistic 回归中，cf-PWV>10 m/s 的风险显著增加 $[OR=1.86, 95\% \ CI(1.37, 2.53), P<0.001]$，ba-PWV>1800 cm/s $[OR=1.39, 95\% \ CI(1.05, 1.84), P=0.02]$，MAU $[OR=1.61, 95\% \ CI(1.22, 2.13), P<0.001]$，慢性肾脏病 $[OR=1.67, 95\% \ CI(1.10, 1.50), P=0.02]$。调整年龄、性别、BMI、腰围、吸烟习惯、高血压、过早心血管病家族史、糖尿病、高密度脂蛋白胆固醇、低密度脂蛋白、胰岛素治疗和他汀类药物治疗后，TyG 指数升高与动脉僵硬度和肾微血管损伤的高风险显著相关。

（三）血管钙化

Kim 等[22]对韩国 4319 名参与者在健康促进中心接受了心脏计算机断层扫描（CT）。测量人体测量剖面和多种心血管危险因素。将 TyG 指数计算为 $\ln[$空腹甘油三酯$(mg/dL) \times$空腹葡萄糖$(mg/dL)/2]$，并估算稳态模型胰岛素抵抗指数（HOMA-IR）。冠状动脉钙化使用多层 CT 进行测量，定量冠状动脉钙化评分（CACS）使用专用软件计算，为 Agatston 评分。结果：所有受试者根据他们的 TyG 指数分为 4 组。各组心血管参数存在显著差异，冠状动脉钙化的患病率随着 TyG 指数的增加而显著增加。在调整多个危险因素后的逻辑回归分析中，当比较 TyG 指数的最高和最低四分位数时，冠状动脉钙化患病率的 OR 值为 $1.95[95\% \ CI(1.23, 3.11); P=0.01]$；在比较 HOMA-IR 的最高和最低四分位数时，冠状动脉钙化患病率的 OR 值为 $1.64[95\% \ CI(1.12, 2.40); P=0.04]$。在 ROC 分析中，TyG 指数在预测 CAC 方面优于 HOMA-IR。在健康的韩国成人中，TyG 指数与冠状动脉粥样硬化的存在比 HOMA-IR 更独立，存在更明确的相关性。

Park 等[23]对 1175 名在医疗中心接受过至少两次冠状动脉钙化评估的受试者进行了各种心血管危险因素和人体测量特征的评估。冠状动脉钙化进展的定义是：基线时在无冠状动脉钙化人群中发生冠状动脉钙化，或者基线平方根与基线时可检测到冠状动脉钙化的受试者的随访冠状动脉钙评分（coronary artery calcium score, CACS）之间增加 2.5 个单位。目的是探讨韩国成人 TyG 指数与冠状动脉钙化进展的关系。结果：在 4.2 年的随访中，312 名受试者（27%）的冠状动脉钙化进展。根据 TyG 指数将受试者分为

3 组。随着 TyG 指数的升高,随访 CACS 及冠状动脉钙化进展发生率明显升高。调整了各种危险因素的 Logistic 回归分析显示,冠状动脉钙化进展的 *OR* 值为 1.82[95% *CI*(1.20,2.77)];比较最高和最低 TyG 指数时的差异,结果显示 TyG 指数是冠状动脉钙化进展的独立预测因子。

(四)动脉硬化

Won 等[24]通过 2840 名肾功能接近正常的参与者,他们接受了冠状动脉计算机断层造影。评价 TyG 指数与非钙化斑块(NCP)、钙化或混合斑块(CMP)及 CACS 的关系。根据 TyG 指数的四分位数将所有参与者分为 4 组。冠心病和梗阻性冠心病的患病率随四分位数的增加而显著增加。NCP 和梗阻性 NCP 的风险在各组间无差异。然而,与 I 组(最低四分位数)比较,III 组(*OR*=1.438)和IV组(最高四分位数:1.895)(*P*<0.05)发生 CMP 的风险更高,而阻塞性 CMP 的风险 II 组(*OR*=1.469)、III 组(*OR*=1.595)和IV组(*OR*=2.168)(*P*<0.05)更高。多因素回归分析显示,TyG 指数与冠心病(*OR*=1.700)、阻塞性 CAD(*OR*=1.692)和 CACS>400(*OR*=1.448)风险增加相关(*P*<0.05)。由于 CMP 风险增加,TyG 指数与冠心病的存在和严重程度独立相关。

(五)冠心病临床预后

Zhang 等[25]纳入 3181 例急性心肌梗死患者。根据 TyG 指数水平将患者分为 TyG 指数<8.88 组和 TyG 指数≥8.88 组。在中位 33.3 个月的随访中记录了主要不良心血管事件(MACE)的发生率。多变量 Cox 回归模型显示,TyG 指数呈正相关,全因死亡[*HR*=1.51,95% *CI*(1.10,2.06),*P*=0.010],心脏死亡[*HR*=1.68,95% *CI*(1.19,2.38),*P*=0.004],血管再生[*HR*=1.50,95% *CI*(1.16,1.94),*P*=0.002],心脏再入院治疗[*HR*=1.25,95% *CI*(1.05,1.49),*P*=0.012]。在急性心肌梗死患者,TyG 指数对复合 MACE 的独立预测作用主要体现在男性和吸烟者亚群中。预测急性心肌梗死患者发生 MACE 的 TyG 指数 AUC 为 0.602[95% *CI*(0.580,0.623),*P*<0.001],高 TyG 指数水平似乎与急性心肌梗死患者发生 MACE 的风险增加有关。

Zhao 等[26]回顾性纳入 798 例患者[平均年龄为(60.9±8.3)岁],其中 2015 年在北京安贞医院接受 PCI 的 2 型糖尿病和 NSTE-ACS 患者占

68.3%。TyG 指数按既往报道计算,即 TyG 指数 = ln[空腹 TG(mg/dL)×FBG(mg/dL)/2]。主要终点为以下不良事件的综合:全因死亡、非致死性心肌梗死和缺血驱动的血运重建。结果:有主要终点事件的患者 TyG 指数明显高于无栓塞的患者。多变量 Cox 比例危险分析显示,TyG 指数升高 1 个单位与主要终点的高风险独立相关,与其他危险因素无关。基线风险模型中加入 TyG 指数对不良预后的预测价值有递增的影响。TyG 指数的增加是接受 PCI 的 2 型糖尿病和 NSTE-ACS 患者不良预后的重要预测因子。

Li 等[27]对 2011—2017 年的一项队列研究进行分析,包括 6078 名 60 岁以上老年人参加了常规健康检查。采用风险控制模型、Cox 回归模型和多中介分析,TyG 指数 = ln[空腹甘油三酯(mg/dL)×空腹血糖(mg/dL)2]。在平均 6 年的随访中,705 例发生了心血管病(21.01 000 人年)。在完全调整后的分析中,TyG 指数的四分位数 3、四分位数 4、四分位数 1[调整亚危险比(SHR)= 1.33,95% CI(1.05,1.68);SHR = 1.72,95% CI(1.37,2.16)]与心血管病事件的风险增加相关。连续时间依赖性 TyG 在预测心血管病事件方面仍然很重要[SHR = 1.43,95% CI(1.24,1.63)]。BMI 或静息心率(RHR)对心血管病的不良估计是通过基线和随访的 TyG 指数介导的。因此,有必要对 TyG 进行常规测量,TyG 指数对临床心血管病的预测有一定的参考价值。

Park 等[28]通过回顾性、横断面和观察性研究评估了 1250 例[(52.8±6.5)岁,男性占 46.9%]无传统 CVRFs(收缩压/舒张压≥140/90 mmHg)、无症状患者的 TyG 指数与冠心病的关系;空腹血糖≥126 mg/dL;总胆固醇≥240 mg/dL;低密度脂蛋白胆固醇≥160 mg/dL;高密度脂蛋白胆固醇<40 mg/dL;BMI≥25.0 kg/m^2;目前的吸烟情况及既往高血压、糖尿病或血脂异常的病史。冠心病定义为冠状动脉在计算机断层造影中出现冠状动脉斑块。根据 TyG 指数被分为 3 组。结果显示冠心病患病率随 TyG 指数升高而升高。多变量 Logistic 回归模型显示,TyG 指数与冠心病风险增加相关[OR = 1.473,95% CI(1.026,2.166)],特别是非钙化斑块[OR = 1.581,95% CI(1.002,2.493)]和混合斑块[OR = 2.419,95% CI(1.051,5.569)](P 均 < 0.05)。预测冠心病的 TyG 指数的最佳临界值为 8.44(敏感度为 47.9%,特异度为 68.5%,AUC = 0.600,P < 0.001)。TyG 指数是一个独立的指标,预测亚临床冠心病的个体通常被认为是可行的。

（六）PCI 术后影响

Luo 等[29]纳入 1092 例接受 PCI 的 STEMI 患者。根据 TyG 指数将患者分为 4 个四分位数组。记录随访期间的临床特征、空腹血糖（FPG）、甘油三酯（TG）、其他生物化学参数及主要不良心脑血管事件（MACCE）的发生率。TyG 指数计算公式如下：ln[空腹 TG（mg/dL）×FPG（mg/dL）/2]。结果显示 TyG 指数最高四分位数组 STEMI 患者 PCI 术后 30 d、6 个月和 1 年内 MACCE 发生率和全因死亡率均较高。TyG 指数与 PCI 术后 1 年内 STEMI 患者 MACCE 风险增加显著相关，与混杂因素无关，其值为 1.529[95% CI（1.001,2.061），$P=0.003$]。STEMI 患者 PCI 术后预测 MACCE 发生的 TyG 指数 AUC 为 0.685[95% CI（0.610,0.761），$P=0.001$]。结果还显示，贫血、白蛋白、尿酸、支架个数和左室射血分数（LVEF）是 STEMI PCI 术后 MACCE 的独立预测因子（P 均<0.05）。表明 STEMI 患者 TyG 指数升高与 MACCE 风险增加存在相关性，TyG 指数可能是 STEMI PCI 患者临床预后的有效预测因子。

Ma 等[30]采用公式 ln[空腹 TG（mg/dL）×FPG（mg/dL）/2]计算 TyG 指数。主要终点为全因死亡率、非致死性脑卒中、非致死性心肌梗死或非计划的重复血运重建。TyG 指数和不良心血管事件结果之间的关系通过 Cox 比例风险回归分析进行评估。结果：776 例 2 型糖尿病、ACS 患者接受 PCI[平均年龄为（61±10）岁，男性占 72.2%]，被纳入最终分析。在平均 30 个月的随访中，188 例（24.2%）患者至少有 1 个主要终点事件。主要终点的随访发生率随着 TyG 指数的升高而升高。调整了多个混杂因素的多变量 Cox 比例风险回归分析显示，主要终点的 HR 为 2.17[95% CI（1.45,3.24）]；比较最高和最低 TyG 指数时，$P=0.001$。TyG 指数与冠心病患者 PCI 术后心血管事件预后不良存在显著的正相关关系，提示 TyG 指数可能是预测 2 型糖尿病和 ACS 患者 PCI 术后心血管事件预后不良的重要指标。

Jin 等[31]对 3745 例稳定型 CAD 患者进行嵌套病例对照研究。随访 11 235 人年。根据年龄、性别、PCI 或 CABG 既往史及随访时间的不同，心血管事件（CVEs）患者共 290 例（7.7%），对照组共 1450 例。多变量 Cox 比例风险模型显示，TyG 指数与 CVEs 风险呈正相关[$HR=1.364$,95% CI（1.100,1.691），$P=0.005$]。Kaplan-Meier 分析显示 TyG 指数最高四分位数组的患者无事件生存最低（$P=0.029$）。此外，TyG 指数增加 1 个标准差

（SD）与 23.2%［$HR=1.232,95\%$ $CI(1.084,1.401)$］的 CVEs 风险增高相关,这优于其他甘油三酯或血糖相关指标。结果显示 TyG 指数与未来 CVEs 呈正相关,提示 TyG 可能是预测冠心病患者临床结果的有用指标。

Thai 等[32]对越南宁顺综合医院 166 例患者进行横断面观察性研究。计算 TyG 指数和 HOMA-IR,行冠状动脉计算机体层血管成像（CCTA）。根据 TyG 指数对种群进行了分类。TyG 值最高的患者 BMI、腰围、总胆固醇、低密度脂蛋白胆固醇、甘油三酯、血糖、糖化血红蛋白水平和 HOMA-IR 较高,高密度脂蛋白胆固醇水平较低,代谢综合征发病率较高,体力活动较少(P 均<0.05）。TyG 指数与 LogHOMA-IR 相关($P<0.0001$）。60 例患者中 CS≥50%,32 例患者冠状动脉狭窄≥70%。CS≥70% 的患者 TyG 指数和 HOMA-IR 明显增高。冠状动脉狭窄的数量和狭窄程度与较高的 TyG 指数相关($P=0.04$ 和 $P<0.005$）。TyG 指数≥10 与多冠状动脉疾病和更严重 CS 的风险增加显著相关。在调整了包括 LogHOMA-IR 在内的混杂因素后,这些风险在很大程度上仍然是显著的。TyG 指数阈值为 10 时,预测 CS≥70% 的敏感度为 57%,特异度为 75%。亚组分析显示,在接受他汀类药物或抗血小板治疗的患者中,TyG 指数≥10 与 CS≥70% 的风险增加相关。超过 1/3 的无症状 2 型糖尿病患者在 CCTA 上有显著的 CS。TyG 指数可作为胰岛素抵抗的标志,TyG 指数的升高可识别冠状动脉狭窄高危患者,并与冠状动脉狭窄的数量和严重程度相关。

参考文献

［1］GUERRERO-ROMERO F,SIMENTAL-MENDIA L E,GONZALEZ-ORTIZ M,et al. The product of triglycerides and glucose,a simple measure of insulin sensitivity. Comparison with the euglycemic-hyperinsulinemic clamp［J］. Clin Endocr Metab,2010,95(7):3347-3351.

［2］UNGER G,BENOZZI S F,PERRUZZA F, et al. Triglycerides andglucose index:a useful indicator of insulin resistance［J］. Endocrinol Nutr,2014,61(10):533-540.

［3］NOR N S M,LEE S,BACHA F,et al. Triglyceride glucose index as a surrogate measure of insulin sensitivity in obese adolescents with normoglycemia,prediabetes,and type 2 diabetes mellitus:comparison with the hyperinsulinemic‐euglycemic clamp[J]. Pediatr Diabetes,2016,17(6):458-465.

[4]MATTHEWS D R,HOSKER J P,RUDENSKI A S,et al. Homeostasis model assessment:insulin resistance and beta‐cell function from fasting plasma glucose and insulin concentrations in man[J]. Diabetologia,1985,28(7):412-419.

[5]SIMENTAL‐MENDÍA L E,RODRÍGUEZ‐MORÁN M,GUERRERO‐ROMERO F. The product of fasting glucose and triglycerides as surrogate for identifying insulin resistance in apparently healthy subjects[J]. Metab Syndr Relat Disord,2008,6(4):299-304.

[6]ZHANG M,WANG B Y,LIU Y,et al. Cumulative increased risk of incident type 2 diabetes mellitus with increasing triglyceride glucose index in normal‐weight people:the Rural Chinese Cohort Study[J]. Cardiovasc Diabetol,2017,16(1):30.

[7]MANSOURIAN M,YAZDANI A,FAGHIHIMANI E,et al. Factors associated with progression to pre‐diabetes:a recurrent events analysis[J]. Eat Weight Disord,2020,25(1):135-141.

[8]CHAMROONKIADTIKUN P,ANANCHAISARP T,WANICHANON W. The triglyceride‐glucose index,a predictor of type 2 diabetes development:a retrospective cohort study[J]. Prim Care Diabetes,2020,14(2):161-167

[9]WEN J,WANG A P,LIU G X,et al. Elevated triglyceride‐glucose(TyG) index predicts incidence of prediabetes:a prospective cohort study in China[J]. Lipids Health Dis,2020,19(1):226.

[10]PARK B,LEE H S,LEE Y J. Triglyceride glucose(TyG) index as a predictor of incident type 2 diabetes among nonobese adults:a 12‐year longitudinal study of the Korean Genome and Epidemiology Study cohort[J]. Transl Res,2021,228:42-51.

[11]SU W Y,CHEN S C,HUANG Y T,et al. Comparison of the effects of fasting glucose,hemoglobin a1c,and triglyceride‐glucose index on cardiovascular events in type 2 diabetes mellitus[J]. Nutrients,2019,11(11):2838.

[12]YU L F,CAI Y M,QIN R,et al. Association between triglyceride glucose index and abnormal liver function in both urban and rural Chinese adult populations:

findings from two independent surveys[J]. Medicine(Baltimore),2019,98(50):e18265.

[13]OKAMURA T,HASHIMOTO Y,HAMAGUCHI M,et al. Triglyceride-glucose index is a predictor of incident chronic kidney disease:a population-based longitudinal study[J]. Clin Exp Nephrol,2019,23(7):948-955.

[14]AHN S H,LEE J H,LEE J W. Inverse association between triglyceride glucose index and muscle mass in Korean adults:2008-2011 KNHANES[J]. Lipids Health Dis,2020,19(1):243.

[15]ZHANG B J,LIU L L,RUAN H F,et al. Triglyceride-glucose index linked to hospital mortality in critically ill stroke:an observational multicentre study on eICU database[J]. Front Med(Lausanne),2020,7:591036.

[16]DU Z,XING L Y,LIN M,et al. Estimate of prevalent ischemic stroke from triglyceride glucose-body mass index in the general population[J]. BMC Cardiovasc Disord,2020,20(1):483.

[17]SÁNCHEZ-IÑIGO L,NAVARRO-GONZÁLEZ D,FERNÁNDEZ-MONTERO A,et al. Risk of incident ischemic stroke according to the metabolic health and obesity states in the vascular-metabolic CUN cohort[J]. Int J Stroke,2017,12(2):187-191.

[18]ZHENG R,MAO Y. Triglyceride and glucose(TyG) index as a predictor of incident hypertension:a 9-year longitudinal population-based study[J]. Lipids Health Dis,2017,16(1):175.

[19]LI M,ZHAN A,HUANG X,et al. Positive association between triglyceride glucose index and arterial stiffness in hypertensive patients:the China H-type hypertension registry study[J]. Cardiovasc Diabetol,2020,19(1):139.

[20]LEE S B,AHN C W,LEE B K,et al. Association between triglyceride glucose index and arterial stiffness in Koreanadults[J]. Cardiovasc Diabetol,2018,17(1):41.

[21]ZHAO S,YU S K,CHI C,et al. Association between macro- and microvascular damage and the triglyceride glucose index in community-dwelling elderly individuals:the Northern Shanghai Study[J]. Cardiovasc Diabetol,2019,18(1):95.

[22]KIM M K,AHN C W,KANG S,et al. Relationship between the triglycer-

ide glucose index and coronary artery calcification in Korean adults[J].
Cardiovasc Diabetol,2017,16(1):108.

[23]PARK K,AHN C W,LEE S B,et al. Elevated TyG index predicts progres-
sion of coronary artery calcification[J]. Diabetes Care,2019,42(8):1569-
1573.

[24]WON K B,KIM Y S,LEE B K,et al. The relationship of insulin resistance esti-
mated bytriglyceride glucose index and coronary plaque characteristics[J].
Medicine(Baltimore),2018,97(21):e10726.

[25]ZHANG Y,DING X S,HUA B,et al. High triglyceride-glucose index is
associated with adverse cardiovascular outcomes inpatients with acute myo-
cardial infarction[J]. Nutr Metab Cardiovasc Dis,2020,30(12):2351-
2362.

[26]ZHAO Q,ZHANG T Y,CHENG Y J,et al. Impacts oftriglyceride-glucose
index on prognosis of patients with type 2 diabetesmellitus and non-ST-seg-
ment elevation acute coronary syndrome:results from anobservational cohort
study in China[J]. Cardiovasc Diabetol,2020,19(1):108.

[27]LI S S,GUO B X,CHEN H N,et al. The role of the triglyceride
(triacylglycerol) glucose index in the development of cardiovascular events:a
retrospective cohort analysis[J]. Sci Rep,2019,9(1):7320.

[28]PARK G M,CHO Y R,WON K B,et al. Triglyceride glucose index is a use-
ful marker for predicting subclinical coronary artery disease in the absence
of traditional risk factors[J]. Lipids Health Dis,2020,19(1):7.

[29]LUO E F,WANG D,YAN G L,et al. High triglyceride-glucose index is
associated with poor prognosis in patients with acute ST-elevation myocardi-
al infarction after percutaneous coronary intervention[J]. Cardiovasc Diabe-
tol,2019,18(1):150.

[30]MA X T,DONG L S,SHAO Q Y,et al. Triglyceride glucose index for pre-
dicting cardiovascular outcomes after percutaneous coronary intervention in
patients with type 2 diabetes mellitus and acute coronary syndrome[J]. Car-
diovasc Diabetol,2020,19(1):31.

[31]JIN J L,CAO Y X,WU L G,et al. Triglyceride glucose index for predic-
ting cardiovascular outcomes in patients with coronary artery disease[J].

Thorac Dis,2018,10(11):6137-6146.

[32]THAI P V,TIEN H A,VAN MINH H,et al. Triglyceride glucose index for the detection of asymptomatic coronary artery stenosis in patients with type 2 diabetes[J]. Cardiovasc Diabetol,2020,19(1):137.

第十二章
全身免疫炎症指数与冠心病患者 PCI 术后预后的关系

一、全身免疫炎症指数

心血管病是死亡的主要原因之一,约占所有死亡的30%[1]。动脉粥样硬化现在不仅被认为是一种胆固醇积聚在血管壁内的紊乱,而且也是血管中持续、动态的炎症发生的过程。过去的几十年中,急性心肌梗死通过冠状动脉造影(CAG)+经皮冠状动脉介入治疗(PCI)能够及时有效地改善局部缺血,使局部血液供应早期得到恢复,保护垂死的心肌,从而使院内死亡率大大降低[2]。也有试验表明,通过 PCI 取得早期缺血再灌注后,并不能使原先受损的心肌功能得以恢复,反而使其损伤程度进一步增加,导致心肌梗死面积进一步扩大,甚至是心肌坏死等,临床上将这种现象称为心肌缺血再灌注损伤(myocardial ischemia reperfusion injury, MIRI),为急性心肌梗死重要的并发症。心肌细胞内钙离子浓度异常升高、氧自由基清除障碍、心肌细胞能量代谢异常、炎症反应、酸中毒、细胞凋亡等均为其重要的发生发展机制[3],炎症反应为其关键环节。众所周知,炎症也会增加心血管意外事件发生后预后不良的风险,促进并发症的发生和进展,全身炎症反应已被证明通过上调细胞因子来促进血管生成、DNA 损伤。考虑到这些因素,炎症在动脉粥样硬化过程中起着重要作用,一些炎症和基于免疫的预后评分备受关注。除了 EuroSCORE、SYNTAX 评分、GRACE 评分、CHA_2DS_2-VASc 评分等已知的几种心血管病的风险评分方法,全身免疫炎症指数(SII)是基于外周血中性粒细胞、血小板和淋巴细胞绝对值的综合指标,是一种简单、廉价、易得的新型标记物。据报道,高 SII 与癌症患者预后差有关[4-6],这表明该指标可作为各种恶性疾病预后价值的指标。令我们感兴趣的是,有人提到 SII 也可能与慢性心力衰竭的不良结果有关[7],这表明其对心血管病存在潜在影响。SII,作为一种结合中性粒细胞、血小板和淋巴细胞 3 种外周血液细胞的新型炎症指数,通常表明患者的炎症反应增强,免疫反应减弱,具有更强的稳定性,目前已在食管癌[8]、非小细胞性肺癌[9]、骨肉瘤等恶性肿瘤[10]研究中被广泛应用。然而,关于 SII 与 PCI 术后风险之间的关系鲜有报道。于是我们在研究后认为可以将 SII 纳入冠心病 PCI 术后传统风险预测的评估标准。以下详细介绍 SII 的相关内容。

首先,SII 是一项根据外周总血小板计数(P)和中性粒细胞与淋巴细胞比值(NLR)来计算,从而评估患者的炎症和免疫状态的指标,公式为 SII=P× NLR[11]。也就是说,SII 是 NLR 与血小板计数的结合。虽然已知内皮细胞损伤是动脉粥样硬化斑块形成的触发因素,但炎症是导致动脉粥样硬化发生和发展的主要原因。目前已证实白介素-6、白介素-8、肿瘤坏死因子-α、MMP-8、MMP-2 等物质可以作为炎症标志物来反映机体炎症水平[12]。但因白介素-6、白介素-8、肿瘤坏死因子-α 等炎症指标检测价格昂贵,因此临床上并未普及。白细胞计数及其亚型是炎症的典型指标[13]。自 1983 年 Bass 等[14]首次提出 NLR 可以作为炎症标志物来反映机体炎症水平的状态,之后大量的研究也证实了 NLR 可以作为一种炎症标志物来反映机体炎症的程度。NLR 整合了中性粒细胞(N)和淋巴细胞(L)两种白细胞亚型的信息,涉及两种不同但互补的免疫途径,相较任意单一的白细胞亚型指标具有更高的预测价值。PLR 是一种复合型炎症标志物,它是指血小板与淋巴细胞之间的比值。PLR 综合了血小板、淋巴细胞两种血常规指标,可以较好地反映机体内血小板和淋巴细胞的平衡状态及凝血功能和全身免疫反应的状态,且不易受各种生理条件(如脱水或最近的运动)的变化而改变,因此,相较任意单一的白细胞亚型指标具有更高的预测价值。PLR 最早是在恶性肿瘤患者中进行研究的[15]。之后,该标志物被发现与心血管病不良后果相关[16-18]。

因此,单独的 NLR 及 PLR 不能充分表达炎症微环境组成部分,SII 比 NLR、PLR 更为全面,SII 可能是一种反映宿主炎症和免疫应答平衡状态的更为客观的标志物。SII 由中性粒细胞计数、血小板计数和淋巴细胞计数 3 种外周血液细胞计数计算而得,可部分代表体内炎症与免疫两方面。SII 的升高,多由中性粒细胞和血小板升高、淋巴细胞降低所致,通常表明患者的炎症反应增强,免疫反应减弱。该值最早由学者 Hu 等[19]提出,他们指出 SII 是肝癌切除术后患者预后不良的有力预测指标,随后 Yan 等[9]在非小细胞肺癌研究中也发现 SII 是非小细胞肺癌患者预后不良的独立预测因素,Jomrich 等[20]在胰腺癌研究中也发现 SII 是经胰腺导管手术后的胰腺癌患者生存率低的独立预测因素。

SII 作为基于外周血淋巴细胞、中性粒细胞和血小板计数的综合指标,有关 SII 与 PCI 术后风险的预测价值,有几种可能的解释。一种解释是通过 3 种外周炎症细胞共同作用影响预后。因此,我们主要从以下两方面去剖析 SII 与 PCI 术后风险的预测。SII 是根据血小板计数和 NLR(SII = 血小板计数×中性粒细胞/淋巴细胞)来计算评估患者的炎症和免疫状态,因此我们主要从 PLR 和 NLR 两方面来分析。

(一)血小板计数/淋巴细胞比值

PLR 即血小板计数/淋巴细胞比值,在心肌梗死的病理发展过程中,血小板参与心肌损伤的过程主要与其参与动脉粥样硬化的形成和诱导炎症相关。动脉粥样硬化经典学说首先是内皮损伤,经过氧化修饰的脂蛋白进入内皮下,进而释放细胞因子促使巨噬细胞进入内皮下,吞饮氧化的脂蛋白成为最初的泡沫细胞,在这过程中活化的巨噬细胞可释放细胞因子,激活血管内的血小板。活化的血小板通过形成血栓损伤血管内皮细胞,而内皮细胞可释放血栓烷 A_2(TXA$_2$),致使血管强烈收缩进一步加重血管内膜损伤。在动脉粥样斑块形成过程中,除巨噬细胞、平滑肌细胞参与外,血小板亦参与动脉粥样硬化过程。研究发现,血小板计数、平均血小板体积(MPV)及血小板分布宽度(platelet distribution width,PDW)可反映血小板活化功能,血小板计数升高与心肌梗死面积增加及其预后不良相关[21]。MPV 是反映血液中血小板体积大小及骨髓中血小板生成情况的指标,相关研究发现,PDW 的变化比 MPV 的变化出现得早,是比较特异的血小板活化指标。Lanka 等发现,MPV 升高可以作为急性心血管事件高风险因素的独立预测因子,且升高的 MPV 与动脉粥样硬化严重程度呈正相关。PDW 亦可作为冠状动脉慢性闭塞的一个预测指标。在排除相关传统危险因素后,MPV 与冠心病的发生及其严重程度仍呈独立相关。Murat 等通过 Gensini 和 Svntax 评分系统对急性冠脉综合征患者进行危险分层,发现 MPV 与冠状动脉狭窄程度、Gensini

评分和 Svntax 评分呈正相关。

血小板可通过粘连、释放和聚集等途径参与血栓、粥样硬化斑块的形成和发展,血小板还可通过表达 CD154 诱导炎症反应,CD154 被激活后主要会分泌黏附因子,后者可使内皮细胞、平滑肌细胞和巨噬细胞分泌促炎因子;另外,血小板还释放可溶的 CD40L,刺激 MAC-1 的中性粒细胞表达。Kundi 等[22]研究发现,高 PLR 与冠状动脉疾病的 Gensini 评分增加有关,动脉粥样硬化越重,PLR 值越高。Ugur 等[23]研究发现,高 PLR 与急性 ST 段抬高心肌梗死(STEMI)患者行直接 PCI 术后 6 个月内全因死亡的增加有关。同时,高 PLR 也是非 ST 段抬高心肌梗死患者长期死亡率的重要独立预测因子[24]。Kurtul 等[25]研究发现,PLR 与冠状动脉粥样硬化的复杂程度有关,冠状动脉粥样硬化越复杂,PLR 值越高。早在 20 世纪 60 年代就已经知道炎症和内皮损伤部位存在血小板,并且由血小板诱导的炎症反应在动脉粥样硬化形成过程中起关键作用[26]。这可能与炎症导致的血小板活性增加有关。正常情况下,完整、未活化的内皮细胞可以阻止血小板和其他炎症细胞黏附到血管壁上。然而,当机体长期在高血压、高脂血症、高剪切力刺激下,可导致血管内壁损伤(尤以颈动脉分叉处常见),内皮功能障碍,同时激活内皮细胞[27],使内皮细胞黏附分子(如细胞间黏附分子-1、血管细胞黏附分子-1、E 选择素和 P 选择素)表达增加,诱导血小板黏附。一旦血小板与内皮细胞发生黏附,血小板即被激活,而活化的血小板可以表达和分泌多种炎症介质(如 PF4、IL-1b、CD40 L),并通过受体-配体信号轴,介导中性粒细胞、单核细胞、淋巴细胞向炎症部位移行,引起炎症反应。而由活化的血小板分泌的炎症介质和促有丝分裂介质进入局部微环境中,并激活附近血流中的内皮细胞,使内皮细胞功能和形态发生变化,促进更多的血小板聚集,导致外周血中血小板计数增多[28]。同时,由于内皮细胞的功能和形态受损,募集的单核细胞向内皮下迁移,最终形成泡沫细胞。此外,由活化血小板分泌的 PF4 可诱导单核细胞分化为巨噬细胞,并通过抑制 LDL 的降解,促进巨噬细胞对氧化 LDL 的摄取,促进泡沫细胞的发育[29],从而导致粥样斑块形成。活化的血小板还可通过分泌基质金属蛋白酶-2(MMP-2)促进基质降解,使斑块稳定性下降。此外,淋巴细胞的减少也可能是一个重要因素。在高 PLR 存在的情况下,相对淋巴细胞减少可能是炎症反应导致内源性皮质醇激素水平升高所致,淋巴细胞计数越低,则表示炎症反应越重[30]。一项针对 549 例 ST 段抬高心肌梗死患者进行的为期 36 个月的随访研究显示,入院 96 h 内淋巴细胞绝对值减少的急性心肌梗死患者的复发率较高,推测淋巴细胞绝对值的减少与不良心血管事件的发生有关[31]。Nune 等[31]研究发现,低淋巴细胞百分比与急性心力衰竭患者的住院及死亡率增加有关。Eller 等[32]研究发现,糖尿病患者血浆中淋巴细胞总数降低,由于淋巴细胞与机体抗炎能力相关,淋巴细胞数目下降可以使机体抗炎能力减弱,从而导致炎症持续存在。Tanaka 等[33]研究表明,肥胖者的 T 淋巴细胞及其亚群特征性减少。肥胖会恶化可能会增加淋巴细胞减少的发展,从而增加 PLR 值。此外,淋巴细胞计数下降的程度也反映了机体在炎症状态下免疫系统紊乱及淋巴细胞凋亡过度[34]。因此,我们推断淋巴细胞减少的发展与炎症有关,这可能会促进动脉粥样硬化形成。

(二)中性粒细胞/淋巴细胞比值

与 PLR 一样,中性粒细胞/淋巴细胞比值(NLR)也是炎症标志物中的新成员。NLR 整合了中性粒细胞和淋巴细胞两种白细胞亚型的信息,涉及两种不同但互补的免疫途径,可较好地反映免疫炎症的总体状态[35]。白细胞是血常规中重要参数之一,是反映机体炎症反应的一项指标。而中性粒细胞在白细胞总数中所占比例为 50% ~ 70%,广泛存在于组织中,在各类炎症反应中发挥着重要作用。当患者发生缺血性心肌梗死后,外周血液中性粒细胞最先反应,它是第一个侵入缺血组织的血源性免疫细胞,48 ~ 72 h 后浸润达到最高峰,可参与缺血性心肌梗死病理生理发展的全过程。当心肌组织发生缺血后,中性粒细胞立即由于广泛的黏附分子发生构象变化或者浓度梯度被趋化因子吸引等诱因到达缺血区域,一旦中性粒细胞到达缺血部位,一方面会通过释放各种细胞因子损害内皮细胞膜和基底层,这些因子主要包括活性氧(ROS)(超氧化物、次氯酸)、蛋白酶(基质金属蛋白酶-9、弹性蛋白酶、组织蛋白酶 G、蛋白酶 3)、细胞因子(白介素-1β、白介素-6)、肿瘤坏死因子-α 和各种趋化因子(CCL2、CCL3、CCL5)等。ROS 主要是损伤内皮细胞、周细胞、平滑肌细胞,除此之外,中性粒细胞还可形成中性粒细胞胞外陷阱(NETs),后者可诱导血小板活化并促进血栓形成。中性粒细胞可以通过以下机制影响心肌细胞病变:①中性粒细胞由于其变形力弱,体积较大,容易黏附在毛细血管内皮细胞上,形成栓子,通过毛细血管时阻塞毛细血管,引起心肌缺血。②中性粒细胞可释放出超氧自由基、髓过氧化物酶及蛋白水解酶引起斑块破裂,阻塞毛细血管,导致心肌缺血。③中性粒细胞还可与内皮组织相互作用使冠心病患者内皮受损,引起周围血小板聚集、黏附,形成血小板血栓,阻塞微血管,引起急性冠脉综合征。④心肌梗死的患者中性粒细胞比例升高,并且中性粒细胞活化后通过释放血栓素和白三烯等因子,加快了血小板的聚集,血管痉挛收缩,妨碍心肌梗死后微血管的再灌注,影响心肌收缩力,从而影响预后。⑤中性粒细胞在心肌梗死后心肌重塑中通过释放血管活性因子,扮演重要角色。在大鼠动脉粥样硬化模型中,中性粒细胞的数量与粥样斑块的炎症反应密切相关,中性粒细胞减少可减少负作用[36]。在小鼠体内发现,中性粒细胞在心肌中的浸润及多种蛋白酶的释放作用与心肌损伤的严重程度相关[37-39]。Carbone 等[40]发现发生急性心肌梗死后,在短时间内大量中性粒细胞趋化募集于心肌坏死区迅速达到高水平,加重损伤。同时 Shinagawa 等[41]发现在心肌坏死区,中性粒细胞数减少可明显减轻缺血再灌注损伤。在心肌功能方面,急性心肌梗死中激活的中性粒细胞渗入梗死区导致纤维化瘢痕形成引起心律失常[42]。同时 Horckmans 等[43]认为,中性粒细胞通过调节单核/巨噬细胞的表型及数量,有益于心肌梗死后心肌细胞的修复。另外,白细胞及其亚型是心血管病显著的炎症标志物。由于炎症刺激,白细胞释放许多炎症细胞因子,如肿瘤坏死因子-α、白介素-6 和 C 反应蛋白,以及一些蛋白水解酶,这些促炎细胞因子对心肌具有破坏性的作用,导致左室功能下降和心力衰竭[44-46]。以前的研究显示更高水平的促炎细胞因子可能导致心肌重塑和心律失常[47-49]。NLR 与心脏射血分数呈负相关,也是一个独立的预测心力衰竭患者死亡率的指标。NLR 相较任意单一的白细胞亚型指标具有更高的预测价值。近年来因其对动脉粥样硬化相关血管疾病及其相关危险因素(如高血压、糖尿病、代谢综合征等)具有很强的诊断和预后价值而受到特别关注。NLR 的具体机制可能是动脉粥样硬化发生过程中,血管内壁受到刺激引起内皮功能障碍,导致内皮细胞黏附分子(如 E 选择素、P 选择素、细胞间黏附分子-1)表达增加,介导微循环中的中性粒细胞黏附,并使中性粒细胞持续活化。一方面,活化的中性粒细胞可通过释放大量蛋白水解酶、炎性细胞因子、活性氧物质指导单核细胞、巨噬细胞、树突细胞亚群的募集和活化,放大炎症反应,加重内皮功能损伤,并形成泡沫细胞。同时,长期的炎症反应又可以导致血管平滑肌增殖及随后动脉粥样硬化形成。另一方面,由中性粒细胞释放的活性氧物质可促进内皮细胞凋亡和脱落,使斑块稳定性下降。同时,由于中性粒细胞中含有大量的基质降解蛋白酶,其可以通过释放蛋白酶促进细胞外基质降解,加剧斑块不稳定、斑块破裂出血及血栓形成,最终导致心脑血管的严重并发症[50]。

因此,我们认为 SII 与冠状动脉粥样硬化的发展和 PIC 术后风险的评估有关。

二、SII 与肿瘤、炎症和冠心病关系的研究综述

心血管病是目前人群死亡的主要原因之一,约占所有事件的 30%[51]。近年来越来越多的研究表明,动脉粥样硬化不仅是胆固醇在血管壁内病理性积聚所导致[52],而且是一个持续的、动态的、炎性的血管硬化过程[53]。因此,识别冠心病高危发病风险占据了治疗阶段的重要位置,在日常临床实践中需要一个理想的指标,易于测量并具有较高的准确性来预测临床的危险因素[54-55]。

由于炎症在动脉粥样硬化过程中起着重要作用,相关检测在动脉粥样硬化和心血管病中的作用一直受到关注,并且与许多疾病的风险预测有关,包括慢性心力衰竭、癌症、代谢性疾病和心血管病[55-58]。目前,多项风险评分可以对心血管病的治疗方法进行评价,如 Framingham 冠心病风险评分(Framingham coronary heart disease risk score)、动脉粥样硬化性心血管病风险算法(atherosclerotic cardiovascular disease risk algorithm),还有雷诺兹风险评分(Reynolds risk score)[59-60]。除了利用并发症和危险因素风险评分外,一些研究人员发现生物学指标具有潜在的新风险评分能力,如中性粒细胞/淋巴细胞比值(neutrophil-to-lymphocyte ratio,NLR)和血小板/淋巴细胞比值(platelet-to-lymphocyte ratio,PLR)等。

最近,SII 是基于血小板计数和 NLR(血小板计数×中性粒细胞/淋巴细胞)检测患者的炎症和免疫状态的最新评价方法。近年来被认为与肝细胞癌、食管鳞状细胞癌、小细胞肺癌等预后不良有关[61-62]。炎症反应已被证实在癌症发展的不同阶段发挥决定性作用,包括启动、恶性转化、促进、组织浸润和转移[63],而目前有几种可能的机制可以解释 SII 的预后价值。癌症患者常患血栓栓塞性疾病,而血小板增多的原因可能是一些肿瘤细胞能产生并增加血小板生成素,另外一些血小板活化标记物如 P 选择素、β-血小板球蛋白或 CD40 配体具有上调机制,导致血小板的病理性浓度上调[65]。血小板源 TGF-β 不仅下调天然杀伤细胞表面的细胞因子 NKG2D(natural killer group 2，member D），保护肿瘤细胞免受免疫系统的监视，并且激活 TGF－β/Smad 促进上皮细胞－间充质转化（epithelial－mesenchymal transition，EMT），导致癌症的转移，以及肿瘤细胞之间的直接交互和血小板激活 NF-κb 信号，配合 TGF-β 信号促进 EMT 和恶性转移[64]。血小板也能够通过调控转移灶的形成来介导肿瘤细胞的存活和远处的生长[65-66]。近年来，大量证据表明，中性粒细胞可促进肿瘤转移，中性粒细胞数量、中性粒细胞相关因子如一氧化氮、精氨酸酶、IL-6 等，与肿瘤的进展功能有关[67]。此外，人们已经认识到血小板可以招募和激活肿瘤组织中的粒细胞，这表明血小板对于肿瘤相关中性粒细胞的生成可能也是必不可少的[68]。淋巴细胞在机体防御和包括癌症在内的多种疾病之间的平衡中起着重要的作用，具有诱导细胞毒性细胞死亡，抑制肿瘤细胞增殖和迁移，改善肿瘤预后等的作用[69]。因此，由于中性粒细胞和血小板水平高而淋巴细胞水平低，较高的 SII 通常表明患者炎症反应较强，免疫反应较弱。它可能与炎症细胞的浸润转移有关，从而导致较差的生存率[70]。

动脉粥样硬化是冠心病的主要诱因，与持续的炎症反应高度相关[55,71]。粥样硬化斑块破裂涉及内环境免疫和适应性免疫之间复杂的相互作用[72]。有自杀倾向的中性粒细胞可释放促氧化剂和促炎介质，并导致形成中性粒细胞胞外陷阱（neutrophil extracellular traps，NETs），NETs 可以引起动脉粥样硬化斑块形成[73]。NLR 被认为是亚临床炎症的标志，目前的临床实验证实，NLR 是 ST 段抬高心肌梗死的心血管事件和死亡事件的独立预测因子[74]，同时，NLR 也可能是冠状动脉临界狭窄的预测因子[75]。血小板被认为是冠心病的生物标志物之一，可以预测血栓形成的可能性和血液的脆弱性[76]，PLR 被认为是一种有效预测严重动脉粥样硬化的指标[77]。

2007 年 Aplin 等[78]首先报道了高 SII 对慢性心力衰竭患者不良预后的预测价值。1 年后有研究发现，与传统危险因素比较，高 SII 能更好地预测冠心病患者 PCI 术后的主要心血管事件，包括心源性死亡事件、非致命性再发心肌梗死事件、非致命性脑卒中、心力衰竭住院、MACE 等；HR 值分别为 2.87、1.78、1.88、1.77 和 2.10。并且在冠心病患者治疗中控制炎症反应，如治疗高脂血症和预防血栓形成可以减缓动脉粥样硬化，减少心血管事件的发生[79]。

2017 年 Canakinumab 抗炎血栓形成结果研究-试验（Canakinumab Anti-Inflammatory Thrombosis Outcomes Study，CANTOS-trial），是一项大型随机、双

盲研究,结果发表于 *The New England Journal of Medicine*,发现针对白介素-1β 的抗炎治疗可以降低超敏 C 反应蛋白(high-sensitivity C-reactive protein)水平,同时降低心血管事件复发率[80],这一结果有力地支持靶向降低炎症可以有效治疗动脉粥样硬化,同时说明利用临床可行的炎症标志物识别冠心病高危患者很重要。SII 代表了患者的全身免疫炎症状态,因此对于预测未来 MACE 的发生风险可能更具有代表性。

2020 年 Erdogan 等[81]进一步验证了 SII 对冠状动脉粥样硬化严重程度的预测能力,试验纳入了 207 例采用血流储备分数(FFR)测量的慢性冠脉综合征患者,试验分别计算了 NLR、PLR 和 SII 并进行横向对比,SII(截断值为 $620×10^3/mm^3$)预测血流动力学显著性狭窄的灵敏度为 78.4%,特异度为 64.0%。SII 对于 FFR≤0.80 的患者可以进行独立预测。试验结果显示,SII 是慢性冠脉综合征患者 FFR 检测有显著功能的冠状动脉狭窄的独立预测因子。SII 水平比 NLR 和 PLR 更能预测病变冠状动脉血流动力学上的严重梗阻。

与此同时,Dey 等[82]对于心外科冠心病患者的择期冠状动脉旁路移植术(CABG)后 30 d 内的生存风险使用了 SII 进行分析。在此次单中心、回顾性、风险预测研究中,共纳入了 1007 例进行非体外循环冠状动脉旁路移植术(OPCABG)的冠心病患者,结果显示,在 1007 例(20.4%)患者中,有 250 例患者表现出较差的术后结果[定义:主要不良心血管事件、机械通气时间(duration of mechanical ventilation,DO-MV)>24 h、新发肾衰竭、败血症和死亡]。单因素分析表明,年龄、糖尿病、欧洲心脏手术风险评估系统 Ⅱ(EuroSCORE Ⅱ)、左主干病变、短期内心肌梗死、低左室射血分数、低血红蛋白、NLR、PLR 和 SII 可以显著预测不良结果。然而,多变量分析显示,糖尿病、EuroSCORE Ⅱ 和 SII 是独立的预测因子。其中 SII 的截断值为 $878.06×10^3/mm^3$,对于预测不良事件的敏感度为 97.6%,特异度为 91%,AUC 为 0.984。SII 值、DO-MV 与重症监护住院时间呈正相关(r 值分别为 0.676 和 0.527,P 均<0.001)。并且当 $SII≥878.06×10^3/mm^3$ 时,患者新发房颤、主动脉内球囊泵(intra-aortic balloon pump,IABP)植入及其他感染等并发症的发生率也明显增高。试验结果显示,考虑到促炎和促血栓微粒线在计算新指数中的联合作用,SII 构成了一个简洁且可重复的参数,显示了它对严重冠状动脉病变患者 OPCABG 术后不良结果的预测价值。

参考文献

[1] YUSUF S,REDDY S,ÔUNPUU S,et al. Global burden of cardiovascular diseases[J]. Circulation,2001,104(22):2746-2753.

[2] 张冯迪,韦星. 微血管损伤对急性心肌梗死患者的影响[J]. 临床与病理杂志,2017,37(6):1304-1309.

[3] 徐盟. 心肌缺血再灌注损伤的主要机制与相关药物治疗的研究进展[J]. 实用药物与临床,2014,17(8):1052-1056.

[4] HU B,YANG X R,XU Y,et al. Systemic immune-inflammation index predicts prognosis of patients after curative resection for he-patocellular carcinoma[J]. Clin Cancer Res,2014,20(23):6212-6222.

[5] YANG R,CHANG Q,MENG X,et al. Prognostic value of systemic immune-inflammation index in cancer:a meta-analysis[J]. J Cancer,2018,9(18):3295-3302.

[6] ZHONG J H,HUANG D H,CHEN Z Y. Prognostic role of systemic immune-inflammation index in solid tumors:a systematic review and meta-analysis[J]. Oncotarget,2017,8(43):75381-75388.

[7] AYDIN C,ENGIN M. The value of inflammation indexes in predicting patency of saphenous vein grafts in patients with coronary artery bypass graft surgery[J]. Cureus,2021,13(7):e16646.

[8] ZHANG H D,SHANG X B,REN P,et al. The predictive value of a preoperative systemic immune-inflammation index and prognostic nutritional index in patients with esophageal squamous cell carcinoma [J]. J Cell Physiol,2019,234(2):1794-1802.

[9] YAN X,LI G W. Preoperative systemic immune-inflammation index predicts prognosisand guides clinical treatment in patients with non - small cell lung cancer[J]. Biosci Rep,2020,40(3):BSR20200352.

[10] HUANG X,HU H Z,ZHANG W Y,et al. Prognostic value of prognostic nutritional index and systemic immune-inflammation index in patients with osteosarcoma[J]. J Cell Physiol,2019,234(10):18408-18414.

[11] HU B,YANG X R,XU Y,et al. Systemic immune-inflammation index pre-

dicts prognosis of patients after curative resection for hepatocellular carcinoma[J]. Clin Cancer Res,2014,20(23):6212-6222.

[12]SOEHNLEIN O. Multiple roles for neutrophils in atherosclerosis[J]. Circulation Research,2012,110(6):875.

[13]HORNE B D,ANDERSON J L,JOHN J M,et al. Which white blood cell subtypes predict increased cardiovascular risk [J]. J Am Coll Cardiol, 2005,45(10):1638-1643.

[14]BASS D A,PARCE J W,DECHATELET L R,et al. Flow cytometric studies of oxidative product formation by neutrophils:a graded response to membrane stimulation[J]. J Immunol,1983,130(4):1910-1917.

[15]BHATTI I,PEACOCK O,LLOYD G,et al. Preoperative hematologic markers as independent predictors of prognosis in resected pancreatic ductal adenocarcinoma:neutrophil-lymphocyte versus platelet-lymphocyte ratio[J]. Am J Surg,2010,200(2):197-203.

[16]YILDIZ A,YUKSEL M,OYLUMLU M,et al. The utility of the platelet-lymphocyte ratio for predicting no reflow in patients with ST-segment elevation myocardial infarction [J]. Clinical and Applied Thrombosis/Hemostasis,2015,21(3):223-228.

[17]GÜRSOY O Y,KARAKOYUN S,KALÇIK M,et al. Usefulness of novel hematologic inflammatory parameters to predict prosthetic mitral valve thrombosis[J]. Am J Cardiol,2014,113(5):860-864.

[18]THOMAS G,MARTIN P,KLARA B,et al. Platelet-to-lymphocyte ratio:a novel marker for critical limb ischemia in peripheral arterial occlusive disease patients[J]. PLoS ONE,2013,8(7):e67688.

[19]HU B,YANG X R,XU Y,et al. Systemic immune-inflammation index predicts prognosis of patients after curative resection for hepatocellular carcinoma[J]. Clin Cancer Res,2014,20(23):6212-6222.

[20]JOMRICH G,GRUBER E S,WINKLER D,et al. Systemic immune-inflammation index(SII) predicts poor survival in pancreatic cancer patients undergoing resection[J]. J Gastrointest Surg,2020,24(3):610-618.

[21]LY H Q,KIRTANE A J,MURPHY S A,et al. Association of platelet counts on presentationand clinical outcomes in ST-elevation myocardial infarction

（from the TIMI Trials）［J］. AM J Cardiol,2006,98(1):1-5.

［22］KUNDI H. The role of platelet-lymphocyte ratio in the severity of coronary artery disease assessed by the angiographic Gensini score［J］. Anatol J Cardiol,2016,16(3):224-224.

［23］UGUR M,GUL M,BOZBAY M,et al. The relationship between platelet to lymphocyte ratioand the clinical outcomes in ST elevation myocardial infarction underwent primary coronary intervention［J］. Blood Coagul Fibrinolysis,2014,25(8):806-811.

［24］AZAB B,SHAH N,AKERMAN M,et al. Value of platelet/lymphocyte ratio as a predictor of all-cause mortality after non-ST-elevation myocardial infarction［J］. J Thromb Thrombolysis,2012,34(3):326-334.

［25］KURTUL A,MURAT S N,YARLIOGLUES M,et al. Association of platelet-to-lymphocyte ratio with severity and complexity of coronary artery disease in patients with acute coronary syndromes［J］. Am J Cardiol,2014,114(7):972-978.

［26］PROJAHN D,KOENEN R R. Platelets:key players in vascular inflammation［J］. J Leukoc Biol,2012,92(6):1167-1175.

［27］LINDEMANN S,KRÄMER B,SEIZER P,et al. Platelets,inflammation and atherosclerosis［J］. J Thromb Haemost,2010,5(Supple 1):203-211.

［28］NASSAR T,SACHAIS B S,AKKAWI S,et al. Platelet factor 4 enhances the binding of oxidized low-density lipoprotein to vascular wall cells［J］. J Biol Chem,2003,278(8):6187-6193.

［29］THOMSON S P,MCMAHON L J,NUGENT C A,et al. Endogenous cortisol:a regulator of the number of lymphocytes in peripheral blood［J］. Clin Immunol Immunopathol,1980,17(4):506-514.

［30］N ÚẼEZ J,N ÚẼEZ E,BODÍ V,et al. Low lymphocyte count in acute phase of ST-segment elevation myocardial infarction predicts long-term recurrent myocardial infarction［J］. Coron Artery Dis,2010,21(1):1-7.

［31］NUNE J,NUNEZ E,MINANA G,et al. Effectiveness of the relative lymphocyte count to predict one-year mortality in patients with acute heart failure［J］. Am J Cardiol,2011,107(7):1034-1039.

［32］ELLER K,KIRSCH A,WOLF A M,et al. Potential role of regulatory T cells in reversing obesity−linked insulin resistance and diabetic nephropathy[J]. Diabetes,2011,60(11):2954−2962.

[33]TANAKA S I,ISODA F,ISHIHARA Y,et al. T lymphopaenia in relation to body mass index and TNF−alpha in human obesity:adequate weight reduction can be corrective[J]. Clinical Endocrinol(Oxf),2001,54(3):347−354.

[34]MEBAZAA A,GAYAT E,LASSUS J,et al. Hyperglycemia and outcome in acute heartfailure[J]. JACC,2013,61(8):820−829.

[35]IOANA M,CLEMENS M,HORBANCZUK J,et al. Inflammatory markers for arterial stiffness in cardiovascular diseases[J]. Front Immunol,2017,8:1058.

[36]DORING Y,DRECHSLER M,SOEHNLEIN O,et al. Neutrophils in atherosclerosis:from mice to man[J]. Arterioscler Thromb Vasc Biol,2015,35(2):288−295.

[37]MONTECUCCO F,BAUER I,BRAUNERSREUTHER V,et al. Inhibition of nicotinamide phosphoribosyltransferase reduces neutrophil−mediated injury in myocardial infarction[J]. Antioxid Redox Signal,2013,18(6):630−641.

[38]BAYSA A,SAGAVE J,CARPI A,et al. The P66ShcA adaptorprtein regulates healing after myocardial infarction[J]. Basci Res Cardiol,2015,110(2):13.

[39]HUGHES BG,SCHULZ R. Targeting MMP−2 to treat ischemic heart injury[J]. Basic Res Cardiol,2014,109(4):424.

[40]CARBONE F,NENCIONI A,MACH F,et al. Pathophysiological role of neutrophils in acute myocardial infarction[J]. Thromb Haemost,2013,110(3):501−514.

[41]SHINAGAWA H,FRANTZ S. Cellular immunity and cardiac remodeling after myocardial infarction:role of neutrophils,monocytes,and macrophages[J]. Curr Heart Fail Rep,2015,12(3):247−254.

[42]SAHIN D Y,ELBASAN Z,GUR M,et al. Neutrophil to lymphocyte ratio is associated with the severity of coronary artery disease in patients with ST−segment elevation myocardial infarction[J]. Angiology,2013,64(6):423−

429.

[43] HORCKMANS M, RING L, DUCHENE J, et al. Neutrophils orchestrate post-myocardial infarction healing by polarizing macrophages towards a reparative phenotype[J]. Eur Heart J,2017,38(3):187-197.

[44] MANN D L, YOUNG J B. Basic mechanisms in congestive heart failure: recognizing the roleof proinflammatory cytokines[J]. Chest,1994,105(3): 897-904.

[45] TORRE-AMIONE G, KAPADIA S, BENEDICT C, et al. Proinflammatory cytokine levels in patients with depressed left ventricular ejection fraction:a report from the Studies of Left Ventricular Dysfunction (SOLVD) [J]. Am Coll Cardiol,1996,27(5):1201-1206.

[46] REICHLIN T, SOCRATES T, EGLI P, et al. Use of myeloperoxidase for risk stratification in acute heart failure[J]. Clin Chem,2010,56(6):944-951.

[47] BALDUS S, HEESCHEN C, MEINERTZ T, et al. Myeloperoxidase serum levels predict risk in patients with acute coronarysyndromes [J]. Circulation,2003,108(12):1440-1445.

[48] PRABHU S D. Cytokine-induced modulation of cardiac function[J]. Circ Res,2004,95(2):1140-1153.

[49] KORANTZOPOULOS P, KOLETTIS T, SIOGAS K, et al. Atrial fibrillation and electrical remodeling: the potential role of inflammation and oxidative stress[J]. Med Sci Monit,2003,9(9):RA225-229.

[50] DURMUS E, KIVRAK T, GERIN F, et al. Neutrophil-to-lymphocyte ratio and platelet-to-lymphocyte ratio are predictors of heart failure[J]. Arq Bras Cardiol,2015,105(6):606-613.

[51] YUSUF S, REDDY S, OUNPUU S, et al. Global burden of cardiovascular diseases:part I:general considerations,the epidemiologic transition,risk factors,and impact of urbanization[J]. Circulation, 2001, 104 (22):2746-2753.

[52] KOENIG W, KHUSEYINOVA N. Biomarkers of atherosclerotic plaque instability and rupture [J]. Arteriosclerosis, Thrombosis, and Vascular Biology,2007,27(1):15-26.

[53] YU P, ZHAO J, JIANG H, et al. Neural cell adhesion molecule-1 may be a

new biomarker of coronary artery disease[J]. Int J Cardiol,2018,257:238-242.

[54] HOTAMISLIGIL G S. Inflammation and metabolic disorders[J]. Nature, 2006,444(7121):860-867.

[55] HANSSON G K. Inflammation,atherosclerosis,and coronary artery disease[J]. N Engl J Med,2005,352(16):1685-1695.

[56] COUSSENS L M,WERB Z. Inflammation and cancer[J]. Nature,2002,420 (6917):860-867.

[57] DICK SA,EPELMAN S. Chronic heart failure and inflammation:what do we really know? [J]. Circ Res,2016,119(1):159-176.

[58] DANESH J,WHINCUP P,WALKER M,et al. Low grade inflammation and coronary heart disease:prospective study and updated meta-analyses[J]. BMJ, 2000,321(7255):199-204.

[59] GOFF D C JR,LLOYD-JONES D M,BENNETT G,et al. 2013 ACC/ AHA guideline on the assessment of cardiovascular risk:a report of the American College of Cardiology/American Heart Association Task Force on Practice Guidelines[J]. Circulation,2014,129(25 Suppl 2):S49-S73.

[60] RIDKER P M,BURING J E,RIFAI N,et al. Development and validation of improved algorithms for the assessment of global cardiovascular risk in women:the Reynolds Risk Score[J]. Jama,2007,297(6):611-619.

[61] YANG R N,CHANG Q,MENG X C,et al. Prognostic value of systemic immune-inflammation index in cancer:a meta-analysis[J]. Cancer,2018,9 (18):3295-3302.

[62] ZHONG H,HUANG D H,CHEN Z Y. Prognostic role of systemic immune-inflammation index in solid tumors:a systematic review and meta-analysis[J]. Oncotarget,2017,8(43):75381-75388.

[63] HAFT JI. Role of blood platelets in coronary artery disease[J]. Am J Cardiol,1979,43(6):1197-1206.

[64] MAMMADOVA-BACH E,MANGIN P,LANZA F,et al. Platelets in cancer. From basic research to therapeutic implications[J]. Hamostaseologie, 2015,35(4):325-336.

[65] RIEDL J,PABINGER I,AY C. Platelets in cancer and thrombosis[J].

Hamostaseologie,2014,34(1):54-62.

[66]MEZOUAR S,FRÈRE C,DARBOUSSET R,et al. Role of platelets in cancer and cancer-associated thrombosis:experimental and clinical evidences[J]. Thromb Res,2016,139:65-76.

[67]WANG L,WANG C,WANG J F,et al. A novel systemic immune-inflammation index predicts survival and quality of life of patients after curative resection for esophageal squamous cell carcinoma[J]. J Cancer Res Clin Oncol,2017,143(10):2077-2086.

[68] KIM J, BAE J S. Tumor-associated macrophages and neutrophils in tumor microenvironment[J]. Mediators Inflamm,2016,2016:6058147.

[69]MANTOVANI A,ALLAVENA P,SICA A,et al. Cancer-related inflammation[J]. Nature,2008,454(7203):436-444.

[70]GENG Y,SHAO Y,ZHU D,et al. Systemic immune-inflammation index predicts prognosis of patients with esophageal squamous cell carcinoma:a propensity score-matched analysis[J]. Sci Rep,2016,6:39482.

[71]LIBBY P,RIDKER P M,MASERI A. Inflammation and atherosclerosis[J]. Circulation,2002,105(9):1135-1143.

[72]WITZTUM J L,LICHTMAN A H. The influence of innate and adaptive immune responses on atherosclerosis[J]. Annu Rev Pathol,2014,9:73-102.

[73]DÖRING Y,SOEHNLEIN O,WEBER C. Neutrophil extracellular traps in atherosclerosis and atherothrombosis[J]. Circ Res,2017,120(4):736-743.

[74]ERKOL A,ODUNCU V,TURAN B,et al. Neutrophil to lymphocyte ratio in acute ST-segment elevation myocardial infarction[J]. Am J Med Sci,2014,348(1):37-42.

[75]ATEş A H,AYTEMIR K,KOÇYIGIT D,et al. Association of neutrophil-to-lymphocyte ratio with the severity and morphology of coronary atherosclerotic plaques detected by multidetector computerized tomography[J]. Acta Cardiol Sin,2016,32(6):676-683.

[76]PASALIC L,WANG S S,CHEN V M. Platelets as biomarkers of coronary artery disease[J]. Semin Thromb Hemost,2016,42(3):223-233.

[77]YÜKSEL M,YILDIZ A,OYLUMLU M,et al. The association between plate-

let/lymphocyte ratio and coronary artery disease severity[J]. Anatol J Cardiol,2015,15(8):640-647.

[78] APLIN M,CHRISTENSEN G L,SCHNEIDER M,et al. Differential extracellular signal-regulated kinases 1 and 2 activation by the angiotensin type 1 receptor supports distinct phenotypes of cardiac myocytes[J]. Basic Clin Pharmacol Toxicol,2007,100(5):296-301.

[79] GHATTAS A,GRIFFITHS H R,DEVITT A,et al. Monocytes in coronary artery disease and atherosclerosis:where are we now? [J]. J Am Coll Cardiol,2013,62(17):1541-1551.

[80] RIDKER P M,EVERETT B M,THUREN T,et al. Antiinflammatory therapy with canakinumab for atherosclerotic disease[J]. N Engl J Med,2017,377 (12):1119-1131.

[81] ERDOGAN M,ERDÖL MA,ÖZTÜRK S,et al. Systemic immune-inflammation index is a novel marker to predict functionally significant coronary artery stenosis[J]. Biomark Med,2020,14(16):1553-1561.

[82] DEY S,KASHAV R,KOHLI J K,et al. Systemic immune-inflammation index predicts poor outcome after elective off-pump CABG:a retrospective, single-center study[J]. J Cardiothorac Vasc Anesth,2021,35(8):2397-2404.